건강한 물
맛있는 물

저자 김형석, 임승태

건강한 물
맛있는 물

Copyright 2011. Henry Yoo, 유현철
Printed in 2008 by Music Thyme Company

지은이 임승태, 김형석
펴낸 곳 음악의 향기
인쇄 및 제본 명성칼라
표지디자인 Designer 임은지
초판 2011년 6월 17일

등록일 2011년 6월 10일
등록번호 제 2008-5

주소 ; 인천 강화군 선원면 창리 세광Apt 206-701호

대표전화 0502-111-2020

e-mail ; hp-english@hanmail.net,
popjazzpiano@hanmail.net

ISBN 978-89-94182-049-03530

값 15,000원

〈글쓴이의 말〉

　태양계 내에서 지구 다음의 회전 순위에 위치하는 화성에 생물체가 있을 것이라고 판단하는 이유는 바로 수분이 있다고 하는 이유에서다. 바로 이 수분, 즉 물의 유무가 생명체의 유무를 알 수 있는 가장 기본적인 요소이다.
　"물은 생명이다." 어느 지상파 TV방송에서 연중 캠페인으로 내걸어 오고 있는 이 캐치프레이즈는 이제 귀에 못이 박힐 만큼이나 친숙한 문구가 되었다. 사실상 인간에 있어 성인의 몸은 전체의 60~65%가 물로 되어 있다는 것, 그리고 태어날 때 80%를 점했던 수분의 양은 늙어 죽을 때에는 50% 이하로 줄어든다는 사실도 이제 우리 모두에게 기본적인 상식이 되어있다. 강남의 나이트클럽 광고 문구에 '물좋은 곳'이라고 쓰여 있는 것은 왜일까? 어린 사람? 젊은 사람? 피부가 좋은 사람? 아니면 몸매가 좋은 사람? 어떤 부류가 많다는 것일까? 이에 대한 답은 바로 '물'로부터 나온다.
　우리가 태어나서 죽을 때까지 끊임없이 수분을 섭취하고 또한 배출한다. 그러므로 좋은 물을 마시고는 노폐물을 배설함으로써 몸 속에 새로운 영양과 에너지를 축적시킨다. 이처럼 몸 속에서 매우 중요한 구성요소인 물에 대하여 우리는 얼마나 잘 알고 있을까? 이 책의 집필은 물 자체가 갖는 신비로운 특성과 그 물이 만들어 내는 우리 생활 속에서의 조화가 다른 어떠한 물질보다도 각별한 것임을 확인시키고, 보다 유용하고 도움이 되는 많은 생활 음용수의 정보를 널리 알리고 공유하기 위해 이루어졌다.
　우리는 질병이 발생하게 되면 병원에서 진단과 처방을 받고 약을 복용하게 된다. 이 약은 몸 속의 필요한 곳에서 약리작용을 일으켜 질병을 치유하고자 하는 효과를 발휘한다. 다시말해서 우리의 몸에서 이상이 생긴 부분을 정상으로 되돌린다는 의미라고 할 수 있다. 질병은 몸의 면역력이 저하되어 나타나므로 우선적으로 면역력을 키울 수 있는 몸을 만드는 것이 중요하다. 주변을 살펴보면, 어떤 사람은 체질 개선을 위해 매일 빠짐없이 비타민제라든지 '아스피린'을 복용하기도 한다. 물론 이를 통해 좋은 체질을 유지하고 각종 질병에 대한 면역력을 기르고자 하는 의지일 것이다. 하지만 역시 한정적인 약효를 가지는 섭취성분으로는 반대급부적으로 부작용을 일으킬 수 있고, 섭취를 중단하게 되면 요요현상으로 인해 예전의 상태로 되돌려 면역력의 효과를 상실하게 될 우려가 커서 몸 전체를 위한 효과에는 어느 정도 한계가 있다. 그렇다면 물은 어떠한가? 인체의 구성 성분으로서 매일 1.5리터 이상 섭취하는 물이 약효를 가진다면 그야말로 최고의 약이 될 것이다. 이 책에서 특히 중점적으로 다루고 있는 부분이 바로 건강한 몸, 질병을 치유할 수 있는 몸을 만들기 위해 물을 이용하는 것이다. 우선 의식적으로 하루 8잔 이상의 물을 나누어 섭취하도록 하고 가능하면 미네랄을 균형있게 포함하고 있는 물을 섭취하는 습관을 가지게 된다면 1~2개월이 지나면 바람직한 체질로 바꾸어 놓을 수 있다. 이로써 각종 질병에 대응할 수 있는 1차적인 기초 체질을 갖추게 되는 것이다. 어떤 질병이 발생하는 경우라도 그에 맞는 미네랄 성분 등을 함유한 물을 꾸준히 마심으로써 부작용없이 그 질병을 치유하려고 하는 노력을 기울인다면 자연스럽게 자신의 몸을 사랑하는 최고의 처방이 될 것이다.

예로부터 동서양을 막론하고 물이 약리작용의 효과가 있다는 사실에는 의견을 같이 해 왔다. 마시거나 목욕을 하거나 하는 물을 통한 치료법이 기록되거나 또는 구전되어 지금까지 전해 오고 있음은 학술적, 의학적으로 입증이 되었건 아니건 관계없이 많은 사람들에게 효험이 나타났었기 때문이다. 물이 함유하고 있는 화학적 성분은, 일부는 몸에 유익한 미네랄로서 체질의 형성에 중요한 역할을 하고 있기도 하고 일부는 건강을 해치는 오염성분에 해당하는 것도 있다. 미네랄이라고 해도 인체의 구성 기준에 과잉 또는 부족함에 따라 질병 등을 유발시키기도 한다. 따라서 물을 통한 적정 성분의 섭취는 우수한 약리작용을 통해 몸의 건강을 지킬 수 있다. 한편 물은 필수품인 동시에 기호품으로써 우리 생활 깊숙이 들어와 있다. 생수(먹는샘물)라는 이름의 '미네랄워터'를 필두로 청량음료, 혼합음료, 차음료 등 각종 음료수와 술, 그리고 요리와 조리에 쓰이는 각종 물, 기능성음료 등 물을 주원료로 하는 식품의 맛과 질은 구성 성분의 대부분을 차지하는 '물의 성분'과도 밀접하게 연계되어 있다.

　이제는 '물의 문화'라고 하는 새로운 패러다임을 형성해 나가고 있는 현실이다. 이왕이면 맛있는 물을, 그리고 건강을 지킬 수 있는 물을 선택하는 맞춤형 물의 문화에 이미 들어와 있다. 따라서 좀 더 이에 대한 구체적인 정보와 지식을 본 책을 통해 획득함으로써 보다 나은 생활의 질을 추구할 수 있을 것이다. 이외에도 본 책에서는 스포츠에 있어서의 물의 중요성, 피부미용과 다이어트에 있어서의 물의 역할과 중요성을 소개함으로써 잘못된 상식을 바로잡고 물을 통해 인체의 품질과 품격을 높이는데 일조를 하고자 한다.

  국내에서는 아직 이러한 방향에서 물을 검토한 책들이 그리 많지 않은 편이다. 따라서 이 책이 독자들에게 매우 유용하고 유익한 귀중서로서의 가치를 전해 줄 수 있기를 바라며, 우리 모두가 좋은 물, 맛있는 물로 건강한 몸을 만들어 무병장수의 꿈이 이루어지기를 기대한다.

저자 김형석, 임승태

목   차

1. 물의 특성   11
  1-1. 물의 생성과 분포   11
  1-2. 물의 과학   13
  1-3. 물의 클러스터   19

2. 인체의 근원인 물   22
  2-1. 인체의 물과 건강   29
  2-2. 건강한 생활과 물   58
  2-3 인체와 해수   74

3. 물과 생활   77
  3-1. 식품과 식재료로서의 물   77
  3-2. 식품성분과 수질   86
  3-3. 청량음료   88
  3-4. 요리와 조리   93
  3-5. 술과 물   105
  3-6 미네랄워터   116

4. 물로 지키는 건강   140
  4-1. 한방에서의 물   140
  4-2. 질병과 물   157
  4-3 다이어트와 피부미용   177
  4-4. 스포츠와 물   195

5. 맛있는 물 건강에 좋은 물   201
  5-1. 맛있는 물   201
  5-2. 건강에 좋은 물   212

6. 수질성분과 미네랄	224
6-1. 수질성분	226
6-2. 미네랄	249
7. 기능수	262
7-1. 알칼리이온수	262
7-2. 해양심층수	267
7-3. 기타 기능수	268
8. 물과 설비	273
8-1. 정수기	273
8-2. 소독 및 물탱크	276
9. 미래와 물	278
참고 문헌	283

1. 물의 특성

1-1. 물의 생성과 분포

 태초에 이 지구의 지각(地殼)이 형성될 당시에 지각 내부에 있는 고체가 녹아 액체상태에 있던 마그마(magma)가 절리(節理)를 따라서 지상에 용암상태로 분출하게 되는데, 이 때 약 10%에 해당하는 물을 함유하고 있었던 것으로 알려져 있다. 이 양을 지구 전체로 환산해 본다면 현재의 해양으로 되어 있는 부피의 1.5배에 해당하는 양이다.

註 : 1㎦=1,000,000,000㎥=약 10의 9제곱(10^9)톤

 이 지구상의 물의 총량은 13.8억 ㎦로서 이 중 해수가 차지하는 비율이 전체의 97.5%이고 나머지 담수(淡水)의 70%는 남극과 북극의 빙설이 차지하고 있다. 지구상의 물은 끊임없이 순환하는 과정을 거치고 있다. 비나 눈을 형성하는 기본적인 개념으로부터 그 과정을 살펴보면, 우선 태양의 열에 의해 증발된 수증기는 상승하게 되면서 지표면 상부 높은 고도의 낮은 기압에 의해 팽창하게 되고, 이러한 단열팽창(斷熱膨脹)으로 냉각되어 낮아진 자체의 온도로 수증기는 직경 0.01밀리미터 정도의 물이나 얼음의 결정으로 변하여 이것들이 1㎤당 100~1000개 정도로 모여서 구름이 되면, 얼음의 결정들이 주위의 수증기를 부착시켜 커지면서 낙하하여 눈 또는 비를 만드는 것이다.

註 단열팽창(斷熱膨脹) : 물체에 열이 들거나 나지 않으면서 팽창하는 현상으로서, 갑자기 팽창을 일으킬 때 자체의 에너지를 소모시키면서 온도가 내려간다. 역으로 단열압축(斷熱壓縮)은 온도가 올라가게 된다.

한편 위도가 낮은 열대지방에서는 구름의 온도 역시 0℃ 이상을 유지하게 되는데, 강한 태양열로 인해 증발하는 수증기의 양도 매우 커진다. 이는 또한 강한 상승기류를 타고 구름 속의 물방울로 성장하여 갑작스런 이상 돌풍을 동반하는 과격한 비를 내리게 하는데 이것이 바로 스콜(squall)이다.

육지에 내린 비는 그 내린 위치나 상황에 따라 순환의 경로가 다르다. 일부는 하천을 따라 흐르다가 바다로 바로 들어가거나 도중에 땅 속을 통과하여 바다로 들어가기도 하고, 일부는 바로 땅 속으로 스며들었다가 마지막으로 바다로 들어가기도 한다. 이 물의 순환 속도도 위치에 따라 다른데 공기 중의 수증기는 약 10일 정도 걸려서 순환을 하고, 지하수는 그 심도, 지층 등의 상황에 따라서 수 십 년 내지 수 백 년 이상 걸리기도 한다. 하천으로 흐르는 물은 약 2주일 정도 걸리는 것으로 알려져 있다.

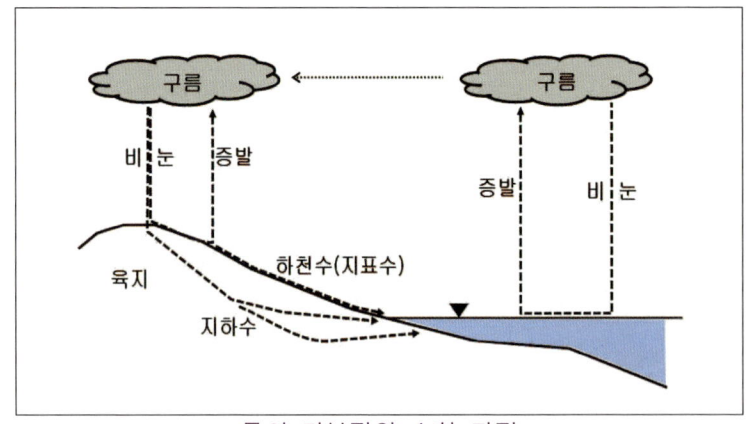

물의 기본적인 순환 과정

1-2. 물의 물성 과학

 '물'이라고 하는 존재는 이 세상의 어떠한 물질과도 비교할 수 없는 특이한 존재이면서도 우리의 주변에서 자연스럽게 섭취 이용 가능하다 보니 대부분의 사람들이 그 물성적인 특수성에 대해서도 전혀 알지 못하고 있고, 또한 알려고 할 필요를 느끼지도 않고 있는 것 같다. 그러나 단순히 우리 몸을 위해서 물을 섭취하는 그 이상의 의미, 또는 없어서는 안 될 생명수로서의 물이 가지는 신비에 관심을 가져 보는 것도 좋겠다.

 물의 온도를 낮추면 물의 밀도는 증가한다. 온도가 4℃ 일 때 밀도는 1,000kg/㎥으로 최대가 되고, 여기서 더 온도를 낮추면 밀도는 오히려 감소하게 된다. 0℃에서는 고체인 얼음으로 변할 때 밀도 999.9kg/㎥인 액체에서 급격히 밀도가 감소하여 917.0kg/㎥의 고체 상태로 되면서 부피는 갑자기 9% 정도가 증가하게 되고, 이 얼음은 같은 부피의 동일 온도의 물보다 밀도가 낮아 가볍게 되므로 물 위에 뜨게 된다. 그리고 그 후에는 온도가 낮아짐에 따라 다시 밀도는 점점 증가한다.

 호소(湖沼) 표면의 온도가 4℃ 이하인 경우, 물의 밀도가 작아지기 때문에 물이 호소의 밑바닥 쪽으로 내려가지는 않는다. 그 결과로 호소의 바닥은 4℃를 유지하게 되는 것이다. 즉 물의 표면이 얼어 있어도 바닥은 얼지 않는 상태를 유지한다는 것이다. 물고기들이 겨울에나 여름에나 모두 물 속에서 살아갈 수 있는 이유가 바로 여기에 있다. 보통의 다른 물질들의 경우 고체는 액체에 뜨지 않고 잠겨 버리게 된다는 점에 비교해 보면 참으로 불가사의한 물질이다.

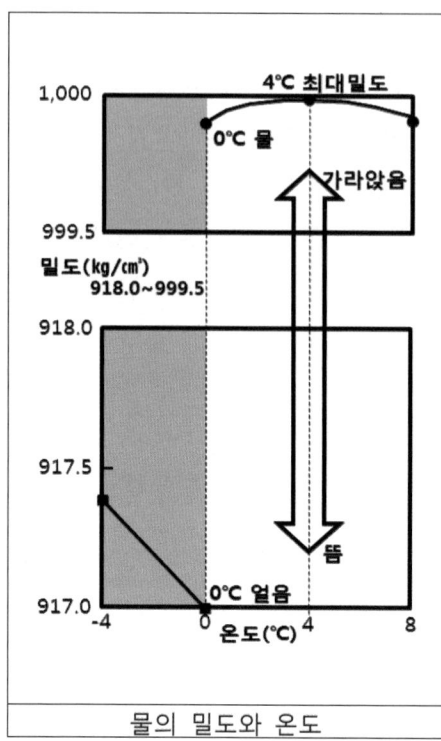

물의 밀도와 온도

물은 보통 100℃에서 끓고(끓는 점, 沸騰點), 0℃에서 녹는다(녹는 점, 熔融點). 이 온도는 산소의 동족원소인 16족 원소로서 2개의 수소와 결합되어 있는 다른 화합물들과 비교해 보면 엄청나게 높은 값이다. 물은 수소화합물임에도 물 이외의 수소화합물 대부분이 0℃ 이하에서 끓는 점을 갖고 있고 보통의 상온(常溫)에서는 기체상으로 존재한다.

 일반적으로 원소주기율표에서 같은 동족열(同族列)에서는 유사화합물의 물리적인 성질은 결합되어 있는 원자의 원자량 크기에 따라 변화하게 되어 있어 분자량이 클 수록 분자간의 힘도 커져서 끓는 점과 녹는 점도 높아지게 된다. 다시 말해서, 그 분자를 분리시키려면 열운동이 그만큼 커져야 하기 때문에 더 큰 열을 가해야 하는 것이다.

 끓는 점이 0℃ 보다 낮은 다른 세 종류의 동족열 수소화합물인 H_2S(황화수소), H_2Se(셀렌화수소) 및 H_2Te(텔루르화수소)의 원자량은 각각 34, 81, 130이고 물의 원자량은 18로서 가장 작음에도 불구하고 물의 끓는 점은 100℃나 되고 있어 화학적 특성상으로도 매우 특이한 존재인 것이 확실하다.

　물의 분자가 수소결합이라는 결합력이 작용함으로써 분자간의 결합력이 강한 상태이므로 이 분자를 떼어 놓기 위해서는 많은 열을 가할 필요가 있기 때문이다. 이 다른 종류의 수소화합물 물성의 경향과 원자량의 관계를 물에 적용하여 역으로 추정해 보면 물의 녹는 점은 -100℃ 정도가 되고, 끓는 점은 -70℃ 정도가 되어야 하는 것으로 나타나고 있다는 것을 그림을 통해 알 수 있다.

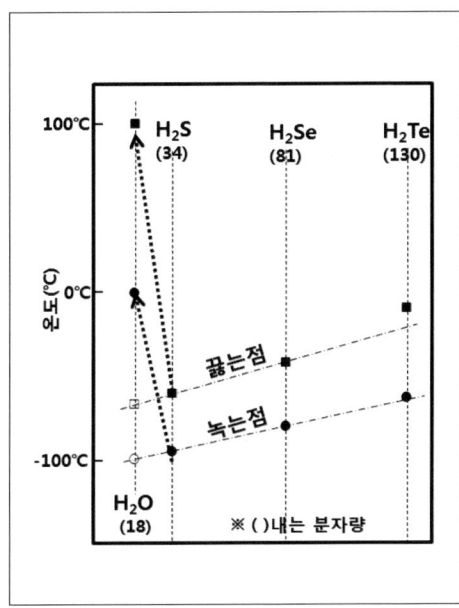

물과 동족열 분자의 녹는 점 끓는 점

이와 마찬가지로 얼음 역시 수소결합으로 되어 있으므로 녹는 점이 높아진다. 물은 액체 상태에서 기체 상태로 되는, 소위 기화(氣化) 또는 증발(蒸發)시에 많은 열이 공급되어야 한다. 즉 높은 기화열(heat of vaporization)을 가지고 있어, 물과 접촉하는 주변 환경으로부터 이 열을 흡수하게 된다. 다시 말하면 이 열에너지가 물의 수소결합을 깨뜨린다는 이야기다.

　따라서 물은 증발할 때 주변의 환경, 즉 나무나 풀, 숲, 땅, 공기 등을 식히는 효과를 낸다. 우리가 땀을 흘릴 때 몸이 식는 것도 이런 이유이다. 피부를 통해 땀이 증발할 때 몸의 열을 이용하는 것이다. 나무의 잎 끝에서 증발산(蒸發散)을 일으키게 되면 물의 모세관적인 자체 응집 특성으로 수 십 미터 높이의 나뭇잎까지 뿌리로부터 가느다란 물기둥을 형성할 수 있게 되는 것도 물이 가지는 특성이 잘 나타난 한 예이다.

물의 내부에서 기포가 발생하면서 끓게 되는 '기화(氣化)'는 끓는 점에서 시작되나 표면에서 기체로 변하는 '증발(蒸發)'은 이보다 낮은 온도에서도 발생한다. 즉
물의 표면에서 분자의 운동으로 발생하는 에너지로도 수증기가 될 수 있기 때문에 일어나는 현상으로 물 1그램은 약 600칼로리의 에너지만 얻으면 증발된다. 여름철 마당에 뿌린 물이 증발하는 것이나 빨래가 100℃가 아닌 상태에서도 증발되어 마르는 것도 이런 이유에서다.

물의 산화환원전위(ORP)는 물 속 용존물의 종류와 양이나, 대기의 온도와 압력에 따라 변화한다. 워낙 물의 종류와 상태가 다양하기 때문에 용존물의 양에 따라서 ORP의 값이 다양하게 달라진다. Oxidation(산화) Reduction(환원) Potential(전위)의 이니셜로 구성된 이 **ORP**는 수소 이온을 포함하고 있는 원소나 화합물의 산화력과 환원력을 측정하는 지표이다. 산성과 알칼리성의 척도가 pH(수소이온농도)이고, 산화력(酸化力)과 환원력(還元力)의 척도가 ORP인데, pH미터와 ORP미터는 수용액 내의 산화환원전위를 계측하는 점에서는 같은 기능을 가지고 있다고 할 수 있으며, 다음과 같은 측정상의 차이를 가지고 있다.

측정기기	pH미터	ORP미터
측정 대상	수소이온	산화환원에 관계되는 모든 이온
표시 단위	농도지수	전압 (mV)
작용 전극	수소이온 선택성 유리 또는 반도체 전극	백금 또는 금 전극
기준 전극	은, 염화은	

　미네랄류를 전혀 포함하고 있지 않은 순수(純水)로서의 증류수(蒸溜水)는 pH가 7.0이며, ORP값은 약 +250mV이다. 따라서 이 값을 기준으로 하여 그보다 높은 수치를 나타내면 산화측(酸化側)의 물, 낮은 수치는 환원측(還元側)의 물로서 정의한다. 불순물을 전혀 함유하지 않는 물이라 하더라도 산소와 수소의 화합물인 까닭에 산소는 물에 대해 산화제로서의 작용을 하여 1기압 산소의 물(산소 분압 100%의 물)은 +810mV의 ORP전위를 나타내고, 수소는 물에 대해 환원제로서의 작용을 하여 1기압 수소의 물(수소 분압 100%의 물)은 -420mV의 ORP전위를 나타낸다. -100mV 이하의 ORP값은 녹을 제거할 수 있을 만큼의 강한 환원력이 있고 +400mV 이상의 ORP값은 녹을 만들 수 있을 만큼의 강한 산화력을 나타낸다.

　조건에 따라 다양하게 나타나고 있는 ORP값이지만 여러 종류의 물에 대한 일반적인 측정값은 다음과 같다.

수돗물 +400~700mV, 하와이 오아후섬의 수돗물 +100~150mV, 용출지하수 +100~200mV, 해양심층수 +100~150mV, 온천수 100~150mV, 알칼리이온수(환원수) -300mV, 역삼투압정수기 +800mV, 맥주 +330mV, 커피 +220mV, 우유 +230mV, 녹차 +200mV 등.

사람의 인체는 각 장기와 조직에 따라 함유하고 있는 수분이 천차만별이다. 따라서 다양한 ORP로 자연스럽게 조정되어 있는 것이다. 그러므로 꼭 필요한 경우라면 몰라도 건강한 사람이 일부러 - 150mV 이하의 환원수를 찾아 마실 필요는 없다. 자연에 존재하는 물의 ORP수준으로 충분하다. 전기분해를 통해 ORP - 150mV 이하의 물을 만들어 거기에 물고기를 넣어 두면 죽어버리고 만다. 산소가 너무 결핍되어 있기 때문이다. 그러니 80% 이상의 물로 되어 있는 인간의 혈액을 생각하면 치명적일 수도 있는 상황이 올 수 있음을 알아야 한다.

물은 모든 물질들을 잘 녹이는 용해력(溶解力)을 가지고 있다. 특히 소금과 같이 이온결합으로 이루어져 있는 물질에 대한 용해력은 더욱 크다. 이는 물의 분자 구조에 있어 산소(O) 1개를 중심으로 2개의 수소(H)가 약 104°의 각도를 가지고 있어, 전기적으로 한 쪽 방향의 편향성을 가지게 되기 때문인데, 구성 원자인 산소와 수소 사이에 전자를 끌어 당기는 힘에 차이가 있어 끄는 힘이 큰 산소가 마이너스(-), 약한 수소원자가 플러스(+)

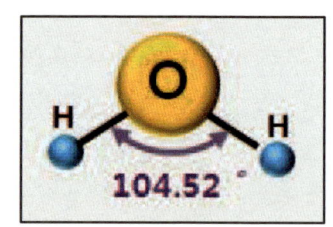

의 전기를 띠게 된다. 앞서 말한 소금은 나트륨(Na^+)이온과 염소(Cl^-)이온으로 되어 있는 이온결합의 결정체(結晶體)로서, 소금과 물이 접하게 되면 Na^+는 마이너스극인 산소에 끌리고, Cl^-는 플러스극인 수소에 끌려서 결합함으로써, 소금이 갖고 있는 고유의 이온결합은 끊어지고 점점 주변의 물과 결합하는 수화(水和)이온으로

되면서 녹아들게 되는 것이다.

즉 물의 전기적인 편향성과 이에 따른 극성이 비슷한 극성 물질을 잘 녹일 수 있다. 물과 비슷한 구조인 -OH기를 갖고 있는 에타놀이나 메타놀, 그리고 설탕은 전기적인 편향성을 가지고 있기 때문에 물분자와 서로 끌어 당기게 되는 것이다. -OH를 가진 셀룰로즈의 섬유로 되어 있는 면(綿)이 땀을 잘 흡수하고 흡습성이 우수한 것도 이런 이유에서이다. 따라서 물과는 구조가 달리 전기적으로 극성과 편향성을 갖지 않은 기름과 같은 물질은 물에 녹지를 않는다.

1-3. 물의 클러스터

'클러스터(cluster)'란 화학적으로 '2개 이상의 분자 또는 원자가 반델발스(Van der waals)힘이나 수소결합 등의 비교적 약한 상호작용으로 집합되어 있는 것'으로 정의하고 있다. 특히 일반적인 물이 클러스터로 되어 있을 것이라고 하는 논리는 일반적으로 앞에서 이야기한 바와 같이 분자가 커질수록 용융점과 비등점이 높아지고 있는데 반해 물은 작은 분자임에도 매우 높게 나타난다는 점과 얼음인 고체 상태에서 최대 밀도를 나타내지 않는다고 하는 것이 주된 이유이다.

비등점과 용융점의 값을 다른 동족의 수소화합물과 비교하여 역으로 환산해 볼 때 물의 분자량이 260 정도 되어야 하는 게 맞다면, 단일 물분자 H_2O의 분자량이 18이므로 14~15개의 물분자가 클러스터를 형성하고 있는 것으로 말할 수 있다.

물의 클러스터의 크기를 측정하기 위한 노력은 현재도 꾸준히 이어지고 있으나 아직 내놓을 만한 확실한 방법은 나타나지 않고 있으며, 질량분석법이나 컴퓨터 시뮬레이션법 등의 개발에 따라 규명되어질 가능성이 높다. 그간 이의 측정 방식으로 '핵자기공명(NMR, nuclear magnetic resonance) 방법'에 의한 '$_{17}O$ NMR 신호폭'을 측정하는 방식을 통해, 이 값이 작으면 "클러스터가 작아졌다"고 하는 학설은 1993년 일본의 수질환경경계학회의 학회지에 게재된 논문에 의해 부정되면서 문제화 되었다.

이는 과학적으로 근거가 불분명한 데이터의 해석을 통하여 상품의 우수성을 단정적으로 나타내는 것은 소비자에게 오해를 불러일으키게 된다는 것 때문이다. 따라서 활수기(活水器) 등과 같은 제품의 광고에 표시되는 'NMR확인 시험 결과 처리수의 NMR 신호 폭은 수돗물 보다 작아지고 있어 '물의 클러스터가 작아졌다'고 하는 증명은 일반적으로 인정되지 않고 있다.

註 : NMR법 : 질량수가 17인 산소의 원자핵이 전자파를 흡수하는 파장의 형태를 통해 해당 원자를 포함하는 분자의 정보를 측정하는 방법이다.

물론 한 종류의 물이라 하더라도 여러 조건에 따라 다를 수 있지만 일반적인 상황에서 측정한 여러 종류의 물과 인체의 각 부위에 대한 '$_{17}O$ NMR 신호폭'을 비교해 보면 다음과 같다. 여기서 '신호폭'이라 함은 해당 신호 곡선의 1/2 높이에 해당하는 진폭을 의미하며 헤르츠(herz)의 단위로 나타낸다.

수돗물 100Hz 이상, 빗물 120Hz 내외, 증류수 120Hz내외, 온천수 80Hz내외, 알칼리 환원수 50~60Hz, 장수촌 지역 70Hz내외, 순수 150Hz이상, 우유 210Hz, 산성수 280Hz, 역삼투 정수

150Hz, 췌장 15Hz, 신경 60Hz, 혈청 140Hz, 암의 환부 80Hz.

　물의 클러스터에 대하여 대체로 5개 이상의 분자로 연결되어 이루어져 있을 것으로 보고 있으며, 암반지하수는 클러스터가 작고 증류법이나 이온교환수지를 통해 만들어진 순수(純水)는 클러스터가 크다. 대체로 클러스터가 작을수록 물의 흐름이나 흡수 및 증발이 쉬워지고 신진대사는 촉진되며 용해력이 높아진다고 알려져 있다. 작은 클러스터의 물일수록 세포에 침투하기가 쉽기 때문에 화장수에도 사용된다.

　수돗물의 클러스터는 크기 때문에 몸에의 흡수력은 아주 떨어진다. 수돗물을 1m 지름의 구슬에 비교한다면 해양심층수는 1mm 정도의 크기의 클러스터를 가진다. 클러스터가 작다는 것이 맛있다고 하는 의미를 가지지는 않는다. 다만 체내의 수분 침투가 쉽기 때문에 몸에 좋다고 하는 의미이다. 예전에는 강이나 우물가에서 하는 아낙네들의 빨래나 목욕에 계면활성제인 비누 등의 세제를 쓰지 않아도 충분히 목적이 달성되었었다. 이는 사용하는 물 자체가 천연수로서 어떠한 화학물질도 혼입되지 않아 물 자체의 분자덩어리 즉, 클러스터(cluster)가 아주 작아 옷감이나 몸에 쉬 침투하여 때나 오염물질을 분해시키기 쉬웠던 까닭이다. 물론 오늘날의 물은 대기나 수질의 오염으로 인해 분자의 구조가 변화하여 분자 간 결합이 발생하여 물 자체의 클러스터가 커짐으로써 침투효과가 매우 낮아지게 되어 빨래의 목적의 달성을 위해서는 보조적인 세제의 계면활성 효과에 의존하게 된 것이다.

2. 인체의 근본인 물

"탕, 탕…." 적군의 총, 아니 총알을 맞고 쓰러진 병사가 피를 많이 흘리며 신음하고 있다. "물, 물, 물…."하고 힘겹게 말을 뇌아리면서. 어디서 많이 본 듯한 장면일 것이다. 영화 같은데서 자주 등장하는 이런 장면이 시사하고 있는 것은 전쟁의 이야기가 아니다. 바로 우리의 생명과도 같은 '물'의 이야기이다. 사실은 피를 많이 흘렸기 때문에 피를 필요로 할 지 모른다. 그러나 이 병사는 액체로 되어 있는 피가 몸에서 흘러나가 자연스럽게 수분 부족에 의한 갈증을 심하게 느끼게 되는 것이다. 그러니 물을 찾게 되는 것은 자연스럽고 당연한 이치. 위 장면에 이어 예상되는 장면은, 동료 병사가 이를 발견하고는 자신의 수통(水筒, 휴대식 물통을 일컬음)에 든 물을 그 병사의 입에 부어 넣어주고 이렇게 수분이 보충되면 다시 살아날 수 있게 되는 것이다.

이 극단적인 예는 우리의 일상생활에서도 쉽게 찾아 볼 수 있다. 인간을 포함한 모든 생물들에 있어서 물이 없다면 생존은 불가능하다. 생물이 살아갈 수 있기 위한 물질의 교환, 대사와 배설이 모두 물에 의해 이루어지고 있기 때문이다. 어떤 식물에 있어 씨앗과 아포(芽胞=홀씨, spore)는 건조 상태에서 수 백 년을 생존하고 있으나 이들은 발아하고 성장하기 위해서는 항상 물을 필요로 한다.

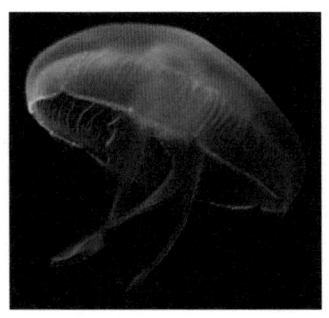

그렇다면 우리 인체에 있어서는 왜, 그리고 얼마만큼의 물이 필요한 것인가. 우선 생물체중 가장 많은 양의 수분으로 구성되어 있다고 하는 해파

리를 생각해 보기로 하자.

강장동물인 '해파리'라는 명칭은 한자어로 〈수모(水母)〉 또는 〈해타(海鮀)〉의 속어로, 젤리와 같다고 해서 영어로는 젤리피쉬(Jellyfish)라고 한다.

.註 : 강장동물(腔腸動物) : 몸의 구조가 간단하여 입과 항문이 분리되어 있지 않은 하등동물.

전 세계의 대양(大洋)에 두루 살고 있는 이 동물은 우리의 육안으로 보기에도 투명한 몸체를 가지고 있듯이 체중의 94~99%가 물로 구성되어 있다. 어떻게 보면 물로써 살아가고 있는 동물이라고 할 수 있을 정도이다. 이렇듯 생물의 한 개체에서 최대의 구성 비율을 차지하고 있는 물이 우리의 인체와는 어떤 관계를 가지고 있을까? 인간의 체액 성분은 바닷물과 매우 비슷하다는 것을 다음 표를 통해 알 수 있다.

바닷물과 체액의 화학성분 비교

(나트륨이온을 100으로 했을 때의 성분비)

구 분	나트륨이온	칼륨이온	칼슘이온	마그네슘이온	염소이온	황산이온
현재의 바닷물	100	3.61	3.91	12.1	181	20.9
인체의 체액	100	6.75	3.10	0.70	129	-

체액은 세포가 활동하기 쉽도록, 나트륨(Na), 칼륨(K), 마그네슘(Mg), 칼슘(Ca), 염소(Cl) 등의 성분을 항상 일정하게 밸런스를 유지하며 미묘한 조정을 하고 있다. 이 조정 기능을 '호메오스타시스(homeostasis, 항온성 유지기능)'이라 한다. 체액에는 전해질과 비

전해질의 두 종류가 있는데, 전해질에는 나트륨, 칼륨, 마그네슘, 칼슘 등의 양이온과, 염소, 아황산과 같은 음이온 성분이 있고, 비전해질에는 인지방질, 콜레스테롤, 중성지방, 포도당, 요소, 젖산 등의 성분이 있다. 전해질은 체액의 화학적 특성을 만들고, 비전해질은 운반과 배설에 이용되는 물질이다. 인간의 세포는 부위에 따라 생멸(生滅)의 주기가 변한다. 피부는 28일 주기, 근육과 간장은 60일 주기, 심장은 22일 주기, 뼈는 90일 주기, 위장은 5일 주기. 그래서 약 90일 정도면 몸 전체의 세포가 새롭게 바뀌게 된다.

산모의 섭취수분에 의해 생산되는 양막(羊膜) 속의 맑은 물인 양수(羊水), 그 양수 속의 태아는 세포의 삼투압으로 신진대사를 한다. 태아의 몸과 엄마의 뱃속을 양수가 순환하는 것이다. 다시 말하면, 폐로 호흡하는 것이 아니라 자궁 속에 일시적으로 만들어 지는 태반(胎盤)이라는 기관을 통해 태아는 이 양수를 섭취하여 산소와 영양보급을 하고 또 노폐물을 배설을 하는 과정을 계속적으로 반복한다. 임신 12주부터 태아는 양수를 규칙적으로 먹기 시작함으로써 젖을 빨기 위한 준비운동을 한다. 이후 임신 31주 이전에는 호흡을 위한 준비를 한다.

물은 체내 화학반응의 매체로서 땀을 배출하거나 함으로써 체온을 조절한다. 또한 세포의 상태를 유지하고 체액의 흐름을 조절한다. 이러한 방식으로 280일간 태아의 생명과 성장발육을 돕는다. 수분 함량은 이 태아의 장기와 조직에 따라 약간씩 차이를 가지고 있어 뇌척수에는 99%, 간장은 70%, 혈장은 일반 성인과 동등한 94%의 수분으로 구성되어 있다. 인간의 세포는 태아기부터 세포분열을 일으키면서 점차 세포수가 늘어난다. 인체의 약 65%가 물로 되어 있다는 것만으로도 당연한 이야기라 할 수 있다. 이 65%의 물은 세포 내에는 41%로, 그리고 세포 외에는 혈액 속의 물인 혈장으로 4%, 세포간 액으로 15%, 세포간의 통과액으로 5%의 합계 24%로 나뉘어 분포하고 있다.

 사람이 건강한 생명을 유지하게 되는 것은, 충분한 양과 양질의 물이 있어야만 가능하다. 여기에 생활하고 있는 환경 측면에서도 보다 건강한 생활을 할 수 있는 것도 주변의 물 환경이 양과 질적인 면에서 적합하지 않으면 안되는 것이다. 인체의 세포 중에서 수분의 영향을 직접적으로 받게 되는 것이 뇌세포인데, 이는 피부세포나 장기세포는 재생이 되는 세포이지만 뇌세포는 재생이 되지 않기 때문이다. 생명의 최소단위인 세포는 단백질, 핵산, 탄수화물과 같은 생체 고분자와 지질이나 여러 가지 이온들이 복잡한 구조로 결합되어 있으며 이 결합은 물로 이루어져 있다. '원형질'이라고 불리며, 농도가 있는 젤리상태로 되어 있는 이 물 속에는 물 75%, 단백질12%, 지방질 5%, 핵산3%, 무기염 2%, 당질 등이 떠 있고 이를 세포막이 감싼 형태로 세포를 형성하고 있다. 생명체는 외견상 고체로 보이지만 대부분이 액체, 즉 물로 되어 있다.

註 : 1) 아미노산은 약 20종이 있는데, 여러 종류의 아미노산이 펩티드결합을 하고 있는 것이 '단백질'이다.
2) 세포의 핵 속에 있는 유전자의 본체인 DNA와 이 유전자 정보를 전달하는 RNA를 '핵산'이라고 한다.

 사람들이 공통적으로 가장 바라는 것이 있다면, 건강이라고 할 수 있다. 최근 들어서 대부분 자신의 건강을 지키기 위한 노력을 아끼지 않는 사회분위기이다. 이는 식생활이라든지, 운동, 그리고 일상생활을 통하여 이러한 보험적인 행동을 하고 있는데, 그 목적으로는 건강유지만이 아니고 건강을 증진시키고자 하는데 있는 것이다.

세계보건기구(WHO)에 따르면 '깨끗한 물을 마시면 각종 질병의 80%까지 치유할 수 있다.'고 하며, '하루에 200㎖ 들이로 8잔의 물을 마시는 것이 좋다'고 권고하고 있다. 이러한 물에는 다음과 같은 각종 물질들이 포함되어 있을 수 있다.

무기물	무기염류, 용존가스, 중금속 경도성분(칼슘, 마그네슘)
유기물	리그닌, 탄닌, 휴민산, 풀브산 엔도톡신, RNase 농약, 트리할로메탄, 환경호르몬 물질 합성세제, 용제
미립자	철의 녹, 콜로이드
미생물	세균류, 조류(藻類)

註 : 1) 리그닌(lignin) : 고등식물의 목화(木化)에 관여하는 고분자의 훼놀(phenol)성 화합물
  2) 탄닌(tannin) : 식물에서 유래한 것으로, 단백질, 금속이온과 반응하여 난용성염을 형성하는 수용성화합물 총칭
  3) 휴민산(fumin acid) : 토양의 유기물에서 추출되는 산으로 알칼리에 녹기 쉬운 복잡한 물질의 혼합물
  4) 풀브산(fulvic acid) : 식물의 부식물질중 산에 의해 침전되지 않는 고분자유기산
  5) 엔도톡신(endotoxin) : 내독소. 세포벽 성분으로 적극적으로는 분비되지 않는 독소
  6) RNase (ribonuclease, 리보누클리아제) : 리보핵산을 분해하는 반응 촉매 효소
  7) 트리할로메탄(trihalomethane) : 메탄의 수소원자 3개가 할로겐 원자로 치환된 화합물 총칭

우리가 일상적으로 행하는 물에 대한 보험적인 활동은, 온천을 이용한다든가, 기능수를 사용한다든가 하는 경우를 포함하여, 소위 '먹는 샘물'로 불리는 생수를 사서 휴대하면서 마시기도 하고 집이나 사무실 등에 20리터 가까운 큰 용기(대부분 18.9 리터)에 든 물을 배달시켜 사먹기도 한다.

註 : '먹는 물 관리법'에 정의하고 있는 용어의 뜻은 다음과 같다.
1) "먹는물"이란 먹는 데에 통상 사용하는 자연 상태의 물, 자연 상태의 물을 먹기에 적합하도록 처리한 수돗물, 먹는샘물, 먹는염지하수(鹽地下水), 먹는해양심층수(海洋深層水)등을 말한다.
2) "샘물"이란 암반대수층(岩盤帶水層) 안의 지하수 또는 용천수 등 수질의 안전성을 계속 유지할 수 있는 자연 상태의 깨끗한 물을 먹는 용도로 사용할 원수(原水)를 말한다.
3) "먹는샘물"이란 샘물을 먹기에 적합하도록 물리적으로 처리하는 등의 방법으로 제조한 물을 말한다. 따라서 "먹는샘물"이라 함은 암반지하수를 취수하여 병에 넣어 봉입한 소위 'mineral water'의 우리나라의 공식적 고유 명칭으로 되어 있다.

그러면 물이 몸에 좋다고 해서 무조건 마시면 될 것인가? 물도 지나치면 중독이 될 수 있어 몸을 망가뜨릴 뿐 아니라 심지어 죽음에 이르게도 한다.

2007년 1월 미국 캘리포니아주 새클라멘토의 한 라디오방송 토크 프로그램에서 있었던 일이다. '화장실에 가지 않고 얼마만큼 물을 마실 수 있나?'하는 콘테스트가 있었다. 우승상품은 일본제 게임기. 간호사인 청취자 한사람이 콘테스트 도중 위험하다고 하는 충고를 해 왔으나 주최측에서는 이를 묵살하고 대회는 속계되어 20명의 신청 청취자가 경쟁을 한 끝에 결국 3명의 자식을 둔 28세의 여성이 우승을 차지하였다. 이 여성이 마신 물의 양은 약 6.5리터. 그 날 오후 그녀는 자택에서 사망하고 말았는데, 사인(死因)은 '물 중독'으로 판명되었다. 무리하게 한도이상으로 물을 계속 마시게 되면 뇌의 중추에 이상이 생기게 되고 세포 내에 물로 가득 차서 몸이 붓게 되는데 이것이 '물 중독(中毒)'상태인 것이다. 더 악화되면 혼수상태에 빠지고 결국 죽음에 이르게 되는 것이다.

물을 과잉 섭취하게 되면, 세포 외액의 양이 증대되어 부종(浮腫)이나 고혈압의 원인으로 되고, 또 필연적으로 세포 내액도 양이 과잉 증가하게 되므로 구토나 두통, 경련이나 혼수상태를 낳기도 한다. 세포 내액이 증가하는 현상은 신장 기능이 저하되는 것으로 요소(尿素)가 감소하고 세포 외액이 급격하게 증가되어 침투압의 저하로 나타난다.

여름철 찌는 더위에는 일사병으로 쓰러져 구급차에 실려 가는 사람이 늘어난다. 보통 바깥의 온도가 높아지면 몸은 자연적으로 땀을 발산한다. 이 땀은 증발하면서 기화열(氣化熱)로서 체온을 빼앗게 되는데, 1그램, 즉 부피로는 1㎖의 땀에 의해 몸 밖으로 방출되는 열량인 기화열은 600칼로리로, 외기온도가 체온이상으로 높아져도 땀의 배출만 잘 된다면 체온이 계속 상승하게 되는 일은 일어나지 않는다. 그러나 뇌세포가 고열(高熱)에는 의외로 약한 성질을 가지고 있어, 땀을 흘리지 않음으로써 몸속의 열이 방출되지 않을 경우 일사병에 의해 의식불명이나 경련을 일으키는 것은, 고열로 뇌세포가 지대한 손상을 입게 되었기 때문이다.

세포의 신진대사를 촉진하는 데는 체내에서의 흡수가 매우 빠른 알칼리성의 식음료가 가장 적합하다. 마라톤 선수가 경기 도중 자신이 지정한 음료를 공급받는 장면을 볼 수 있다. 선수들이 일반적으로 선택하는 음료는 대부분 이런 알칼리성의 생수를 주원료로 한 것들이라고 한다.

아무리 물이 몸에 중요하다고 해도 질환이나 체질에 따라 물을 되도록 많이 마셔야 할 경우와 적게 마셔야 할 경우가 있다. 물을 적게 마셔야 하는 경우로는 만성 신부전증(腎不全症) 환자나 신장병 환자의 경우, 신장 기능에 문제가 있어 물과 노폐물의 배출이 어렵고 특히 신장병 환자는 소변을 통해 단백질이 다량 배출되면서 혈액의 삼투압이 저하되므로 수분의 과잉 섭취 시는 체내에 지나치게 많은 수분이 잔류하게 된다.
　심장병 환자의 경우에는 물의 과잉 섭취로 심장과 폐에 부담이 가중되고 저나트륨혈증의 위험이 나타날 수 있다. 간 기능 문제로 복수(腹水)가 차는 경우도 스스로 피의 단백질을 합성할 수 없기 때문에 물 섭취량을 제한해야 한다. 물을 많이 마셔야 하는 경우는 고혈압 환자로서, 물을 다량 섭취함으로써 혈전을 없애고 혈관에 피가 잘 흐르게 해야 한다. 병상에서 누워 지내는 환자의 경우에도 체내의 노폐물 생성으로 인한 요로결석(尿路結石) 및 변비를 방지하기 위해서도 물을 많이 마셔서 소변량을 늘려야 한다. 또한 통풍(痛風)환자는 물을 많이 마셔 요산 배출을 촉진함으로써 혈액 속 요산의 농도를 낮춘다.

2-1. 인체의 물과 건강

　성인이 건강한 생물로서 살아가기 위한 생리적인 물의 수지밸런스(收支 balance)를 살펴보면, 섭취하는 측면에서 보면 음료수 800~1,300㎖, 음식물 수분으로 700~1,000㎖, 그리고 인체 내의 대사 작용으로 생기게 되는 연소수(燃燒水) 200~300㎖의 합계인

1,700~2,600㎖이 된다. 반대로 배출하는 측면에서는, 체내에서 불필요한 용질(溶質)을 배설하는 소변으로 1,000~1,500㎖(최소 500㎖ 이상), 생리적으로 피부나 폐(肺)를 통해 방출되어 직접 느낄 수 없는 증발적 배설로 900~1,100㎖, 그리고 대변으로 배출되는 100㎖가 이에 속한다.

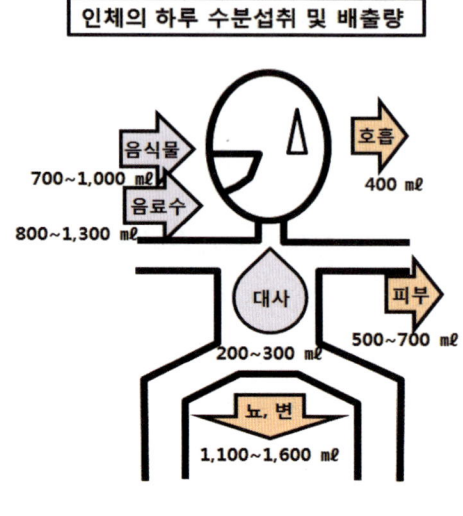

 일상 생활에서 우리가 느끼지 못하는 사이에 배출되는 수분으로는 우선 호흡에 의한 것이 대표적이다. 유리에 입을 가까이 대고 '호-' 하고 입을 모아 불면 유리에 수분이 맺히면서 흐려진다. 바로 우리의 폐로부터 나오는 수분에 의한 결로(結露) 현상이다. 폐나 기도(氣道)는 항상 축축한 상태로 있으며 호흡으로 배출되는 수분은 약 400㎖에 달한다.

 또 피부에서도 수분이 발산되는데, 몸 속의 수분이 피부표면에 도달하게 되면서 하루 약 600㎖의 수분이 증발한다. 이 둘을 합하면 1ℓ(최소 700㎖)정도의 많은 양이 됨을 알 수 있다. 그러므로 땀을 좀 흘렸다고 생각되는 날은 이 이상의 수분 손실을 예상하여 하루 1,800㎖ 이상의 수분을 의도적으로 섭취하도록 마음먹는 것이 좋다. 다만, 염통과 콩팥의 기능에 이상이 있어 수분의 섭취가 제한되는 경우에는 의사의 진단에 따라야 한다.

만약 체내에서 불필요한 용질(溶質)을 배설하는데 이 양보다 적게 사용된다면 체내에 노폐물이 남아 있게 되어 뇨독증(尿毒症)이 되기 쉬우며, 피부나 폐(肺)를 통해 방출되어 직접 느낄 수 없는 증발산의 형태로 배설되는 양은 체온이 상승하게 되거나 활동을 하는 경우에는 이보다 더 증가하게 된다. 살아 있기 위해서는 대사 등으로 200㎖가 생성되므로 이를 뺀 최소한 1,100㎖정도를 매일 어떠한 형태로서든 외부에서 수분을 보급해야만 할 필요가 있는 것이다.

그러나 지나치게 많은 양의 물을 마시는 것은 '저나트륨혈증'을 가져와 온몸의 세포가 물에 불은 상태에 있듯 몸이 붓고 무거워지며, 두통과 피로에 정신이 혼미해 질 수도 있음을 감안하여 갈증해소의 정도를 기준으로 삼는 것이 좋겠다. 대체로 우리나라 사람들의 물 섭취량은 WHO의 권고치 보다는 낮은 편이다.

보건복지가족부가 2005년도에 실시한 '국민건강영양조사'에 따르면 우리의 성인이 하루에 섭취하는 물의 양은 877㎖(겨울철)~1,013.7㎖(여름철)로 나타나고 있다. 인체의 하루 수분 필요량과 실제 마시는 물의 양은 동일하지 않다. 하루 평균 수분 섭취량 중에 20~50%는 음식물을 통해 섭취되면서 보충되고 그 나머지 분량은 물과 음료로부터 충당된다. 실질적으로 필요한 물의 섭취량은 각자마다의 성별, 연령, 체중, 운동여부, 직업, 기후조건, 주변 환경 등에 따라 달라지므로 대체로 필요량이라고 함은 인체에 최소한으로 요구되는 양이라 할 수 있다.

미국과학아카데미(NAS) 산하 미국의학연구소(IOM / Institute of Medicine of the National Academy of Sciences)는 성인 남성과 여성에게 있어 하루 11~16컵 분량의 수분을 섭취할 것을 권장하고 있고, 어린이들과 청소년들은 그 보다 약간 적은 하루 9~14컵 분량의 수분섭취를 권장하고 있다.

성별 연령별 1일 적정수분섭취량 (미국의학연구소 권장 값)

성별, 연령별		1일 적정 수분섭취량	조건
영아	0~6개월	0.7ℓ	모유로부터 섭취
	7~12개월	0.8ℓ	약 0.6ℓ의 액체 포함
아동	1~3세	1.3ℓ	음료에는 약 0.9ℓ이상의 식수 포함
	4~8세	1.4ℓ	음료에는 약 1.2ℓ이상의 식수 포함
남성	9~13세	2.4ℓ	음료에는 약 1.8ℓ이상의 식수 포함
	14~18세	3.3ℓ	음료에는 약 2.6ℓ이상의 식수 포함
	19세 이상	3.7ℓ	음료에는 약 3.0ℓ이상의 식수 포함
여성	9~13세	2.1ℓ	음료에는 약 1.6ℓ이상의 식수 포함
	14~18세	2.3ℓ	음료에는 약 1.8ℓ이상의 식수 포함
	19세 이상	2.7ℓ	음료에는 약 2.2ℓ이상의 식수 포함
	14~50세(임신기)	3.0ℓ	음료에는 약 2.3ℓ이상의 식수 포함
	14~50세(수유기)	3.8ℓ	음료에는 약 3.1ℓ이상의 식수 포함

주1 : 미국의학연구소(Institute of Medicine of the National Academy of Science)
주2 : 1일 적정섭취량은 섭취한 모든 음식과 음료에 포함된 총수분량

일상 음식물과 음료로부터 섭취되는 수분량

비알콜음료	물, 차, 커피, 스포츠음료, 레몬주스 오렌지주스 등	90~100%
	유제품 소프트드링크	85~90%
알콜음료	맥주, 와인 등	90~95%
	독한 곡주	60~70%
	럼(rum)주 등	30%
탕류	양파스프, 소고기국, 토마토스프, 양송이크림스프(물 요리)	90~95%
	야채마카로니, 크림스프, 양송이크림스프(우유 요리)	80~90%
과일 및 채소	딸기, 유자, 배, 복숭아, 귤, 사과, 포도, 오이, 상추, 배추, 토마토, 양배추, 양파, 당근, 미나리 등	80~85%
	바나나, 감자, 옥수수 등	70~75%
유제품	크림치즈, 요쿠르트 등	75~80%
	푸딩, 밀크세이크 등	70~75%
	아이스크림	50~60%
	치즈	40~50%
생선, 육류	생선, 해산물류	70~80%
	알, 부침개, 삶은 달걀	45~65%
	쇠고기, 양고기, 닭고기, 칠면조고기 등	15~30%
가공야채	스파게티, 빵, 두부	60~80%
	피자	50~60%
과자, 간식류	감자칩, 사탕, 비스켓, 말린 과일, 팝콘 등	1~10%
	씨, 견과류	1~5%
양념, 육수	소스와 육수	50~85%
	샐러드소스, 된장 등	70~90%

(자료출처 : 국제생명과학학회 중국사무소의 <물: 생명의 액체>에서)

보통 량의 쌀밥 1그릇(200g)에는 약 160g의 수분이 함유되어 있고, 식빵 1조각(100g)에는 약 38g, 토마토 1개(200g)에는 약 200g, 계란 1개(70g)에는 약 45g의 수분이 함유되어 있다.

한편으로는, 수분의 섭취량이 많다고 몸에 유익한 것은 아니라는 연구보고도 많이 제시되고 있어 이 섭취량에 대해서는 아직 논란의 여지를 남기고 있다. 미국 펜실베니아주 연구진이 미국신장학회에 발표한 논문에서는 "건강한 사람들이 많은 물을 마셔야하는 이유를 발견치 못했다"고 하면서 "물을 많이 마시는 편이 신장 기능을 좋게는 하겠지만 의학적으로 특별히 유익하다는 효과는 나타나지 않았다"고 하고 있고, 미국 인디애나주립대 의대의 연구팀도 영국 의학저널에 발표한 내용에서 "몸이란 수분의 섭취량에 따라 작용을 하고 있어 적은 양의 수분섭취에도 걱정할 필요가 없으며, 주스나 커피 등을 통해서도 충분히 수분을 섭취할 수 있다"고 하고 있다.

한편 미국 존스홉킨스대 연구팀에 의하면, "생후 6개월 이하인 유아들에 있어서 과도한 물의 섭취는 '물 중독'을 일으킬 수 있어 심할 경우 유아의 생명까지도 위협할 수 있다"고 하고 있고, "6개월 이하의 유아들의 콩팥은 성인들의 것처럼 충분히 성숙하지 않은 상태로서, 많은 수분으로 나트륨, 칼륨등의 무기질이 빠져나가 뇌에 영향을 미칠 수 있다."는 연구결과를 내 놓으면서, "이 '물 중독'으로 인해 체온이 떨어지거나 얼굴이 붓고, 불안감, 졸림 등의 위험성이 증가하므로, 지나친 물 공급보다는 필요한 경우 모유나 분유로 대신하는 것이 바람직하다."고도 하고 있다.

그러면 어떻게 마시는 것이 좋은가?

하루 1ℓ의 물을 마신다고 해도 한꺼번에 벌컥벌컥 마셔버리는 것은 의미가 없다. 많이 마시게 되면 목의 갈증은 사라지게 되나 지나치게 많은 양의 물이 위에 부담을 주어 위액을 묽게 만든다. 그래서 소화불량이 생기게 되고 무의미하게 지치게 된다. 효과적으로 마시려면 200㎖정도를 몇 번에 나누어 마시도록 하는 것이 바람직하다. 하루의 생체 사이클로 본다면, 아침에 눈을 떴을 때, 오전 10시와 오후 3시의 간식시간, 입욕전후, 잠자리에 들기 전 등에 한 컵씩, 그 이외에 1일 3회의 매 식사 때에도 1잔씩 마신다면 하루 1,600㎖정도의 수분이 보급된다.

입을 통하여 몸속으로 들어간 물은 30초 후에 혈액에 공급되며 혈액을 통해 1분이면 뇌조직과 생식기로 전달되고, 10분이면 피부와 같은 표피조직으로, 그리고 20분이면 간, 신장, 심장 등 각 장기의 세포로 침투되어 전달된다. 지금 마신 물이 몸 밖으로 완전히 빠져나가기까지에는 약 1개월 정도가 걸린다. 이러한 전달 흐름의 속도와 양은 '중수소(重水素) 원자핵(原子核)의 자기공명(磁氣共鳴) 방법으로 추적해 낼 수 있다. 생물체의 몸속에는 물이 항상 존재하고 있는데, 새로 섭취하는 물에 소량의 D_2O를 혼입하여 추적자(追跡子)로서의 체내의 이 D_2O에 특정 주파수로 자기공명을 일으킴으로써 D_2O의 존재량과 운동속도를 측정하는 것이다.

註 : 'D_2O'는 '중수(重水, heavy water)'로서, 일반적인 물인 H_2O에서 일반수소(^1H) 대신 수소의 안정한 동위원소인 중수소(^2H, D)로 치환되어 있는 물을 말한다.

만약 알코올이 녹아 있는 물의 개념으로 술을 마신다면 우리 몸속에서 어떻게 처리될까?

 이 술은 물과 같이 위와 장의 기관에서 흡수되어 혈액을 통해 뇌나 간 등 신체의 각 조직으로 분포된다. 이 때 위(胃)는 점막을 통해 섭취한 알코올의 20~30%를 흡수하고, 작은창자는 그 나머지인 70~80%를 천천히 흡수하여 혈액으로 보내진다. 알코올 전체의 90%는 간(肝)에서 처리되는데, 먼저 이 에틸알코올 즉 에탄올(ethanol, C_2H_5OH)은 대사효소인 알코올탈수소효소(ADH)에 의해 아세트알데히드(ADH)로 분해되었다가, 다음 단계로 아세트알데히드 분해효소(ALDH)에 의해 무해한 물질인 초산(CH_3COOH)으로 분해되고 각 조직에 보내져서 정상적인 대사를 일으키는데, 이는 물과 이산화탄소(CO_2)로 분해되어 몸 밖으로 배출된다.

 한편 대사되지 못한 10% 정도의 알코올은 호흡, 땀 및 소변을 통해 몸 밖으로 배출된다. 간에서 분해되지 않은 알코올은 간(肝)정맥을 통해 심장으로 보내지고 몸 전체를 돌고 나서 다시 간으로 돌아와 분해된다.

　　註 : 'ADH'는 Alcohol Dehydrogenase,
　　　　'ALDH'는　Acetaldehyde Dehydrogenase 의 약자.

 알코올을 섭취하고 난 후에는 수분 증발의 가속화로 인한 탈수현상이 다음과 같이 진행된다. 우선 숨을 내쉴 때 알코올에 의해서 목이나 점막의 수분이 증발한다. 다음으로 혈관이 확장되어 피의 흐름이 활발해지면 호흡의 횟수가 증가하게 됨에 따라 증발되는 수분의 양도 배가(倍加)된다. 또한 이 혈류의 활발함이 체온을 상승시키게 되고 이에 따라 흘리게 되는 땀의 양도 증가한다. 이렇듯 탈수의 진행이 빨라지면 혈관은 수축되어 피의 흐름은 제한을 받게 되고, 결국 각 세포의 기능을 저하시키게 되는 것이다.

 술을 마시고 난 뒤 머리가 아프다고 하는 것은 뇌에 탈수현상이 일어난 것이고, 알코올에 의존해서 살아가는 사람들의 뇌는 탈수현상에 의해 정상상태에 비해 크기나 기능이 줄어들어 있기 때문에 물을 장기간 꾸준히 복용함으로써 회복을 기대할 수 있다.

 담배의 경우는 술처럼 이뇨작용이나 발한(發汗)작용은 없지만 알칼로이드(alkaloid)의 하나로 함유되어 있는 니코틴(nicotine)이 혈관을 수축시키므로 탈수와 같은 현상이 발생한다. 따라서 이 경우도 물을 많이 마셔서 혈관의 수축을 최대한 막도록 하는 것이 바람직하다.

註 : '알칼로이드(alkaloid)'는 식물체 속의 질소를 포함한 염기성유기화합물의 총칭으로서 중요한 생리 및 약리작용을 하는 것이 많다. 니코틴(nicotine), 모르핀(morphine), 카페인(caffeine) 같은 것이 이에 속한다.

 식사 전에 물을 마시는 것이 위산분비를 촉진해 속 쓰림을 유발할 수도 있다고 하지만 물로 인해 분비되는 위산의 양은 극히 적기 때문에 식전에 한잔 정도의 물을 마시는 것은 별로 문제가 되지 않고 오히려 소화를 촉진시키는 장운동을 활성화한다. 식사 도중이나 식후에 물을 마시는 것에 대하여 이것이 소화(消化)에 방해되는지의 여부에 정설은 아직 없으나 다만 흡수율을 높이기 위하여 천천히 마시는 것이 좋다. 결국 같은 양을 하루에 마신다고 하더라도 벌컥벌컥 많은 양을 적은 횟수로 마시는 것 보다는 적은 양을 많은 횟수로 나누어 천천히 마시는 노력이 필요하다는 이야기이다.

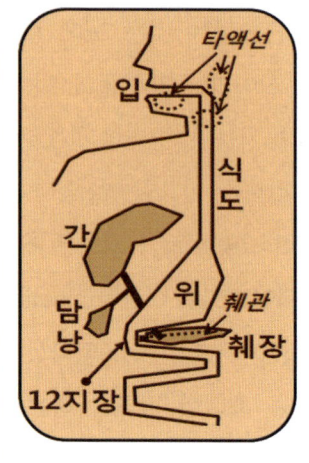

■ 소화기관의 계통

입 치아로 음식물을 잘게 부순 다음 혀가 타액과 섞어 식도로 내려 보낸다.
타액선(唾液腺) 당질인 전분의 소화효소를 가지고 있는 타액을 분비한다.
식도(食道) 식도벽의 연동운동으로 음식물을 위(胃)로 내려 보낸다.
위(胃) 단백질의 소화 효소가 포함되어 있는 위액과 음식물을 섞는다.
간장(肝臟) 담즙을 만들어 담낭(膽囊)으로 보낸다.
담낭(膽囊) 담즙을 지방질을 소화시키기 쉽도록 농축시켜 십이지장으로 보낸다.
십이지장(十二指腸) 위(胃)의 출구로부터 약 25cm. 췌액(膵液)과 담즙이 나와서 본격적인 영양소의 소화가 시작된다.
췌장(膵臟) 췌액을 만들어 췌관에서 십이지장으로 보낸다. 췌액에는 당질, 단백질, 지방질의 소화 효소가 들어있다.

　일본 동경의과치과대학의 후지타 코이치로(藤田繼一郞) 명예교수는 저서 『물의 건강학(水の健康學)』에서 '인간생명의 기본으로서의 물의 역할'로

① 인체조직의 염분, 분비물용해, 기관(氣管)의 활동매체,

② 소화 및 영양의 흡수운반, 노폐물배설, 호흡과 순환에 있어서의 중심적 역할,

③ 발한(發汗)에 의한 체온 조절작용

을 들고 있다.

　가장 좋은 물은 단순한 맹물이다. 시중에서 판매되는 여러 다양한 가공된 음용수에 있어서 첨가물이 많으면 많을수록 물이 갖는 고유의 효과를 기대하기 어렵다. 그러므로 음료의 선택에 신중을 기하여야 한다. 보통 아침 공복 시에 물을 마시도록 권장하는 경우가 많은데, 이는 잠이 들어 있는 동안 물을 마시지 않았는데도 땀과

같은 수분의 배출은 계속 이루어 졌을 것이므로 물이 필요한 시점인 것이다.

 물은 하루 종일 틈틈이 마시도록 하는 것이 중요하며, 식후에 한꺼번에 많은 물을 마시게 되면 과식한 것 같은 증상으로 나타나기 때문에 특히 역류성 식도염이 있는 경우에는 악화될 수도 있으므로 식후나 식사 중간에 마시는 것 보다는 식전 1~2시간 정도에 마시는 것이 보다 좋은 습관이라고 할 수 있다.

 그러나 필요한 섭취량을 채우기 위하여 한꺼번에 너무 많이 마신다면 이는 매우 위험하다. 목이 마르지 않더라도 하루 8 잔 ~ 10 잔 내외의 물은 챙겨 마셔야 하며 특히 노인들은 목이 마르다는 느낌이 둔해져 있기 때문에 조금씩 자주 마시는 습관을 가지도록 노력해야 한다. 일단 마시는 물이 맛있다고 느껴진다면 그 사람은 건강하다고 할 수 있으며, 또한 그 물이 그 사람에게 맞는 것이라고 할 수 있다.

 아침 기상 시에는 교감신경이 우위에 있게 되어 위장활동을 억제한다. 이때 물을 마심으로써 위장을 자극하고 운동을 하게 하는 것이다. 체내에서 흡수된 물은 혈액과 림프액의 액체 성분인 혈장(血漿)이 되어서, 림프액은 낡은 세포나 혈구(血球)의 파편인 노폐물이나 지방을 운반, 배출해 내고, 혈액은 산소나 영양소를 60조개(100조개 이상이라고 하는 자료도 있음)의 세포에 운반하여 에너지로서 공급한다.

註 : 조직액은 혈장성분이 모세혈관을 통해 배어 나온 것으로, 이것이 림프관에 들어간 것을 림프(lymph) 또는 림프액이라 한다. 비타민, 호르몬을 비롯하여 조직의 손상으로 인해 발생한 노폐물과 기초대사물질, 영양물질 등 혈관벽을 통과하기 어려운 큰 분자량을 가진 물질들을 수송한다.

■ 각 장기(臟器)의 수분함유량

장기(臟器)	수분함유량 (%)	체중비 장기중량 (%)	체중 70kg인 사람의 장기의 수분함유량 (ℓ)
혈 액	83.0	8.0	4.65
신 장	82.7	0.4	0.25
심 장	79.2	0.5	0.28
폐	79.0	0.7	0.39
비장(脾臟)	75.8	0.2	0.10
근 육	75.6	41.7	22.10
뇌	74.8	2.0	1.05
장관(腸管)	74.5	1.8	0.94
피 부	72.0	18.0	9.07
뼈	22.0	15.9	2.45
지방(脂肪)조직	10.0	10.0~50.0	0.70

성인의 경우, 체중에 따라, 그리고 비만도에 따라 인체의 약 60~70%가 물로 구성되어 있다. 일반적으로 여성에 있어서는 남성보다 지방이 많기 때문에 여성 쪽이 수분량의 비율이 남성에 비해 낮은 편이다. 몸무게 60kg인 성인은 40kg 내외의 물로 구성되어 있는 셈이다. 120kg의 몸무게를 가진 성인에게는 80kg 쌀 한 가마니 무게의 물을 지고 다니는 것이 된다. 나머지 35% 내외는 인간

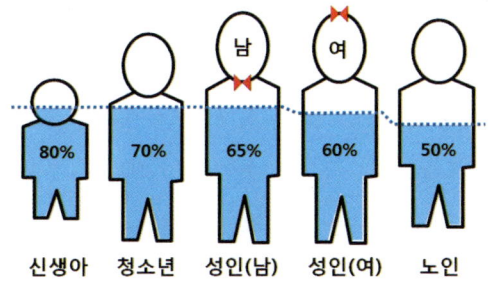

에 필요불가결한 유기물질인 단백질과 지방, 그리고 당분과 미량의 원소 등으로 점유된다.

물은 이러한 유기물을 세포 내에서 원활하게 활동할 수 있도록 매체로서의 역할을 담당하고 있다고 할 수 있다. 물은 우선적으로 위장의 관 벽과 접하게 되고 이에 따라 체액 및 혈액으로 섞여 들어간다. 결국 물로 인체가 만들어져 있는 것이다. 체액은 항상 일정한 상태를 유지하기 위하여, 내분비계(內分泌系)나 자율신경계(自律神經系)를 중심으로 하는 체내 조절기능이 정상적으로 활동하는데 이를 수분이 맡고 있는 것이다. 쉽게 말해서 건강한 몸을 유지한다는 것은 물을 보급함으로써 몸의 균형 유지 체계를 가진 인체의 내부 환경이 일정하게 유지되도록 신진대사의 촉진과 함께 체액의 질과 양이 정상으로 되어 있도록 만드는 것이다.

몸 속의 수분 구성비가 신생아는 80%에 달하고 노인은 50%로 줄어든다. 이 사실만으로도 우리의 몸과 물, 생명과 물의 관계를 어림잡을 수 있지 않은가? 물을 많이 함유하고 있을수록 어린애와 같은 피부와 생명력을 가지게 되고 수분을 많이 빼앗긴 상태일수록 피부의 노화와 함께 생명력과 면역 등의 기능이 약화되는 것이라고 할 수 있을 것이다.

노인과 성인에 있어서의 수분량의 차이는 지방의 양의 다소에 관계하지 않고 세포내의 수분량 저하가 그 원인이다. 근육이 쇠(衰)하면서 세포내 수분량이 감소하는 것은 노화현상의 하나라고 할 수 있다. 만약에 물의 보급이 완전히 차단되어 버린다면 체중의 2% 비율로 수분이 매일 상실되고, 5%만 부족해도 두통이나 체온상승, 맥박상승 등의 증상이 나타나게 되며, 계속해서 10%의 수분을 잃게 되면 위기상태에 도달하고, 15~20%의 수분을 잃어버리면 사람의 생명 유지에 위협을 받게 되는 것이다.

구체적으로, 몸 속의 수분량이 2% 부족상태로 되면 갈증을 느끼게 되어 몸에서는 "물을 마셔라!"고 주문을 한다. 그런데 이를 무시하고 3%의 물 부족 상태에 이르게 되면 목마름의 감각은 떨어지고 6%로 되면 몸 안의 수분조절기능이 둔화되어 탈수 증세를 보이기 시작한다. 특히 수분의 함유량이 많고 신진대사가 활발한 영유아(嬰幼兒)의 경우는 더운 날씨에서 땀이나 증발로 수분을 빼앗기면서 쉬 탈수 상태로 되어 목숨에 영향을 미치는 위험이 있으므로 수분 보급을 소홀히 하면 안된다.

폭염하의 승용차 속에 아이를 재워두고 문을 잠가놓고 다녀와 보니 아이가 죽어 있었다고 하는 보도를 자주 접하게 되는 것도 이런 까닭이다. 이러한 탈수증상이 나타나면서, 체온 조절에 필요한 땀이 배출되지 않게 되면서 체온이 상승하고, 또한 땀과 소변의 배출이 없어 노폐물이 몸 속에 그대로 잔류하게 되면 혈액의 흐름이 원활하지 않게 되어 몸 전체의 기능에 장해를 가져와 결국 죽음에 이르게 된다.

물의 섭취가 필요량보다 적어지면 일부 세포는 탈수화 되면서 세포내의 수분도 혈액에게 빼앗기게 된다. 인체에서 물 부족으로 인해 탈수가 생기는 비율은 66%가 세포 내부에서, 26%는 세포 밖에서, 그리고 나머지 8%는 혈액에서 나타난다.

　일본 교토부립(京都府立)의과대학의 명예교수인 모리모토 타케토시(森本武利)박사는 쥐를 이용한 실험을 통해 체중의 10% 탈수 부하를 준 쥐에 있어, 전체 수분 상실량의 40%가 근육에서 일어났으며 피부에서 30%, 뼈에서 14%, 복부 내장에서 14%로 뇌와 간의 혈액량 감소는 적게 나타났던 것으로 보고하고 있다.

■ 유아나 어린이들에게 나타나는 탈수증세
- 눈물을 흘리지 않는다.
- 피부와 입과 혀가 건조해 진다.
- 눈이 움푹 들어간다.
- 피부가 회색빛을 보인다.
- 유아의 머리에 움푹 들어간 연한 반점이 발견된다.
- 소변량이 줄어든다.

■ 탈수량과 탈수증세 동반 징후

체중감소율 (탈수량, %)	탈수증세
3%	가벼운 갈증, 입술의 건조
4%	체온 상승, 피부의 홍조, 소변량 감소 및 농축
5%	두통, 몸이 달아오름
6~7%	어지럼증, 청색증, 심한 갈증, 입안 건조, 소변량 부족
8~10%	신체의 떨림, 경련
11~14%	피부 건조, 혀의 부풀음
15~19%	배뇨통, 눈의 흐림, 난청, 혀의 축소
20% 이상	소변량 없음, 사망

인체는 하루 약 2.5ℓ의 수분을 배출하고 있다. 이를 구분하여 보면 가장 수분배출량이 많은 것이 소변으로 하루 1.5ℓ를 배설하고, 대변은 0.1ℓ의 수분을, 그리고 땀으로 0.6ℓ와 숨을 내쉴 때 0.3ℓ로 되어 있다. 체중 60kg인 사람이 체중의 20% 즉 12ℓ를 잃어버리게 되고 수분의 섭취가 중단된 상태라면 단순한 계산 12ℓ÷2.5ℓ를 통해 약 5일 밖에 걸리지 않는다. 사람은 음식물 섭취 없이 물만으로 2~3주간 생명을 지탱할 수 있다. 그러나 이처럼 물의 보급이 완전히 차단된 후 5일정도 지나면 목숨을 잃게 될 수 있는 것은 음식물의 섭취를 끊는 것에 비하면 아주 짧은 시간이라 할 수 있다. 1995년 6월 29일 발생한 서울 서초동의 삼풍아파트 붕괴 시 당시 19세였던 박승현씨가 이후 7월 15일 구조되기까지의 15일과 17시간을 습기와 다름없는 아주 적은 양의 물만으로 버틸 수 있었던 일화는 유명하다.

보통의 일상생활에 있어서, 우리는 식사 등으로부터 하루 약 1ℓ 정도의 수분을 섭취하게 된다. 또 단백질이나 지방, 탄수화물 등이 몸속에서 영양으로 연소될 때 약 0.5ℓ의 수분이 생성된다. 따라서 최소한의 나머지 부족분 1ℓ를 보급한다면 큰 문제는 없을 것이다. 다만 하루에 필요한 물의 양은 그 날 그 날의 몸 컨디션과 운동량 등에 따라 차이가 있으므로 이보다는 좀 더 많은 양을 보충해 주는 것이 좋다. 그렇다고 과잉섭취 역시 몸에 해롭다는 점을 유의해야 한다.

물 부족 시 인체는 즉각적으로 이에 반응한다. 운동 중에 목이 마르다고 느끼는 것은 곧 탈수상태가 시작될 수 있는 시점임을 의미한다. 실제로 우리 몸속의 수분을 1~2%정도 부족한 상태로 3개월 이상 계속 두게 되면 만성의 탈수상태로 되는데, 이러한 만성탈수의 상태는 변비, 비만, 피로 및 노화촉진의 원인이 될 수 있다는 것을 아는 사람은 많지 않다.

 이와 같이 피부미용과 다이어트에 치명적인 만성탈수는 음료만을 즐겨 마시는 사람에게 흔하게 나타나고 있으며, 앞에 언급한 증세 이외에도 고혈압과 뇌졸중과 같은 성인병의 원인이 되기도 하고 피부건조의 증상이 나타날 것은 당연한 이치라 하겠다. 만성탈수를 막으려면 하루 2리터의 물을 마셔 주어야 한다. 만성탈수 상태에서 물을 갑자기 많이 마시게 되면 얼마동안은 붓거나 소화에 어려움을 겪게 되지만 1~2 주 정도가 경과하게 되면 탈수현상이 차츰 사라진다.

 또 하나 중요한 점은 인체의 체온상승에 따른 물의 역할이다. 체온이 상승하기만 한다면 생체는 응고되어 버리고 말기 때문에 생명을 유지할 방법이 없게 된다. 우리의 평균 체온은 36.5℃이라는 사실은 누구나가 다 알고 있는 인체의 기초 상식이다. 그러나 이 온도에서 2℃만 높아져도 몸의 상태는 붕괴되기 시작한다. 바로 몸속의 물이 체온을 유지하는 중요한 역할을 하고 있는 것이다.

 예를 들어 땀을 흘림으로써 수분을 증발시킨 기화열로써 몸의 열을 빼앗는다. 이 때의 기화열은 물 1밀리리터당 약 0.6 킬로칼로리. 여름철 기온이 상승한 경우라든지 운동 후 신체의 온도가 높아져 땀을 흘리는 것은 모두 이런 이유에서다.

 결국 물이라는 것이 급격한 체온의 상승을 막아 방열시키는 극히 유익한 역할을 맡는 것 뿐 아니라 물의 표면장력이 큰 이유로 세포의 간극(間隙)이나 모세관질(毛細管膣)을 구석구석까지 체액으로 채우는 매우 큰 역할을 하고 있는 것이다.

 특히 좋은 물은 계면활성력이 커서 콜레스테롤을 녹여 몸 밖으로 배설시키는데 이 때 혈관의 내부가 넓어져 혈류가 좋아진다.

그렇다면 물은 아무리 마셔도 무관한 것인가?

수분을 과잉 섭취하여 체내의 수분이 몇% 정도라도 증가된다면 이 과잉의 물을 처리하기 위하여 신장에 부담을 주게 되어, 몸속의 노폐물을 확실히 처리하게 하지 못하게 되면서, 몸은 나른하게 되고 피로한 듯 느끼게 되거나 부종이 생기게 되기도 한다.

 특히 주의를 요하는 것은 하루 종일 에어콘이 틀어져 있는 방에 틀어박혀 있으면서 거의 땀도 흘리지 않고 소변의 양도 적은 사람의 경우이다. 이런 사람은 차가운 음료가 아닌 따뜻한 음료를 마시거나, 카페인이 들어 있는 종류를 마심으로써 소변의 양을 늘리고 때때로 바깥 외출을 해서 에어콘 공기 속에서만 있지 않도록 주의한다.

 카페인과 알코올은 이뇨작용을 일으키기 때문에 이들이 함유된 음료나 술을 마시면 마신 량의 1.5~2배정도의 수분을 소변으로 배출시키게 되기 때문에 몸에서는 물의 보충을 강하게 요구하는 상태로 된다. 카페인을 함유한 음료의 예로는 커피, 홍차, 녹차, 콜라, 초콜렛 등이 있다. 커피숍 같은데서 이런 음료를 마시고 나서 맹물을 또 마시는 것은 입 안에 남아있는 향이나 이물감을 없앤다는 의미 이외에도 건강을 유지하는 중요한 이유가 여기에 있는 것이다.

 한편 만성탈수로 변비가 발생하게 될 때 이뇨제 역할을 하고 있는 변비약을 복용하게 되면 탈수상태가 더욱 심해지게 된다. 이러한 음료들의 역기능으로는 탈수작용 뿐 아니라 교감신경의 흥분 등의 현상도 나타나게 된다. 탈수증세가 생겼을 때에는 세포내액의 농도가 상승한 것이므로 스포츠음료와 같은 전해질 음료를 섭취하는 것이 좋다. 만약에 맹물을 섭취한다면 세포의 외액으로부터 내액으로 흡수 이동되면서 농도에 큰 차이가 발생하여 외액이 쏟아져 들어오게 되면 자칫 세포벽에 구멍이 날 수도 있어 생명에까지 위협을 가져 올 수 있다.

 몸 속 수분의 2/3는 세포내액으로서 무기염류, 단백질, 핵산, 다당류 및 전해질로 존재하고, 나머지 1/3은 세포외핵으로서 혈액, 림프액 및 세포간액으로 존재한다. 이 물은 세포막을 통하여 출입을 하면서 정상적인 체온을 유지한다. 수분이 부족하게 되면 뇌세포가 직접적으로 영향을 받게 된다. 탈수에 대하여 매우 민감하게 반응하는 뇌는 체내의 갈증과 수분량의 상태 변화를 모니터링하여 세포에 이상이 생기지 않도록 끊임없이 감시한다.

 그런데 나이가 들수록 이러한 감지능력이 저하되어 충분한 모니터링을 하지 못하게 되면서 탈수를 조장할 수 있기 때문에 노인에게는 몸 속 수분의 함유량이 떨어지는 것이다. 노인의 경우에는 탈수로 인한 갈증의 신호가 오히려 통증으로 나타나고 있다. 한편 피부나 장기의 세포는 재생이 되지만 뇌세포는 재생이 되지 않기 때문에 더욱 더 탈수가 생기지 않도록 하여야 한다.

 신장(腎臟)에는 나트륨-칼륨펌프('나트륨펌프'라고도 함)라는 것이 있어서 체내의 나트륨과 칼륨의 밸런스를 항상 일정하게 유지시켜 주는 시스템이 있는데 고혈압이나 당뇨 환자들에게 칼륨을 많이 섭취하도록 하는 것은 이 나트륨-칼륨펌프를 쉽게 작동시킬 수 있게 하기 위함이다. 이 펌프는 염분의 다량 섭취 등으로 체내에 나트륨 농도가 높아지는 경우 세포내에 있는 수분을 빨아들이기 위해 혈관을 압박한다. 그리하여 칼륨이 함유된 물이 들어와서 칼륨이 풍부해 지면 다시 나트륨을 물과 함께 배출하면서 혈관의 압박을 멈춘다. 이 때 물은 칼륨의 공급원인 동시에 나트륨의 배설촉진제로서의 역할을 한다. 그래서 이때의 물은 전해질이거나 미네랄이 풍부한 물을 필요로 한다.

이처럼 물은 우리 인간의 생명과 인체의 기능상 매우 중요한 역할을 체내 곳곳에서 하고 있다. 각종 영양소는 몸에서 이용된 후 여분의 영양소나 노폐물이 혈액을 통해 신장으로 운반된다. 몸 속의 모든 혈액은 순환 과정에서 한 시간에 15차례 신장(콩팥)을 통과하면서 정화작용을 거친다. 정화작용이 일어나지 않는다면 몸 안에는 노폐물로 가득 쌓이게 된다. 하루 1.5 톤 가량의 혈액을 여과하는 여과기인 신장은 혈액 속의 이 필요 없는 물질을 하루에 큰 드럼통 하나 정도의 분량에 해당하는 170~180리터 정도의 다량의 물과 함께 여과시킨 후 아직 필요한 만큼의 수분을 다시 흡수하고 나머지 불순물과 수분은 소변으로써 방광을 통해 배출한다. 1백20만개나 되는 신(腎)으로 구성되어 있으면서 6~10 개조로 나뉘어 조별로 작업과 휴식을 번갈아 하는 식으로 잠시도 쉼 없이 역할을 해낸다.

이처럼 신장은 사구체에서 혈액에서 영양물질과 물을 여과하는데, 재활용 가능하도록 여과된 99%는 세뇨관(細尿管)의 벽면에서 혈액 속으로 재흡수되고 나머지 1%가 소변으로 배설된다. 건강한 성인의 하루 평균 배뇨량을 약 1~1.5리터 정도로 보는데, 적어도 500 밀리리터의 소변을 배설해야만 몸속의 화학반응에 의해 생성되는 유해물질을 모조리 다 내보낼 수 있는 것이다. 사실 섭취량을 계산해가며 생활한다는 것은 어려운 일이다. 우리 몸은 신장이 체내의 수분량에 따라, 부족 시는 뇨를 농축하여 물의 배출량을 줄이고, 수분 섭취가 많으면 뇨의 양을 늘여 여분의 수분을 방출함으로써 몸 속의 물 균형을 유지하는 역할을 하고 있다. 작은창자에서 큰창자로 들어갈 때의 변(便)은 수분이 많은 묽은 변이지만, 큰창자를 통과하면서 수분이 체내로 흡수되어 차츰 굳어지고 마지막으로 직장(直腸)에서 배설되는 대변의 형태를 갖춘다.

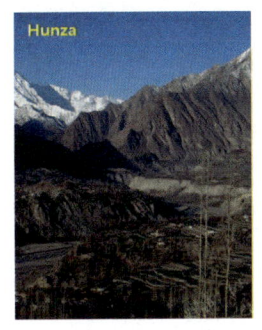

　노인들은 칼슘의 섭취량이 적어지기 때문에 장에서의 칼슘 흡수가 곤란해진다. 이 때문에 혈액속의 칼슘이 자주 부족하게 되고 이를 보충하기 위하여 뼈 속의 칼슘을 혈액으로 용출시키게 되므로 골다공증(osteroporosis)이 생기게 된다. 이때는 '경수(硬水)'를 마셔서 혈중의 칼슘을 보충해 주는 것이 좋다.

　칼슘 등 미네랄이 풍부한 물을 섭취하는 것이 장수의 비결이라는 것은 세계 3대 장수촌에서 공통적으로 그 지역의 음용수의 특성이 갖는 지배적인 요인이 되고 있다. 여기서 장수촌이라 함은 100세 이상의 노인이 많은 지역을 의미하는데, 세계 3대 장수촌으로는 인도반도 북부 파키스탄 북동부에 위치하고 있으며 6000m이상의 높은 산으로 둘러싸인 카라코룸산맥의 빙하계곡에 자리 잡고 있는 소위 '바람의 계곡' 훈자(Hunza)지구와 중남미 에콰도르의 동쪽 안데스산맥과 서쪽 타란사 연봉이 이루는 1,400~1,700m 높이의 분지인 소위 '성스런 골짜기(인디오 원주민 언어)'인 비르카밤바(Birkabamba), 그리고 러시아 남부에 위치하며 동으로는 카스피해, 서로는 흑해를 경계로 한 캅카스(Kavkas)산계에 속하는 코카서스(Caucasus)지역이 여기에 속한다.

이 지역들은 공통적으로 주위가 높은 산악으로 둘러싸여 있고 그 산에 내린 눈은 천천히 암석 지층을 투과하여 흘러내리면서 다시 하류에서 지표로 용출하여 미네랄을 충분히 함유하고 있는 맑은 물을 만들어 낸다. 이슬람권인 훈자(Hunza)지구는 술을 법으로 금하고 있으나 포도의 과즙을 숙성시킨 음료인 '훈자 파니(Hunza Pani)'를 많이 마신다. 이 '훈자 파니'의 '파니'는 물을 일컫는 말로서 일종의 와인이라 할 수 있다. 그리고 이 지역 사람들은 훈자강의 물을 '장수의 근원'으로 믿고 있다. 비르카밤바의 장수노인들은 음료수로서 비르카밤바강의 물을 그대로 마신다.

한편 일본의 오키나와가 세계의 최장수촌으로 세계에 널리 알려지기 시작한 것은 1979년 기네스 세계기록사가 당시 1백15세의 세계 최장수노인인 이즈미 시게치요(泉重千代)씨와 인터뷰하기 위해 오키나와를 찾았을 때부터다.

註 : 이즈미 시게치요(泉重千代)는 1865년 8월 20일에 가고시마(鹿兒島)현에서 태어나 1986년 사망할 때까지 120세 237일을 살았던 세계 남성 최장수노인으로 기네스에 기록되어 있고 여성 최장수노인으로 122년 164일을 산 프랑스의 잔느 루이 칼망(Jeanne Louise Calment)에 이은 두 번째에 해당한다.

당시 조사팀은 이 지역의 음료수가 다른 곳의 음료수와는 다르다는 것을 발견했다. 산호초로 형성된 오키나와 섬들은 비가 내리면

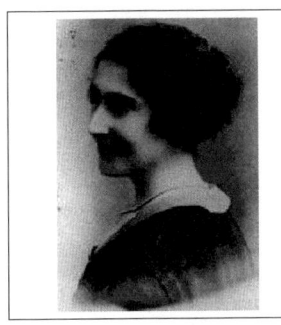 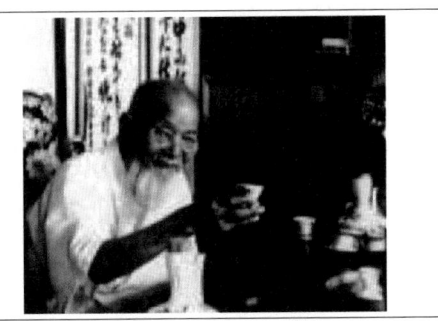

최장수 여성 잔느 루이 칼망(좌)과 최장수 남성 이즈미시게치오(우)

산호퇴적층에 스며들어 광물질과 또 다른 원소들을 녹여서 물에는 많은 필수 광물질을 포함하고 있을 뿐 아니라 pH 8.6의 높은 알칼리성을 띠고 있어 조사단이 분석한 결과 이 물이 적절한 미네랄 밸런스를 유지하고 있을 뿐 아니라 인간의 체액에 가까운 물질로 구성되어 있다는 것을 확인하였다.

또 이 물은 물 속에 존재할 수 있는 어떤 폐기물이든지 중성화시키는 사실도 발견했다. 오키나와에 거주하는 1백세 이상의 노인은 10만 명당 22.1명인데 이것은 일본 평균인 10만 명당 5.9명보다 훨씬 높다. 그러나 장수를 자랑하는 오키나와도 최근에는 젊은 세대의 사망율이 일본 전국 평균에 비해 높아지고 있다. 그 원인은 젊은 세대의 교통사고 사망자가 늘어나고 있는 것과 함께 생활 양식과 식단의 서구화로 생기는 암, 심장병, 뇌혈관성 질병과 같은 성인병이 늘어나고 있기 때문이다. 이 현상은 오키나와 뿐 아니라 세계 제1의 장수촌인 코카서스나 비르카밤바, 훈자지역에서도 이러한 새로운 문명이 공업화의 진행과 전통적 식생활의 변화를 가져오면서 1백세 장수자의 수가 차츰 줄어들고 있는 현상으로 나타나고 있다.

신장질환이 있을 때는 칼슘이 많은 물을 마시면 결석(結石)으로 발전할 가능성이 높으므로 적당량을 마시도록 한다. 피로하다는 것은 몸이 산성상태(acid-cis)로 되었다는 뜻으로서 알칼리도가 높은 물을 섭취하여 알칼리성상태(alkali-cis)로 바꾸어 주도록 하는 것이 좋다. 위산과다는 위속이 심하게 산성화되어 있는 경향이 있는 것으로, 중화를 시키기 위하여 알칼리도가 높은 물을 권장한다. 그리고 인간의 위(胃)는 산성이지만 입 속과 장(腸)은 알칼리성이다. 그래서 전반적으로 약간 알칼리성을 띠는 물을 권장하는 것도 이런 이유에서다. 항상 마시는 물을 통해 체질개선을 하려고 할 때는 물의 마시는 회수를 조금씩 증가시켜가면서 음용하도록 한다.

또한 온도가 너무 뜨겁거나 차가운 것은 좋지 않으며, 11~15℃ 정도인 온도의 물을 권한다. 이 온도에서 수분의 흡수가 가장 빠르며 보다 차갑거나 뜨거울 경우 세포에 수분이 스며드는 속도가 더욱 더뎌지기 때문이다. 마시는 물이 지나치게 차갑다면 위와 장이 차가와져 위기능이 저하하게 되어, 수분이 체내에 흡수되지 않은 상태로 위에 남아 있게 된다. 한의학에서는 차가운 물을 단숨에 많이 마시지 않도록 하고 있는데 이는 위장관이 급격히 차가와 지면서 배탈이나 설사가 나기 쉽기 때문이다. 술을 마신 다음 날 냉수를 마시게 되면 술로 인해 간에 열이 오른 상태에서 물의 차가운 냉기로 인해 굳어버리게 되고 알코올을 분해하는 소화액의 분비가 낮아져 해롭다고 하는 주장도 그 나름의 일리가 있으므로 주의할 필요가 있다.

소화액은 물과 분해효소로 이루어지는데 소화 작용 자체는 분해효소가, 그리고 영양소를 녹여서 이동시키는 것은 물이 역할을 맡는다. 즉 영양소가 녹아 있는 물 그 자체가 작은창자의 흡수상피(吸收上皮, 흡수를 주 기능으로 하는 겉면의 막(膜) 형태의 세포로 이루어진 조직으로 장의 점막 따위가 이에 속한다)와 모세혈관을 통하여 혈액으로 들어가게 되는 것이다. 우리 몸의 내장의 여러 기관들은 그 벽이 반침투성막(半浸透性膜)으로 이루어져 있다. 순수한 물은 쉽게 이런 장기(臟器)를 통과하지만 물에 녹아 있는 물질은 그렇지 못하다. 그러므로 아무 것도 포함하고 있지 않은 순수한 물은 빠르게 흡수되나 설탕물처럼 이물질이 물에 녹아있으면 흡수력은 저하된다.

그리고 물은 마시는 속도가 중요하다.
 온도에 관계없이 일시적으로 많은 양을 마시게 되면 소화효소가 희석되어 일시적으로 소화 흡수 이상의 현상이 발생한다. 뜨거운 차와 국물을 마시는 일본의 경우 식도암 발병율이 높은 것으로 보고되어 있을 정도로 뜨거운 물을 마시는 행위는 식도에 문제를 일으킬 수 있다. 또한 식사 후에 한꺼번에 많은 물을 마시는 경우 역류성식도염(逆流性食道炎)의 증상이 악화될 수 있으므로 틈틈이 자주 마시도록 하는 것이 좋다.
 피브리노겐(fibrinogen, 혈액응고에 중심적 역할을 하는 단백질로서 섬유소원이라고도 한다)을 함유한 혈장(血漿)은 94% 정도가 수분으로 되어 있으며, 나머지는 알부민(albumin), 글로불린(globulin)과 같은 단백질이나 포도당 등으로 이루어져 있다. 다시 말하면 핏속에서 발생하는 약의 부작용 현상 등 모든 인체의 조건은 혈장을 구성하는 물의 역할이 중심이 된다. 그래서 혈장의 pH는 항상 7.4

정도의 약알칼리성을 유지하도록 조정시스템이 몸속에서 작용하고 있다. 혈장이 건강해야 인체가 건강하며 이는 곧 물의 질적 양적 역할에 크게 좌우된다고 할 수 있다.

물과 관련하여 혈액이 하는 역할로서, 혈장 및 65~70%가 물로 되어 있는 적혈구에 의해 영양소를 흡수하여 이동시키는 것 외에도 이산화탄소, 질소, 요산 등 각종 노폐물을 대소변, 호흡, 땀 등으로 배설시킨다. 다시 말하면 노폐물이 사람의 몸 밖으로 끊임없이 배출되면서 혈액의 건강이 유지된다고 할 수 있다. 몸 속의 수분량이 적어지게 되면 혈액의 점도(粘度)가 높아져서 찐득찐득하게 되고 혈전(血栓)이 만들어지기 쉽게 된다. 혈전이 혈관에 갇혀있게 되면 뇌경색이나 심근경색을 일으킬 수 있는 실마리가 될 수도 있다.

일본 하마마츠(浜松)의대의 명예교수인 타나카(田中)박사는 다음과 같이 충고한다. "자고 있는 동안이나 목욕 중, 여름 등 신체주변부의 온도가 높은 경우에는 에어콘 같이 공기가 건조한 상태에 장시간 있게 되는 경우, 조금씩 땀을 흘리게 되는 것을 알지 못하고 모르는 사이에 몸속의 수분을 빼앗기게 된다. 느끼지도 못하는 사이에 탈수상태에 빠져들 수 있음에 주의해야 한다." 이럴 때는 목에 갈증을 느끼지 않더라도 의식적으로 물을 마시도록 해야 한다. 목이 마르다고 느끼게 될 때는 이미 몸에는 충분한 물이 없어 혈액의 농도가 짙어져 있는 상태로 되는 것이다.

목이 마르다는 것이 물을 마시면 좋겠다는 느낌을 주는 정도의 간단한 이야기는 아니다. 우선, 갈증의 메카니즘을 살펴보면, 기본적으로 염통의 좌심방(左心房)에 있는 '볼륨 리셉터(volume recepter)'가 혈류량의 변화에 따라 목마름의 신호를 내보내게 되는데, 이 상황은 기본적으로 탈수가 생기게 되면 체액 속의 수분이 감소하기 때문에 혈액 속에 포함되어 있는 전해질의 농도가 짙어짐에 따라 침투압(浸透壓)이 높아지고, 이를 시상하부(視床下部)의 '침투압 리셉터'가 감지하여 목의 갈증을 일으키게 하는 것이다.

註 : 시상하부는 뇌 아래부분의 시신경교차(視神經交叉)에서 유두체 (mammillary body)에 이르는 부분으로 자율신경계와 내분비계를 통제한다.

 이렇듯 여러 가지 요인에 의해 인간의 몸은 갈증을 느끼게 되고 갈증을 느끼고난 뒤 어느 정도의 물을 마시고 나면, 이번에는 새로 섭취한 수분에 의해 혈액의 침투압이 낮아진다. 말하자면 혈액이 너무 묽어져서 세포의 기능에 장해를 가져 오기 때문에 이를 방지하기 위하여 침투압이 어느 선에서 일정하게 되면 다시 '침투압 리셉터'가 작동을 하여 더 이상 물을 마시지 않도록 지령을 보낸다. 이런 경우를 '자발적 탈수'라고 하는데, 실제로 물을 많이 마시고 싶어도 어느 정도 이상은 마실 수 없기 때문에 실제의 탈수량이 회복되지 못하게 되는 수도 있다.

 모리모토 타케토시(森本武利)박사가 행한 쥐를 통한 실험에서 7%의 탈수 상태인 쥐에게 증류수를 섭취시켜 도중에 섭취 거부했을 때의 탈수 회복율은 50% 밖에 되지 않았다. 그런데 같은 쥐에 전해질을 함유하는 물을 주었을 때의 탈수 회복율은 100%에 달했다고 한다. 이 현상에 대해 그는 "전해질을 포함하고 있는 물은 물과 함께 전해질이 보급되므로 혈액 속의 이온 농도가 묽어 지지 않기 위해 '침투압 리셉터'에서의 억제가 걸리지 않고 수분의 섭취량을 높여 탈수로부터 회복될 수 있게 되는 것이다"고 하고 있다. 실험에 의하면, 혈액의 2배의 전해질 농도를 가진 물에서는 쥐도 물 마시기를 도중에 중단하였다고 한다. 그러므로 적절한 범위 내의 농도에서의 물 섭취라면 8시간 후에는 탈수량을 모두 되돌릴 수 있을 것이다.

 사람이 잠자고 있는 동안 흘리는 땀과 함께 하룻밤 사이에 약 1리터에 가까운 수분을 몸 밖으로 배출하고 있다. 그래서 누구든지 잠자기 시작하여 아침에 깨기까지의 수 시간동안은 수분부족 상태에 놓이게 되어 혈액농도가 높아져 있게 되므로 잠들기 전에 500㎖ 정도의 물을 마시는 것이 좋으며, 특히 몸이 다소 비만인 40대 이상의 남성들은 동년배의 여성들에 비해 일반적으로 동맥경화의 위험을 안고 있기 때문에 이 방법은 더욱 효과적이다. 노인이나 여성 등 많은 물을 마시기 어려운 사람들에 있어서는 1컵 정도의 물을 마실 것을 권한다. 비만의 경향을 보이는 사람은 콜레스테롤치가 높고, 혈압이 높으며, 혈당치가 높음 등 생활 습관병의 인자를 가지고 있기 쉬우므로 동맥경화의 위험이 매우 크다. 이런 기미가 있는 남성은 이제부터라도 잠자리에 들기 전에 물을 마시는 생활습관을 갖도록 하는 것이 좋다.

註 : 생활습관병은 '성인병'이라고도 하며 일반생활의 습관으로 인해 생기거나 심화되는 질병으로서 고혈압, 당뇨, 심장병, 고혈압 같은 병이 이에 속한다.

 매일 업무로 바쁘다거나 스트레스가 쌓여 있는 사람일수록 혈압이 높아지기 쉽기 때문에 적극적으로 수분을 섭취하도록 하는데 이 때 섭취하는 물은 맹물이 가장 좋다. 녹차나 커피, 알콜 등은 이뇨작용에 좋기는 하나 그런 이유로 그 종류만을 섭취하게 되면 오히려 역으로 수분부족 상태로 되어 버릴 수 있다. 어떤 실험을 통하여 맥주 500cc를 마시고 나서 820cc의 수분이 배출되는 것으로 조사된 것과 같이 그 만큼의 수분을 배출시키지 못한다면 숙취나 탈수 증상으로 나타나게 된다. 그런 점에서 볼 때 맹물은 극단적인 이 뇨작용을 일으키지는 않기 때문에 적당한 대사(代謝)를 활발하게 유지할 수 있는 수단이다. 한편 "손발이 붓기 때문에 거의 물을 마시지 않는다"고 하는 사람들이 있는데, 의외로 물을 마시지 않는 사람들에게 붓는 현상이 더욱 많이 나타나고 있다.

몸 안의 수분이 몇 퍼센트 정도만 부족해도 체내의 활동은 멈춰지고, 10%의 감소로 죽음에 까지 이를 수 있다는 것은 이미 잘 알고 있다. 이처럼 우리의 뇌는 체내의 수분량의 부족에 대해 매우 민감하여, 아주 적은 양의 수분부족에도 '수분을 밖으로 내보내지 말라'는 지시를 한다. 이렇게 되면 땀으로 배출되지도 않고 배변의 횟수도 감소되면서 노폐물은 체내에 쌓이게 되는데 그 결과 혈액의 순환도 어려워져 몸이 붓게 되는 것이다.

> ■ 수분부족이 뇌경색을 가져온다?
>
> 주변에서 뇌경색으로 쓰러지는 사람이 많아지고 있다. 특히 사우나를 좋아해서 장시간 물도 마시지 않고 들어가 있는 동안 수분부족이 되어 나타나기도 한다고 한다. 뇌경색은 뇌의 혈관이 막혀서 그 앞의 혈액이 흐르지 않게 되어버리는 병으로, 막힌 장소에 따라서는 안면이나 수족의 마비, 언어장애, 보행장애, 의식장애 등이 나타나게 된다. 어제까지만 해도 건강하고 멀쩡하던 사람이 갑자기 발작을 일으키고 중태에 빠지게 되는 경우도 적지 않다. 혈액중의 수분이 부족하면, 혈액이 진흙처럼 되면서 혈관을 막게 되기 쉽다. 뇌경색은, 오전 중에 나타나기 쉽다고 한다. 이는 잠자고 있는 동안에 땀을 흘려 수분이 빼앗겨 버리기 때문으로, 아침에 일어나서 수분을 섭취하지 않는다면 진흙처럼 된 혈액이 막혀 뇌경색의 발작을 일으킬 가능성이 높아지기 때문이다. 또 자고

> 있는 동안에 화장실을 들락거리는 것이 두려워서 자기 전에는 수분을 전혀 섭취하지 않으려는 사람이 많은데, 이 때문에 혈액의 농도가 짙어져 혈관을 막게 되는 원인이 될 수도 있다.

■ 몸에 미치는 물의 대사
- 모발 : 체내의 유해물질 배출. 모발의 조사로 몸이 무엇에 오염되어 있는지 알 수 있다.
- 땀 : 지방과 섞인 오염물질은 땀으로 배출된다.
- 림프 : 몸속을 돌면서 체내의 유해금속이나 노폐물을 회수한다.
- 신장 : 노폐물을 녹여 소변으로써 몸밖에 배출한다.
- 장 : 수분이 부족하면 대변이 굳어 배출이 어려워지고 몸에 불필요한 물질이 항상 남아있게 된다.
- 피부 : 몸속에서 불필요해진 물질은 때로써 벗겨져 떨어진다.
- 손톱 : 몸속에 받아들여진 유해금속이 모여 쌓이는 장소로 된다.

2-2. 건강한 생활과 물

우리가 목마름을 확실히 느끼게 되는 것은 몸이 탈수 상태에 놓여 있을 때다. 예를 들면 뜨거운 태양 아래 조깅을 하는 경우와 같다. 그러나 탈수 상태로 된다는 것이 그런 스포츠의 경우에 한정되는 것은 아니다. 의외의 경우에도 탈수 상태가 도사리고 있다. '카레이서(car racer)'의 경우, 별 문제없이 레이싱을 잘 하고 있는 도중에 특별한 이유도 없이 사고가 발생하기도 한다. 이런 사고의 원인 중 하나가 레이서들의 탈수 상태로서, "레이스 중에는 두꺼운 방호복(防護服)을 착용한데다 엔진의 뜨거운 열기를 항상 그대로 몸으로 받고 있기 때문에 탈수상태를 일으키면서 순간적으로 판단을 어지럽혀 사고로 이어질 수 있는 상황을 만들게 된다."고 열사병(熱射病) 전문가인 호주 국립과학연구소의 헤일즈(R.S. Hayles) 박사가 밝히고 있다. 또 이 외에도, 깊은 바다 속 높은 압력의 환경에서 작업을 하는 사람이나 무중력(無重力) 환경의 우주비행사 같은 사람들에 있어서도 탈수의 상태는 언제나 나타나고 있다.

그러니 이들에 비해 우리는 행복하지 않은가? 필요할 때 언제든 땀을 내면서 운동을 할 수 있기 때문이다. 그런데, 우리가 안심하고 운동을 할 수 있다는 것만 해도 인간의 몸에는 정교한 체온조절 시스템이 갖춰져 있기 때문이다. 이에 대해 헤일즈 박사는 "인간의 체온은, 땀을 내고 피부의 혈관을 확장시키면서 콘트롤되고 있다. 그러나 체온이 올라가면, 땀을 내고 피부의 혈관이 확장되는 것 뿐 아니라 몸의 혈액 분포에도 변화가 생긴다. 위(胃)나 장(腸)과 같은 소화기 계통에서의 혈액량이 줄어들고 그 만큼의 양을 팔이나 다리로 보내게 되면서 체온 조절을 하도록 되어 있기 때문이다."고 말한다.

사람 몸에서 가장 수분을 필요로 하는 장기는 '뇌(腦)'이다. 뇌의 움직임이 곧 인간이 존재하고 있음을 의미하므로 수분이 얼마나 중요한 요소인지 알 수 있다. 몸에 필수 영양소를 운반하고 몸의 움직임을 지령하는 것도 모두가 '뇌'가 하는 일이다. '탈수증상'을 몸에 필요한 수분조절이 정상으로 되지 않음으로 인해 나타나는 뇌의 움직임이 '미친(狂)' 것이라고 하기도 한다.

원래 동물 중에서 땀으로 체온 조절을 하는 것은 인간과 말(馬) 뿐이다. 개(犬)는 입을 벌리고 혀를 내밀어 열을 식히고 돼지는 뻘 속을 뒹굴면서 열을 낮춘다. 재미있는 것은 쥐로서 앞발로 타액을 묻혀 귀나 고환(睾丸)을 적심으로써 기화열로 체온을 낮춘다고 한다. 그런 점에서 인간의 몸은 매우 편리하게 잘 되어 있는 시스템이라 하겠다.

사람의 건강한 생활, 즉 세면, 목욕은 말할 것도 없고, 취사, 세탁, 청소 등을 하는 데 있어서 적어도 50ℓ의 물이 필요하게 된다. 여기에 수세식 변기의 경우 5ℓ의 물이 필요하고 또 공공용수, 소화용수, 교통기관, 살수용 등 건강한 환경을 유지하는데 많은 물이 필요해 간접적으로 건강에 도움을 주고 있는 산업용수까지 포함시키면 하루 1사람당 250~500ℓ의 물을 필요로 한다.

국내 각 지방자치 시도나 국가 기관에서 각각 자체의 수돗물을 브랜드화하여 시중에 내놓고 있다. 아직은 상업성과 수돗물 가격 인상의 논란으로 시판으로까지 가지는 않고 있으나 각종 행사장이나 재난지역에 공급되고 있으며 수돗물의 안정성을 대대적으로 홍보하고 있다. 서울특별시의 '아리수', 경북 울진군의 '보배수(珍水)', 경북 상주시의 '상그리아', 대전광역시의 '잇츠(IT's)수', 광주광역시의 '빛여울(水)', 대구광역시의 '달구벌 맑은물', 부산광역시의 '순수', 경기도 양평군의 '물맑은 양평수', 경기도 부천시의 '물사랑', 경기도 안산시의 '상록수', 경기도 남양주시의 '다산수', 경기도 평택시의 '슈퍼워터', 경남 거창군의 '달강수'와 한국수자원공사의 '**K-water**'가 그들이다.

우리 가정의 수도꼭지에서 나오는 수돗물에서 녹물이 나오기 시작하는 것은 설치된 수도관이 노후 되었음을 의미한다. 1994년 이전에 설치된 수도관은 대부분 아연 도금된 철관, 소위 백관(白管) 재질로 되어 있는데 내구 년 수가 약 30년인 본 재질의 수도관이 대부분 1960년~1070년대에 설치된 경우 이미 그 수명을 다한 것으로 볼 수 있을 것이다. 수돗물을 그냥 마실 때 거부감을 다소 느끼게 되는 것은 소독제인 염소 냄새 때문이다. 그래서 수돗물을 끓여서 마시게 되는데 물을 끓일 때는 물이 끓기 시작한 후 바로 불을 끄지 말고 뚜껑을 연 채로 한 5분 정도 더 끓이면 염소는 확실히 제거된다. 거기에 보리차나 결명자차, 옥수수차 같은 것을 넣고 끓이면 물속의 중금속류들이 보다 효과적으로 줄어든다.

 세계적으로 도시 수돗물이 가장 깨끗한 도시는 호주의 멜번(Melbourne)시내 수돗물을 꼽는다. 이곳 시민들은 수돗물을 아무런 전처리 없이 그대로 마시고 있다. 이곳 수돗물을 공급하는 5곳의 저수지인 Sugarloaf, Maroondah, O'Shannassy, Upper Yarra, 그리고 Thomson 저수지 주위에는 주택이나 농경지, 유락시설 등이 전혀 위치하고 있지 않다는 특징을 가지고 있다. 이처럼 먹는 물의 근원수를 보호하는 것은 가장 중요한 조치임에 틀림없다. 물론 깨끗하고 안전한 먹는 물을 얻기 위해서는 처리시설 및 처리과정이 중요하고 처리된물을 가정이나 건물로 보내는 송수관이 중요하며 이 물을 저장하는 저장탱크가 또한 중요한 것은 두말할 나위 없다. 만약 아침에 눈을 떴을 때 마시는 물이 맛있게 느껴진다면 이는 몸이 건강함을 나타내고 그 물이 자신의 체질에 맞는 물이다.

 술을 마시면 알콜이 열로 바뀌어 몸의 체온상승과 혈관확장으로 이어진다. 이때 그 열기와 함께 체내의 수분이 발산되어 목마름을 호소하게 된다. 이럴 때 물을 마시게 되면 알콜을 분해시키고 몸의 대사 진행에도 도움이 된다. 애연가에게 있어 담배를 끊지 못하는 이유는 하나의 습관성이라 할 수 있다. 담배를 끊기 위해서는 금연의 의지와 함께 물을 마시는 것도 매우 중요한 효과를 가져 온다는 사실을 아는 사람은 거의 없는 것 같다. 자주 물을 마심으로써 어느 정도 대리적인 심리의 만족을 주는 것과 함께 물을 통해 니코틴의 체외 배설이 빨라지기 때문이다.

건강하게 산다는 것은 오래 살 수 있다는 의미도 포함된다. 앞에서 언급한 바와 같이 전 세계에 분포하고 있는 소위 장수촌이 이를 증명하고 있다.

우리 주변에서 쉽게 접할 수 있는 식품들은 대부분 산성의 식품으로 되어있다. 콜라, 사이다, 쥬스류, 술, 커피 등을 포함한 모든 청량음료 및 카페인음료를 비롯하여 발효식품인 김치, 된장, 간장, 식초 등과 설탕과 같은 조미료가 모두 산성식품이며 채소류나 잡곡, 미네랄류가 그나마 알칼리성을 가지고 있다. 위액(pH 2내외), 침(pH 6.5내외) 그리고 세포내액(pH 6.5내외)을 제외한 우리 몸속의 pH 농도는 모두 약알칼리성을 나타내고 있는데, pH 3미만의 콜라, 술이나 식초류, 5.5미만의 커피, 주스류, 이외 스포츠음료나 수돗물, 그리고 우유에 이르기까지 pH 6.5를 약간 상회하는 정도의 약산성으로 나타나 있어 인체세포의 평형을 유지하기 위하여 일부러 산성수를 마시는 것은 피하는 것이 좋다.

이러한 산성수는 몸속의 이곳저곳에 노폐물이나 산성화된 물질들을 쌓아 놓고 배출하지 않음으로써 노화나 질병의 원인으로 될 수 있다. 산성화된 물이나 식품을 다량 섭취함으로 인하여 혈액이 산성화되었다면 약알칼리성의 음료나 음식을 지속적으로 섭취하면서 점차 조절해 나가는 것이 좋다. 산성수는 마시는 것보다는 무알콜성의 소독 특성을 이용하여, 가글(**gargle**) 등의 치과적인 소독이나 일반 위생상의 피부 소독 및 젖은 물건의 소독에 응용하는 쪽이 더욱 바람직하다. 그리하여 알칼리이온수를 생성할 때 전기분해에 의해 반대 극에서 배출되는 산성이온수를 소독에 사용하기도 한다. 최근에는 과일 등 식품이나 그릇 등을 소독하기 위해 친환경의 살균장치로서 이 물을 이용하는 상품도 시중에 나와 있다.

> ■ 식사 시에 물을 마시는 것이 좋다?
> 일단 음식을 먹으면서 물을 마시면 뱃속은 일찍 그득해 지는 것을 느끼게 되면서 체중감소에 도움을 줄 수 있다. 의료전문가의 말에 따르면, "음식물을 섭취하는 도중에는 적은 양의 물을 섭취하는 것이 좋다."고 한다. 많은 양을 마시게 되면 소화에 문제를 일으킬 수 있다. 즉 소화효소를 묽게 하고, 위속의 산(酸)을 묽게 하며, 입안의 침 역시 묽게 만든다. 이 효소는 음식물을 잘게 부수고 영양분을 흡수하는 작용을 하는데 너무 희석되어 음식물을 잘게 부수기 어려워지면, 체내에서는 이 처리를 위해 많은 양의 위산을 생성시키는데 이는 도리어 위산의 역류로 인한 속쓰림의 원인을 제공한다. 또한, 음식이 위의 속에서 부서지지 않은 채 그대로 통과하게 됨으로 인해 작은창자에 더욱 더 큰 압력이 가해질 수 있다.
> 식사 시 물을 잘 마시는 방법으로는,
> 1) 음식을 섭취하는 도중에는 적은 양의 물을 몸에 해(예를 들어 '위산역류'나 '열공 헤르니아'와 같은 소화기계질병)가 가지 않을 정도로 섭취하고
> 2) 물은 조금씩 하루에 여러 번 지속적으로 마신다.
> 3) 식사 전후 15~30분 전에 각각 물을 마시도록 하는데, 이 시간 간격은 소화를 돕기 위한 것이다.
> 한편 양식을 먹을 때 애피타이저로 스프를 내놓는데 이 액상의 스프가 이후의 많은 음식의 소화를 원활하게 도와준다.

남자라면 군대시절 깊은 산 속 야외에서의 병영 생활이나 캠핑 시 야영생활을 하다보면 졸졸졸 흐르는 깨끗한 물을 맛있게 마신 경험이 있을 것이다. 야영(野營)이 아니라도 산을 오르거나 할 때 옹달샘 물을 맛본 적은 없는지? 물론 대체로 상류쪽의 오염물이 없는 좋은 상태의 물 일 것이다.

그러나 극히 위험할 수도 있다는 점에 유의해야 한다. 물벼룩에

의해 원미충으로 발육하는 '스파르가눔(sparganum)'이라고 하는 기생충이 물속에 존재하다가 개구리, 뱀, 어류 등에 탐식되면 장의 벽을 뚫고 복강(腹腔) 내로 나와 신체 각 부위 특히 피하지방조직, 근육 및 결합조직 내에 기생하여 충미충(充尾蟲)으로 발육하는데 이를 '스파르가눔증'이라 부른다. 그런데 문제는 이런 감염된 파충류나 어류를 섭취하는 외에도 이에 감염되어 있는 물을 사람이 마시는 경우 발병할 수 있는데 30년 이상 체내에서 기생하여 살 수 있는데다가 감염증상이 수십 년이 지난 후에 나타날 수도 있다는 점이다. 심하면 뇌에 까지 전이되어 뇌경색을 일으키고 고통과 함께 죽음에 이를 수도 있는 매우 무서운 병이기도 하다. 실제로 한때 강원도 산골의 주민 8%가 이 증세를 보이고 있는 것으로 조사, 보고된 적도 있다.

또 '크립토스포리디움(Cryptosporidium)'이라고 하는 병원성 원생동물의 기생충에 의한 감염은 미국 중부에서 40여 만 명이 오염된 물을 마시고 질병에 걸린 적이 있었다. 이 후 전 세계에 알려지게 된 이 기생충은 사람이나 동물의 몸속에 들어가면 4개의 움직이는 아포(芽胞)를 발생시켜 위장관벽에 기생하면서 '오-시스트(oocyst, 낭포체囊胞體)'를 만들고 배설한다. 2~10일 후 증세가 나타나는데 설사, 구토 두통 및 위경련이 생긴다. 1~2주 후에는 면역력이 생성되어 자연 치료되나 아직 치료법은 없다. 이 '크립토스포리디움'은 1㎎/ℓ의 염소에서 14시간 정도 접촉하는 경우 90%가 제거된다고 한다. 그렇지만 어린이나 환자에 있어서는 위협이 될 수 있다.

한편 장에서 서식하는 매우 작은 바이러스인 간염바이러스 (Hepatitis A)는 보균자의 배설로 인해 오염된 물을 통하여 감염되는데 나른해지거나 허약, 식욕감퇴, 구토, 발열 및 황달의 증세가 나타난다. 가벼운 증상이면 1~2주에 나타나고 중증이면 간 손상이 발생하여 사망에 이를 수도 있다. 끓이거나 수돗물 처리과정에서 제거된다. 그러므로 검증되지 않았거나 소독되지 않은 산지의 물을 함부로 마시는 것은 가능한 한 삼가도록 해야 할 것이다.

이처럼 물의 소독은 매우 중요하다.

1991년 페루에서는 식수에 의한 식중독 사고로 27만 6천명이나 되는 환자가 등록되었고 이중 2,664명이 사망하였다. 이 후 3년간에 걸쳐서도 약 1만 명 정도가 사망하고 말았는데 이는 페루 정부가 '염소소독을 하게 되면 발암 물질인 트리할로메탄이 생긴다'는 이야기를 두려워한 나머지 먹는 물에 살균 처리를 하지 않았던 것이 그 원인이었다.

일본에서 발간된 책 중에 '물로 혈액이 매끄럽게(원제: '水で血液サラサラ')'라는 제명의 책이 있다. 이 책에는 대중적이거나 전문적으로 일본에서 저명한 인사들이 물을 통해 건강을 유지하고 있는 비결을 나름대로 분석하여 제시해 놓은 내용이 있는데 꽤 설득력을 가지고 있다. 기본적으로 매일 마시는 물을 통해 혈액이 생기 있도록 함으로써 동맥경화도 예방하고 당뇨병이나 스트레스해소에도 효과를 기대할 수 있다는 것을 그들의 실천 경험을 예로 보여주고 있는 경험적인 측면에서 다시 한 번 살펴볼 수 있는 흥미로운 책이다. 그래서 몇몇 유명인들의 물 경험과 건강유지 체험기를 간단히 훑어보고자 한다.

"물이 가장 맛있다!"고 주장하는 1947년생의 일본의 대표적인 남자배우인 시바 토시오(紫俊夫)씨는 의식적으로 물 건강법을 자신의 생활 속으로 끌어 들인지 20년째 들어섰다. 그동안 목탄수(木炭水)와 수원수(水源水) 등을 시도해 왔으나 최근 3년 전부터는 자화수(磁化水)를 마시고 있다. 아침에 680㎖짜리 페트병 하나를 해치우면서 하루를 시작하는 그는 목이 마를 때마다 물을 마시는 습관으로 하루 2ℓ는 가볍게 마신다고 .그래서 골프를 즐기는 그는 게임 중에도 항상 페트병 물을 가지고 다니며 게임이 끝날 때는 물병 5개를 비우게 된다고 한다. 게임 후에 차가운 물을 마시는 것에 대한 질문에는, "젊을 때는 차가운 물을 벌컥벌컥 마시는 것이 정말 맛있었지요. 허나 지금은 체온에 가까운 온도의 물이 몸에 좋은 것처럼 이 때 실제로 물의 맛을 느낄 수 있게 되었지요. 예전에는 물의 맛을 느끼지 못하였는데 이제는 물의 맛이 다르다는 것을 알게 되고 물을 조금씩 천천히 마시는 편이지요." 그는 밤에 잠들기 전에도 2~3잔 정도의 물을 마시고 잔다. 그러면서 "밤에 소변이 마려워 일어나는 것을 귀찮아해서는 안된다."고 강조한다.

1968년생으로 패션모델이면서 여자배우로서 영화, CF, 연극 무대 등에서 활약하고 있는 타카하시 리나(高橋 里奈)씨는 "수분섭취가 미용, 건강에 좋다는 것은 이미 연예계에서도 상식으로 되어 있다."고 하면서 부드러운 연수를 매일 듬뿍 마시는 케이스. 술을 좋아하는 부친이 독한 술에 타 마시는 미네랄워터의 물맛에 어릴 적부터 반하여 지금에 이르고 있다. 그녀가 하루에 마시는 물의 양은 2~3ℓ 정도의 꽤 많은 양으로 특히 듬뿍 마시는 때는 아침에 일어나서와 일을 끝낸 이후, 아침은 큰 커피잔 3잔 정도의 '레몬수'를 마신다고. 일이 끝나면 물 1ℓ을 단숨에 마시는 그녀는 "변비가 있을 때는 좋은 물에 좋은 소금을 타서 마시면 수분이 점점 몸에 흡수되어 가면서 신진대사가 좋아 진다."고 말하고 있다.

　건강지킴이로서의 프리랜서 작가로 활동하고 있는 나카야마 카오루(中山 薰)씨는 장시간의 비행기 탑승처럼 협소한 공간에서 몸을 활발히 움직이지 못하여 생기는 소위 '이코노믹크라스 증후군'에는 물이 하나의 예방책이 된다고 하고 있다. 이 '이코노믹클라스 증후군'은 비행기 안에서 뿐 아니라, 하루 종일 좁은 의자에 앉아 일하는 컴퓨터족이나 사무실, 공장 등도 하나의 폐색 공간으로서 이에 해당될 수 있다. 이 증후군은 말단의 혈액이 굳어지는 병으로서 죽음에 이르게 하기도 한다. 나카야마씨는 이에 대해 다양한 건강법을 통해 이를 해소하려고 시도해 왔는데, 그 중에서 가장 믿을만한 효과는 물에 의해서 나타난 것이다.

　또한 요즘에 와서는 젊음을 되찾으려는 욕구의 사회적 분위기에 따라 '피부나이' '뼈 나이'라는 신체의 부분적 나이를 이야기하기도 한다. 실제로 자신의 나이에 비하여 피부나 뼈의 노화가 더욱 빨리 진행되고 있다. 혈액도 예외는 아니어서 지금이야말로 혈관연령을 젊게 유지하기 위하여 물을 많이 섭취하여 혈액의 순환이 매끄럽도록 하여야 하는 것이다.

물과 영양소는 아주 밀접한 관계를 유지하고 있다.

　영양소는 몸 안에서 모두 물에 녹아 있는 상태로 소화 흡수되고 운반된다. 당(糖)이나 지방, 단백질이 소화될 때는 소화액에 들어 있는 물에 녹아 소화효소의 작용을 받는다. 중성지방(中性脂肪)은 물에 녹지 않지만 물과 기름 이 두 쪽에 모두 작용하는 담즙의 도움으로 받아 물에 용해된다. 물에 녹은 영양소에 소화효소가 작용하면 영양소는 물과 반응하여 분해된다. 이를 '가수분해(加水分解)'라고 하는데 예를 들면 전분(澱粉)이 맥아당(麥芽糖)이나 포도당으로 분해되는 것이 모두 이러한 결과이다.

각종 질병의 원인자로 수분부족, 운동부족, 과식, 스트레스, 식품, 환경문제 등에 의해 산성화된 체질 같은 것이 있다. 인간의 몸이 70%의 물로 되어 있고 혈장(血漿)의 약 90%가 물로 되어 있다. 그래서 이 물은 태양광에 의한 원적외선(遠赤外線)에 의해 산성에서 알칼리성으로 환원된다. 따라서 물을 마시면서 태양을 쬐며 걷는다면 체질이 알칼리성으로 환원되면서 자연스럽게 치유되는 체질로 변할 수 있을 것이다.

혈액이 점성을 가지게 되면 혈액의 흐름이 원활하지 않게 되고 혈관을 상할 수 있다. 이 현상은 동맥이나 정맥과 같은 주혈관 뿐 아니라 모세혈관에서도 나타날 수 있다. 고혈압이나 동맥경화의 원인으로 뇌동맥에 혈전(血栓)이 생기면 그 앞의 뇌세포가 죽게 되는 뇌혈전(腦血栓)이 생길 수 있고 또한 고혈압, 고지혈증, 흡연 등으로 인하여 심장에 혈액을 보내기 어려워지면 심근(心筋)이 괴사(壞死)되어버려 심근경색(心筋梗塞)이 발생한다.

혈장의 점성이 상승과 산성화에 탈수현상이 겹쳐지면 질병이 발생한다. 이와 같은 찐득찐득한 혈액을 만들게 되는 장해요인으로는 비만 등으로 인해 혈액의 당농도(糖濃度)가 높아지는 당뇨병(糖尿病), 높은 혈압상태가 지속되면서 혈관의 두께가 두꺼워지거나 딱딱해 져 동맥경화를 일으키기 쉬운 고혈압(高血壓), 그리고 혈소판

(血小板)이 굳어지면서 생기기 쉬운 말단혈전(末端血栓)등이 이에 속한다. 그래서 혈압이 높은 사람들은 공복시에 조금씩 여러 번에 걸쳐 물을 마시는 것이 좋다. 만약 한꺼번에 많은 물을 마시면 몸이 요구하는 이상의 물은 쓸데없이 몸을 붓게 할 수가 있는 것이다.

> ■ 골프 치다가 심근경색으로 돌연사 한다
> 나이가 들수록 건강을 위해 무언가 운동거리를 찾게 되고 자연스레 골프에 몰입하게 되는 경우가 있다. 그런데 이 좋은 운동이 바로 심근경색을 일으킬 수 있다는 것을 아는지? 실제로 스포츠 중의 돌연사이야기는 그리 드문 일 만은 아니다.
> 일반인, 특히 고령자에 있어서 스포츠 돌연사의 절반은 뇌보다도 심장이 원인이 되고 있다. 해부를 해 보면 심장을 둘러싸고 있는 관상동맥(冠狀動脈)에 이변이 생긴 것으로 확인된다. 이는 동맥경화로 인해 혈관이 좁아져 있기 때문. 나이가 들어 동맥경화의 요인을 가지고 있는 상태에서 충분한 수분공급도 없이 스포츠를 하게 되면, 탈수상태를 거쳐 심근경색에 이른다. 물이 스포츠에 필요 불가결한 것임은 이런 이유에서다.

혈액의 침투압은 항상 일정한 범위를 유지하고 있으므로 혈액이 진해져서 침투압이 올라가면 목이 마르다는 신호를 보내서 물을 마시도록 하게 한다. 그런데 여성 직장인들처럼 업무처리의 상황에 따라 목이 말라도 물을 마실 수 없는 경우가 있다. 은행 창구 직원의 경우와 같이 이런 상황이 쌓이면 변비로 바로 연결되는 것이다.
건국대학교 의학전문대학원 가정의학교실의 도현진 교수팀이 가정의학회지에 게재한 논문에 따르면 서울과 지방의 노인 844명(평균 나이 73.6세, 남 316명, 여 528명)을 대상으로 변비 유병률(有病率)을 조사한 결과, 전체의 20.3%가 변비인 것으로 진단됐다. 나이가 들면 주로 앉아서 생활하게 되어 활동량이 줄고 체력도 전체적으로 떨어져 장기의 활동도 약해지기 때문에 직장(直腸)까지 변이 내려와 있어도 배변 시에 힘을 충분히 줄 수 없어 변이 출구에서 막혀 배출되기 어렵게 된다. 또한 노인의 경우 치아가 좋지 않아서 부드러운 음식을 소량 섭취하는 것이 보통이므로 변비가 생기기 쉬워진다. 가능하면 섬유질을 많이 섭취함으로써 배변 시에 좋은 변을 형성시켜야 한다.

또한 충분한 양의 물 섭취가 매우 중요한데 노인의 경우 자신에게 필요한 수분량보다 적게 섭취하는 경우가 많으므로 특별히 수분 섭취의 제한이 필요한 질환만 아니면 물 섭취를 늘리는 것이 좋다. 단지 밤에 소변을 자주 보게 되는 것이 걱정이 된다면 저녁식사 전에 충분한 양을 섭취해 두는 것도 좋은 방법이다. 노인에 있어서도 하루 1.5ℓ이상의 물을 섭취할 것을 권장한다.

목욕을 하는 데 있어 우리의 피를 끈적하게 만들 수 있는 눈에 보이지 않는 요소가 많이 숨겨져 있음을 알아야 할 것이다. 탕(湯)에 들어가 땀을 내면서 우리 몸의 수분을 소모시켜 몸의 혈액농도가 짙어져 혈전(血栓)이 생기기 쉽다. 또한 뜨거운 물은 '티슈 플라스미노겐 액티베이터(tissue plasminogen activator:TPA)'라고 하는 혈전용해물질을 감소시켜버린다. 특히 겨울철에는 혈관의 수축으로 혈압이 높아지게 되는데 이 현상까지 겹치면 매우 위험하게 되기도 한다.

사실 혈전은 건강한 인체 내에서 항상 생성된다. 혈관이 상처를 입어 출혈을 하는 경우 자연적으로 혈전이 생겨 출혈을 멈추게 한다. 그 사이 인체는 혈관을 회복시키는 것이다. 그리고 혈관이 회복되면 자연히 혈전이 녹아 혈액이 제대로 흐르게 된다. 인체는 이

두 가지 활성 밸런스가 조화롭게 유지되어야 하나 그 밸런스가 깨지는 경우 여러 문제가 발생한다.

그리고 입욕(入浴)을 하는 것은 땀을 내는 외에도 이뇨작용(利尿作用)도 가지고 있어 수분의 배출이 증가한다. 욕조에 앉은 자세로 어깨에 까지 뜨거운 물을 채우고 앉아 있으면 무척 시원(?)함을 느끼게 되나 이 때 하반신의 혈액이 심장 쪽으로 밀어 올려 짐으로써 혈액량 조정의 센서기능을 가진 심장의 우심방(右心房)에 많은 피가 몰리게 되면 이 센서는 우심방이 평소보다 많은 혈액이 흘러 들어 여분이 있는 것으로 판단하여 신장을 작동시킨다. 신장은 이 혈액의 양을 다소나마 줄이기 위해 혈관내의 수분을 여과하여 소변으로써 방광으로 밀어 내보내는 것으로 이 현상의 반복이 가져오는 수분의 손실량은 컵 1~2잔 분이다.

그렇다고 탕에서 선채로 있다가는 혈액이 하지(下肢)로 몰려 상부 혈액이 부족하게 되어 뇌빈혈(腦貧血)을 가져올 수 있는데 이 때 우선 옆으로 누워 물을 충분히 마시는 것이 중요하며 물은 되도록 그냥 맹물을 마시는 것이 좋고 스포츠 음료는 되도록 자주 마시지 않는 것이 좋다. 당분과 염분이 함께 들어 있기 때문에 중년이상의 사람들이 일부러 찾아 마실 필요는 없다.

더운 여름철 시원 달콤한 맛으로 또 고기 먹은 뒤의 입가심으로 즐기는 아이스크림은 알다시피 당(糖)이 아주 많이 들어있는 식품이다. 대부분 사람들은 이 아이스크림을 먹은 뒤 물을 마시지는 않는 것 같다. 그러나 실은 시간이 지날수록 이 당분 때문에 탈수증세인 갈증이 심해지므로 반드시 물을 마시는 습관을 가지도록 해야 몸에 해가 되지 않는다는 것을 명심해야 한다.

만약 물 대신에 탄산음료만 마시고 살아간다면 어떻게 될까?

'화성인'이라 불릴 정도의 이런 경우가 일본에서 실제로 있었는데 그 사람은 식도와 위에 암(癌)이 발생하게 되어 입속의 음식물을 삼켜 넣을 수 없는 '연하장해(嚥下障害)'를 가져왔다고 한다. 결국 탄산음료에 의존한 것이 수분 부족을 가져오고 몸 속의 물 부족 현상이 장기화하면 세포는 정상적인 '신진대사'가 불가능하게 되는 것은 물론이고 모든 기관의 기능 장해를 가져온다. 이 상황이 동시에 발생되면 몸속의 노폐물과 독소는 배출되지 못하고 남아있게 되고 활발한 효소기능을 할 수 없게 된 세포는 유전자이상을 일으켜 결국은 암세포로 변하게 된다.

땀은 체온조절을 위해 몸 밖으로 배출되는 역할을 할 뿐 몸 안의 수분조절 및 보충의 역할은 하지 못한다. 그러므로 땀에 의해 소비된 물을 보충하지 않으면 결국 혈액이 끈적끈적하게 되는 결과를 낳는다. 물은 혈액의 3대 기능 중 2가지 기능인 영양소의 이동과 노폐물의 배설에 큰 영향을 준다. 단순히 수분의 보충이라는 측면이외에, 물은 독성이 있는 물질을 녹여 흘려보내는 역할도 하고 있다. 그러므로 과도한 흡연, 심한 스트레스, 그리고 지나친 알코올 섭취를 하고 있는 사람들에 있어 물은 '생명수'와도 같은 것이다.

사람의 소변은 자신의 건강을 대변하고 있다.

배설되는 소변의 색깔을 통해 우선적으로 자신의 몸 상태와 수분의 탈수상태를 점검해 볼 수 있다. 소변의 색깔이 투명으로부터 진황갈색에 이를수록 수분량이 부족해지고 있음을 알리고 있고 또한 소변에 섞인 노폐물의 함유 농도가 짙은 상태임을 알 수 있다. 소변은 건강의 적신호를 알려주는 유용한 도구다. 우리 몸의 혈액이 신장에서 걸러져 결국 소변으로 나오는 것이므로 소변의 색깔, 냄새, 혼탁도 등을 주의 깊게 관찰하면 전신 질환 및 신장 계통의 질환에 대한 다양한 정보를 얻을 수 있다.

  정상적인 소변의 색깔은 무색에서부터 진한 호박색(황갈색)까지 다양하다. 이러한 차이는 단백질의 대사과정에서 만들어지는 '유로크롬(urochrome)'[그리스어로 '소변의 색소'라는 뜻]이라는 노란색 색소물질의 함유량이 소변의 농도에 따라 다르기 때문이다. 예를 들어 탈수증상 등으로 소변의 절대량이 적어지면, 유로크롬의 농도가 높아져 소변의 색깔이 진해지는 것이다. 피가 간으로 흘러 들어가면 간은 피에 포함되어 있는 찌꺼기들을 없애 준다. 이 간은 헤모글로빈의 일부를 화학적으로 처리해서 오렌지 빛 나는 붉은색인 '빌리루빈(billirubin, 쓸개즙 적색소)'으로 바꾸는데 빌리루빈은 소변으로써 최종 배출되기 이전에 몸속을 모두 거쳐 지나게 된다. 신장으로 우선 들어가서 쓸개즙에 저장되었다가 마지막에 소변으로 배설된다.

신장은 몸속에 있는 물의 양을 조절하여 소변의 색깔을 변화시킨다.

> ■ 한 컵의 물이 꼭 필요한 때
> 다음과 같은 경우에는 의식적으로 한 컵의 물을 반드시 마시는 습관을 기르는 것이 혈액의 흐름을 미끄럽게 유지하는 첩경이 된다.
> • 고열이 날 때
>   감기 등으로 고열이 나는 경우에는 누구든 많은 땀을 흘리게 된다. 차갑게 하여 열을 내리고 수분을 반드시 보급하도록 한다.
> • 기상 직후
>   자고 있는 동안에 땀을 흘려 왔기 때문에 잠에서 깬 순간은 누구든 수분부족의 상태. 이를 잊지 말고 기상 후는 반드시 수분을 보급할

것.
- 스트레스
  혈액속의 스트레스호르몬이 통상의 2배로 증가하게 되면 위험. 알코올에 의존하기보다는 우선 물을 마시도록.
- 술
  소량의 알코올은 스트레스의 해소에 효과가 있으나 음주전후에는 충분한 수분을 섭취하여야 함을 잊지 말도록.
- 담배
  담배에 함유되어 있는 니코틴도 매우 높은 이뇨작용을 일으키므로 빨리 수분을 섭취하지 않으면 위험.
- 목욕 시
  뜨거운 탕(湯)에 몸을 담그고 있으면 혈압이 높아지고 땀을 냄으로써 체내수분이 부족하게 된다. 물을 보급하여야 할 때이다.
- 오랜 비행기여행
  소위 이코노미클래스(economy class)증후군이 나타나기 쉽다. 발가락 끝의 운동을 염두에 두고 정기적으로 충분한 물의 섭취를 한다.

2-3. 인체와 해수

생물의 기원이 해수(海水) 속에서 시작되었고, 그 이후에 육상으로 올라온 생물에 있어서도 몸속에서는 그 옛날의 해수환경을 유지하고 있게 되는 것이다.

20세기 초 프랑스의 생물학자인 '르네 칸톤 (Rene Canton)'은 "포유류의 혈액은 바닷물과 같은 정도의 성분으로 구성된다."고 하였다. 해파리의 체액이 바닷물에 가까우면서도 성분비는 인간과 비슷하다. 자궁착상 순간의 태아는 97%가 물로 되어 있어, 해파리와 거의 비슷하다고 할 수 있다. 인간의 혈액과 바닷물의 성분을 비교해 보면 다음 표와 같이 꽤 유사한 성분 분포를 가지고 있음을 알 수 있다.

인간의 혈액과 바닷물의 성분비교 (성분: 백분비 %)

	Cl	Na	O	K	Ca	기타	계
혈액	49.3	30.0	9.9	1.8	0.8	8.2	100
바닷물	55.0	30.6	5.6	1.1	1.2	6.5	100

또 한편 동물의 체액과 바닷물의 성분을 비교해 보면,
(여기서 나트륨이온농도=100기준)

	사람	개	해파리	바닷물
Na^+	100	100	100	100
K^+	6.75	6.62	5.18	3.61
Ca^{2+}	3.10	2.80	4.13	3.91
Mg^{2+}	0.7	0.76	11.4	12.1
Cl^{2-}	129	193	186	181

사람, 개, 해파리 모두 바닷물의 성분에 가깝게 나타나고 있음을 알 수 있다. 우리 몸 속의 액체인 체액은 언제나 같은 온도를 유지하고 있어야 한다. 그러기 위하여 각종 호르몬이 관여하고 있는 내분비계가 가장 중요한 조절기구로서의 기능을 발휘하고 있다. 그 예로는 이뇨를 막는 '항이뇨(抗利尿) 호르몬', 생식에 관여하는 '성(性) 호르몬', 또는 '하수체(下垂體) 부신계(副腎系) 호르몬' 그리고 '인슐린' 등이다.

몸의 대사에 중요한 역할을 하기 위해서는 +와 -의 전하(電荷)를 띠는 이온으로서의 전해질 물질이 필요하다. 정상적 상태를 유지해야 하는 물과 전해질의 밸런스가 어떤 이유로 깨진다면 병(病)으로 나타나기 쉬우며 심할 경우 매우 위험한 상태에 들 수도 있다. 사람의 몸과 비슷한 성분으로 되어 있는 바닷물도 대체로 이온화 된 성분으로 되어 있다. 이러한 전해질은 몸 속에서 2개로 나뉘어 하나는 세포내액에 작용하여 칼륨이온(K^+)와 인산이온(HPO_4^{2-})을 가지고, 또 하나는 세포외액에 작용하여 나트륨이온(Na^+)과 염소이온(Cl^-)을 가지고 있다. 이러한 두 가지의 전해 성분이 세포의 대사나 침투압을 조정하거나, 산과 염기의 평형을 유지하기도 한다. 그래서 이러한 물과 전해질의 밸런스가 깨진 경우에는 물을 섭취함으로써 물을 통해 필요한 전해질 이온을 공급하거나 반대로 물을 통해 과잉의 이온을 제거시킬 수 있는 것이다.

바다 해(海)의 한자를 잘 살펴보면 재미있는 분석이 된다. 이 글자는 세 개의 뜻 구성을 갖는다. 바로 물 수(水), 사람 인(人) 그리고 어미 모(母)로 구성되어 있음을 알 수 있다. 지구의 생성 자체가 바다의 기원이고 모든 생물 및 생명체가 바다로부터 연유하고 있어 사람의 경우도 어머니로부터의 탄생이 바다의 물과 크나큰 관련을 가지고 있음을 말해 준다. 그 옛날 뜻 문자로서 한자를 만들 때부터 놀라우리만큼 기본적이고 과학적인 개념을 가지고 있었음을 알 수 있다.

3. 물과 생활

　우리의 일상생활은 '물로 시작하여 물로 끝난다.'고 할 수 있을 정도로, 물과는 깊은 관계를 가지고 있다. 세수로부터 하루가 시작되고, 식사, 세탁, 청소 등 물이 없는 생활은 생각할 수도 없다. 예를 들어 독한 양주에 타서 마시는 물에도 여러 다양한 시중 판매의 생수(먹는샘물)가 있는 것처럼 이제는 물도 브랜드를 좇아서 맛을 평가하는 시대로 변해 가고 있다고 할 수 있다. 그리곤 하루를 마무리하는 것도 욕조에 몸을 담그거나 샤워로써 피로를 없애는 생활습관에 젖어 있는 것이 현실이다. 특히 어린 아이들이 마시는 우유에는 아주 경도가 낮은 연수를 쓰고, 또 약을 복용할 때 함께 마시는 물도 연수를 마심으로써 우유나 약의 성분의 변화가 발생하지 않게 하는 지혜를 동원한 물의 이용이 점차 생활화 해 가고 있는 현실이다.

3-1. 식품과 식재료로서의 물
　"음식이나 음료수를 통하여 수분을 많이 흡수하면 된다?"
　이러한 사고는 매우 위험할 수 있다. 이러한 음료수는 수분섭취에 도움이 되지 못한다. 특히 녹차나 커피 같은 것은 이뇨작용이 강하여 상당량의 물을 배출시키는 결과를 가져오므로 물을 마신 효과가 매우 떨어진다. 그 외에도 음료수에 첨가되는 설탕, 카페인, 나트륨이나 산성의 성분과 같은 첨가물들은 열량이 높아 오히려 비만을 가져오는 원인이 될 수 있는 까닭에 주의를 요한다.
　원래 식품이란 동식물이나 그 가공품으로서 수분은 함유량이 많고 적음의 차이일 뿐 항상 수분은 존재한다. 예를 들면, 야채류는 중량의 85% 이상이 수분이다. 과일은 80~90%, 어류는 65~81%, 육고기류는 사람의 경우와 비슷한 50~70% 정도가 수분으로 되어 있다. 콩과 같은 곡류는 10~16%가 수분으로 되어 있다. 식품 속에 들어 있는 수분은 식품을 구성하는 물질의 하나로서 입맛으로 통하는 '식감(食感)'을 좌우하는 것은 물론, 단맛, 짠맛, 신맛, 쓴맛, 감칠맛의 미각으로써 느낄 수 있게 해주는 '정미성분(呈味成分)'과 특유의 향을 느낄 수 있게 해 주는 '향기성분(香氣成分)'을 녹이는 용매로서의 역할도 하고 있다. 만약에 식품에 수분이 포함되어 있지 않았다면 맛과 향이 파손되어 신선한 느낌이나 혀 끝에 닿는 맛, 목을 넘어가는 부드러운 맛 등은 잃어버리고 만다.

 그래서 수분은 식품에 있어 매우 중요한 존재임에 틀림없다. 일반적으로 수분이 많고 유동성이 큰 식품일수록 혀에서 맛을 느끼는 부분인 '미뢰(味蕾)'에서 화학적으로 맛을 가져오기 쉬워진다. 수분이 적은 식품은 유동성이 큰 액체상태로 되기까지 쉽지 않고 마시게 되는 경우가 많아 화학적인 맛은 충분히 가져올 수가 없다. 그래서 수분이 적은 식품은 맛의 농도가 높지 않으면 만족감이 얻어지지 않는다. 대체로 수분이 적은 식품일수록 맛의 농도가 높고, 수분이 많고 부드러운 식품일수록 맛의 농도가 낮아진다. 예를 들면 과자의 수분과 설탕의 농도는 거의 역(逆)의 상관관계를 갖는데 과일에 있어서 과일 중에서도 단맛을 느끼는 '감'의 경우 당분은 15% 정도로 과자류에 비하여 당분의 양이 적음에도 불구하고 수분이 80% 이상으로 많기 때문에 강한 단맛을 느끼게 되는 것이다.

대체로 우리가 접하는 식단에서의 식품들에 있어서 채소류는 자연 상태 보다는 데치거나 끓여 소금이나 장류로 양념을 한 상태로 먹게 되는 경우가 대부분이어서 별로 도움이 되지 않는다. 국물에 소금이 녹아있고 아미노산 등의 영양분이 많이 녹아 있는데 이러한 영양성분을 소화시키기 위하여 많은 양의 물을 필요로 한다. 따라서 음식만으로 물 섭취를 대신할 수는 없으며 칼로리를 가지고 있는 음료나 음식물은 물이라기보다 음식으로 간주되어야 한다.

그러나 음료나 술의 원료에 사용되는 물은 그 제품의 질을 좌우한다. 탄산음료인 콜라나 사이다는 89.9%의 수분을 가지고 있고, 커피, 녹차 및 홍차와 같은 차 종류는 98% 이상의 수분을 보통으로 갖는다. 술 종류에 있어서 막걸리나 맥주류는 90% 이상, 소주는 약 80%, 달지 않은 포도주는 85% 이상의 수분을 함유한다. 위스키는 높은 알코올 함량 때문에 수분의 함량은 60%를 상회하는 정도로 그친다. 1930년대 발간된 일본의 관련 서적에 의하면 일본 간장의 물은 연수 든 경수든 상관없다고 하고 있으며 다만 마시기에 적합한 좋은 물을 쓰라고 하고 있으나 금속 맛이 나는 물은 피하도록 하고 있다. 또한 청량음료수로서의 물은 맛을 내는 성분으로 주석산(酒石酸)이나 구연산(枸櫞酸)을 사용하는 경우 칼슘염이나 마그네슘염에 녹지 않는 것이 있으므로 되도록 경수를 피하고 연수를 사용하는 것이 바람직하다고 하고 있다.

식 품		기준량	수분량	식 품		기준량	수분량
흰쌀밥		300g	240g	모두부		200g	177.2g
팥밥		300g	160g	구운두부		200g	169.5g
찹쌀떡		100g	44.5g	콩		100g	71.5g
식빵		100g	38.0g	삶은팥		100g	65g
생우동면		200g	76.5g	삶은 완두콩		20g	12.8g
생메밀면		150g	49.5g	발효콩		200g	152g
바게트빵		200g	60g	유부		100g	44g
크로와상		45g	10g	밤		10g	8.3g
소면		200g	28.0g	은행		10g	4g
스파게티 (건조)		20g	2.5g	땅콩		40g	1.7g
건빵		12g	0.7g	아몬드		100g	5g
라면		90g	2.7g	호박씨		100g	3g
곤약		300g	291.5g	숙주		100g	96g
토란		60g	50.5g	오이		150g	140.2g
감자		60g	48.5g	배추		2000g	1790g

품목		중량1	중량2	품목		중량1	중량2
고구마		150g	89.2g	무우		1200g	1020g
감자튀김		100g	36.1g	토마토		220g	200.5g
두유		150g	136.0g	토마토주스(캔)		200g	188.1g
가지		200g	167.5g	우엉		300g	220.5g
양배추		1700g	1340g	연근		250g	163g
부추		100g	88g	옥수수		300g	115.5g
아스파라가스		100g	74.1g	옥수수(캔)		50g	39.2g
시금치		250g	208g	호박		1500g	1025g
무청		150g	138.5g	마늘		50g	30g
당근		100g	90g	말린 고추		30g	3g
당근주스(캔)		150g	140g	딸기		50g	44g
노랑피망		200g	165.5g	수박		7000g	3763g
풋고추		12g	10g	복숭아		300g	226.1g
생강		150g	109.5g	오렌지		300g	159.5g
잔파		100g	82g	배		400g	299g

빨강 피망		200g	164g	멜론		400g	175.5g
방울 토마토		200g	178.5g	귤		100g	69g
양파		200g	168.5g	파인애플		1500g	705g
브로콜리		300g	133.5g	레몬		150g	124.1g
김치		50g	43g	사과		350g	252.5g
파슬리		30g	23g	키위		100g	72g
무화과		100g	72g	홍게		500g	125g
석류		250g	94.5g	낙지		100g	83.2g
유자		100g	33.5g	홍합		30g	10g
포도		150g	106.5g	전복		150g	55g
감		250g	189g	오징어		150g	96g
망고		600g	371.5g	대합		50g	12.5g
낑깡		20g	15.2g	미꾸라지		60g	47g
바나나		250g	113g	도미		200g	78.5g
우메보시		40g	20.5g	새우		100g	27g

품목		양	함량	품목		양	함량
바나나칩		100g	14g	소라		50g	5.8g
표고버섯		100g	68g	학꽁치		150g	70g
송이버섯		50g	42.8g	넙치		150g	69g
느타리버섯		100g	75.5g	삶은 문어		600g	457g
생미역		50g	44.5g	게맛살		100g	76g
조미김		3g	0.1g	뱀장어		100g	46.9g
해삼		20g	18.5g	고등어		800g	315.5g
재첩		100g	22g	갈치		100g	40g
굴		100g	85g	방어		4500g	1610g
연어알		300g	145g	우유 (탈지유)		150g	136.5g
말린새우		100g	24g	우유 (저지방)		150g	133.0g
말린 오징어		50g	10.1g	커피우유 (음료)		150g	132g
마른멸치		100g	16g	일반우유		150g	131g
닭다리살		300g	228.5g	소프트크림		150g	104.5g
닭가슴살		50g	35.5g	아이스크림		70g	43g

돼지 고기살		50g	37g	프로세스 치즈		200g	90g
쇠고기살		150g	108g	체다치즈		150g	53g
닭날개살		50g	18.5g	고다치즈		150g	60g
로스햄		20g	13g	탈지분유		10g	1g
쇠고기 육회		100g	64.5g	전분유		12g	1g
콘비프 (캔)		100g	63.5g	버터		40g	6.5g
생소세지		30g	17.5g	참기름		100g	0g
베이컨		30g	13.5g	들기름		100g	0g
육포		30g	7.3g	올리브유		100g	0g
날계란		70g	45.3g	해바라기 씨유		100g	0g
삶은계란		50g	38g	젤리		100g	82.3g
계란 노른자		20g	9.6g	양갱		50g	28.5g
슈크림		50g	27.5g	맥주		200g	185.5g
애플파이		150g	67.5g	흑맥주		200g	183.2g
고기만두		150g	61.7g	사이다		150g	134.5g

핫케이크		60g	24g	화이트 와인		120g	106g
찐빵		150g	55g	레드와인		120g	105g
크림빵		100g	36g	청주		150g	125g
팥빵		100g	35g	브랜디		100g	66.5g
도너츠		50g	13.5g	소주		150g	120g
카스테라		50g	12.7g	위스키		100g	66.5g
캐러멜		30g	1.5g	스튜-		200g	156g
강정		300g	15g	카레		200g	156g
크래커		200g	6g	그라탕		240g	177.5g
사탕		300g	7g	찐만두 (교자)		50g	30g
웨이퍼스		100g	2.5g	냉동 햄버그		100g	62.8g
드롭스		100g	2g	냉동 고롯게		100g	67g
초콜렛		250g	1g	냉동 슈마이		30g	17.5g
보리차		150g	149g	냉동 미니볼		300g	1.5g
커피		150g	148g	냉동 피라프		200g	124.1g

3-2. 식품 성분과 수질

 식품의 액성(液性)으로 대표되는 pH는 식품 재료의 이화학적, 조직학적 변화에 영향을 주어 재료의 상품적 가치는 물론, 저장성이나 가공성 등에도 많은 변화를 가져온다.

 식물성 식품 속에 들어있는 엽록소(葉綠素, Chlorophyll)는 비(非)타르계의 천연 포르피린(porphyrin)계 색소로서 접촉되는 수질 등 환경에 따라 그림과 같이 성분이 변하면서 동시에 색상도 변하게 된다.

註 : 타르색소(tar color)는 석탄의 타르에서 얻어진 방향족의 탄화수소를 원료로 합성하여 제조되는 착색 안료를 말하며 물에 잘 녹는 산성의 타르색소가 식품에 일부 사용되고 있다.

 엽록소의 효능으로 잘 알려진 것으로는 건위건장(健胃健腸)작용을 들 수 있으나 그 외에도 냄새제거 및 살균작용 그리고 몸의 면역을 강하게 하는 단백질인 인터페론(interferon)을 증가시키는 작용이 있어 피부질환이나 화상(火傷)의 회복을 촉진시키는 등 많은 역할을 한다. 또 엽록소는 소화성(消化性)물질은 아니지만 몸속을 통과할 때 콜레스테롤이나 유해 물질을 몸 밖으로 배출시켜준다. 특히 몸속의 다이옥신을 몸밖으로 배출하는 효과가 높은 것으로 보고되어 있다. 다만, 지나치게 많이 섭취하면 필요한 영양소마저 배출시키므로 주의해야 한다.

 우리가 씹는 껌이나 과자류, 면류 등의 착색에 사용되는 클로로필은 클로렐라, 시금치, 컴프리 또는 스피룰리나 등의 녹색식물로부터 에탄올이나 유기용제로 추출하여 얻어지는 녹색 색소로서, 원래의 녹색이 강알칼리성의 수질과 접하면 청록색의 클로로필린

(Chlorophyline)으로 변하고 지속적인 가수분해로 암청록 또는 갈색으로 변하고 금속염과의 반응으로는, 구리와 반응하여 청록색으로, 철과 반응하여 갈색으로 변한다.

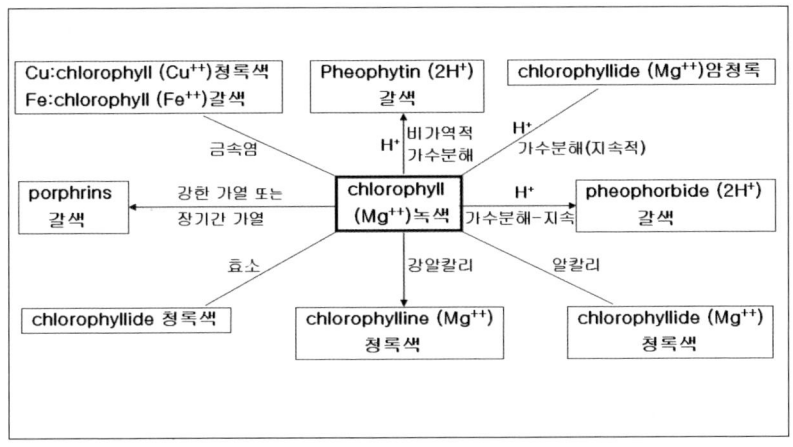

식물성 식품에 함유된 엽록소의 변화

안토시안(anthocyan)은 과실이나 꽃의 붉은 색, 푸른 색, 보라색을 나타내는 수용성 색소를 총칭하는 말이다. 이 중 안토시아니딘(anthocyanidin)이 아그리콘으로서 배당체성분인 안토시아닌(anthocyanin)은 식물계에서 널리 존재하는 색소로 고등식물에서는 보편적인 물질이다. 꽃이나 과실의 색을 표현하는 데 주로 쓰인다. 천연으로 존재하는 유기화합물군인 후라보노이드(flavonoid)의 일종이며 항산화물질로 알려져 있다. 안토시아닌은 pH의 변화에 따라 색상이 변화를 한다. 따라서 상품으로서 과즙의 색상은 물의 pH에 따라 다음 표와 같이 변한다.

과즙명	pH		
	2.4 ~ 4.0	7.0 ~ 9.0	9.0 이상
사 과	적색	회색계 보라색	녹색
포 도	적색	보라색	청색계 녹색
딸 기	적색	적색계 보라색	옅은 녹색

안토시아닌은 금속과의 반응을 통해 퇴색하거나 암갈색으로 변한다.

3-3. 청량음료

청량음료수란 유제품(乳製品)류와 알코올음료 이외의, 탄산음료, 과실음료, 커피음료, 차(茶)계통음료, 미네랄워터, 스포츠드링크 및 유성음료(乳性飮料, 우유고형분 3% 미만의 음료), 기능성음료 등을 총칭한다.

청량음료수에는 당분이 많이 함유되어 있는 경우가 많으므로 수분을 섭취하겠다고 하는 목적이라면 음료수병이나 캔에 쓰여져 있는 원재료명의 리스트를 체크하여 당분이 지나치게 많이 함유된 것은 아닌지 살펴보아야 한다. 덧붙여서 당분은 체중 1kg당 하루 1g 정도로 자제하는 것이 바람직하다고 한다. 요리나 과자 등에도 당분은 함유되어 있으므로 그 부분을 뺀 만큼의 계산으로 청량음료수를 선택하도록 한다.

소다수, 사이다, 토닉워터 등으로 잘 알려진 탄산수는 이산화탄소를 함유한 물로서 이산화탄소와 물의 화학반응으로 형성되는 약산

(弱酸)인 탄산은 탄산음료에서 거품을 내고 풍미를 더하기 위해 사용된다.

영어로 sparkling water인 자연의 탄산수는 용출수나 온천에서도 발견된다. 역사적으로 최초의 소다수는 '레모네이드(lemonade)'에 '탄산수소나트륨($NaHCO_3$)'을 첨가한 것이었다. 탄산수소나트륨과 구연산(枸櫞酸, $C_6H_8O_7$)의 화학반응을 통해 탄산가스가 만들어졌다.

註 : '레모네이드':레몬 과즙에 벌꿀이나 시럽, 설탕 등으로 단맛을 내고 찬 물에 타서 마시는 음료. '탄산수소나트륨':'중탄산소다' 또는 '중조(重曹)'라고도 하는 나트륨의 중탄산염.'구연산':감귤류 등에 포함되어 있는 유기화합물로 '히드록신산'의 하나.

1769년 일반에게 산소의 발견자로 알려진 영국의 죠젭 프리스틀리(Joseph Priestley)는 '리즈(Leeds)'시에 있는 양조장에서 큰 맥주통 위에 물이 들어 있는 보울(bowl)을 매달아 놓으면 물에 이산화탄소가 녹아들어 간다는 사실을 발견하고 탄산수를 발명하였다. 맥주의 발효조(醱酵槽)를 덮고 있는 공기는 'fixed air'로 불린다. 항가리의 예드리크 아뇨슈(Jedlik Anyos Istvan, 1800-1890)는 소다수의 대량 생산법을 발명하고 항가리의 '부다페스트(Budapest)'시에 세계 최초의 탄산수공장을 건설하였다. 미국은 2차대전까지 '탄산수'보다도 '소다수'의 명칭이 일반적이었으나 1950년대에 들어서는 '스파클링 워터(sparkling water)'나 독일 지명의 상표인 '셀쳐 워터(seltzer water)'의 명칭을 사용하게 되었다.

일반적인 물보다 탄산수가 치아를 침식하기 쉽긴 하나 그 차이는 그다지 크진 않다. 이에 비해서 탄산을 첨가한 단 맛의 청량음료수는 탄산수의 수백 배의 확률로 충치의 원인이 되고 있다. 탄산음료의 섭취로 인한 골절(骨折) 가능성에 있어서 탄산음료의 성분이 몸

속의 칼슘량에 미치는 영향은 무시해도 될 정도이다. 그러므로 탄산수 자체는 일반의 물과 거의 동일한 수준으로 무해하다고 할 수 있다. 오히려 탄산수를 마시면 이산화탄소가 몸안에서 중탄산으로 변하여 근육의 피로물질(疲勞物質)인 유산(乳酸)을 소변을 통해 적극적으로 몸밖에 배출시켜 피로회복을 촉진하는 효과를 가진다.

한편 청량음료의 대부분 물로 구성되어 있는데, 대표적인 예로 사이다에 있어 롯데의 칠성사이다가 87.0%의 물로 코카콜라의 킨사이다가 83.6%의 물로 되어 있다. 현재는 킨사이다의 브랜드명이 바뀌어 'DK사이다'로 바뀌었다. 'DK'는 'Dynamic Kin'의 이니셜이라고 한다. 이들은 공통적으로 지하수를 원료인 물로 사용하고 있다. 이 외에도 동아오츠카에서는 수십 년 전에 출시했다가 한동안 자취를 감췄던 '나랑드사이다'를 동일 제품명으로 다시 출시하고 있는데 칼로리, 설탕, 카페인, 색소 및 보존료, 이 5가지가 들어있지 않다고 하는 'ZERO kcal"를 내세우고 있는 것이 특징이다. 그렇지만 국내 시장은 '칠성사이다'가 거의 독점하다시피 하고 있는 것이 사실이다.

- 칠성사이다 : 설탕 7.7%, 이성화당 4.125%, 구연산 0.079%, 사이다향 0.09506%, 액체탄산가스 0.99844%, 물 87.0225%
- 킨사이다 : 음료원액 A 0.2%, B 0.1%, 55%이성화당 15.3%, 탄산가스 0.8%, 물 83.6%

1950년 5월에 서울 용산구 갈월동에 있던 일본인의 캐러멜공장에 공장을 짓고 첫 선을 보인 '칠성사이다'는 당초 서로 다른 성(姓)을 가진 동업자 7명을 의미하는 '칠성(七姓)'이었으나 후에 '칠성(七星)'으로 바뀌었다. 사이다의 풍미를 위해 처음엔 일본의 '시오노향'을 썼으나 1966년부터는 레몬라임에서 추출된 네델란드산 천연향인 '나르당향'으로 바꾸어 지금까지 사용하고 있다. 특히 지하수의 불순물 때문에 문제가 많이 발생함에 따라 물의 정제 및 정수에 많은 노력을 기울이고 있다. 원래의 탄산음료가 사과술의 맛을 가진 데서 '사이다(cider)'라는 명칭이 붙여졌다.

콜라 역시 비슷한 물의 양으로 구성되는데 코카콜라는 물 86.9%, 펩시콜라는 물이 88.2%정도로 되어 있다. 1886년 미국 애틀랜타의 약제사인 J.S. 펨버턴(1831~1888)이 코카의 잎, 콜라의 열매, 카페인 등을 주원료로 하는 음료를 만들어 '코카콜라'로 상품화 하고, 이후 같은 지역 약제사인 캔들러가 이의 제조·판매권을 매입하여 1919년 현재의 회사조직을 설립하여 청량음료로서 판매를 개시하였으며 펩시는 1898년 약사인 칼렙 브래드햄(Caleb Bradham)이 미국 노스캐롤라이나주 뉴-번에서 '브래드의 음료수(Brad's drink)'라는 이름으로 처음 판매를 시작하여 1898년 8월에 '펩시 콜라(Pepsi-Cola)'로 이름을 바꾸고, 1903년에 정식으로 브랜드화 하였다.

- 코카콜라 : 콜라원액 A 0.14%, B 0.14%, 설탕 5.04%, 55%이성화당 6.91% 탄산가스 0.89%, 물 86.88%, 그 외 카라멜, 인산등
- 펩시콜라 : 콜라원액 A 0.2177%, B 0.06288%, 설탕 10.55276% 액체탄산가스 0.94536%, 물 88.22723%, 기타

탄산수인 발포성(發泡性) 미네랄워터는 천연적인 것과 인공적으로

탄산가스를 첨가한 것으로 나눌 수 있는데 천연의 탄산수는 지층 심부의 화산활동이나 광산작용으로 지층 속에서 발생하는 탄산가스가 지하 심부의 고압 상태에서 지하수에 녹아들어 감으로써 생기게 된다. 아직 우리의 식탁에는 그리 자주 올라오지 않고 있으나 유럽 지역에서는 식사 시에 자주 즐겨 마시곤 하는데 특히 이의 소비량이 많은 이탈리아와 같은 지역에서는 식사 중에 보편적으로 이를 즐기고 있다.

한편 2010년 5월 미국 하버드치과대학에서 발표한 조사 내용에 의하면 3개 그룹의 실험쥐를 대상으로 해서 탄산음료와 가공식품에 다량 첨가되는 인산염의 독성과 그 영향을 연구 실험한 결과,

첫 번째 그룹은 항노화 유전자인 '클로토(klotho)'가 없는 쥐로, 유전자 결손 때문에 체내 인산염 농도가 독성을 보일 정도로 높아져 8주~15주 동안 생존하였고,

두 번째 그룹은 클로토 유전자와 NaPi2a 유전자 모두 없는 쥐로, 체내 인산염 농도가 낮고 20주 동안 생존하였으며,

세 번째 그룹의 쥐는 두 번째 그룹과 마찬가지로 두 유전자 모두 결손된 그룹이지만 인산염 농도가 높은 먹이를 공급 받아 첫 번째 그룹과 마찬가지로 15주 동안 생존하는 것으로 나타났다.

이 연구진은 인산염의 독성을 확인하면서 인간을 포함한 포유동물에 있어서도 유사한 영향을 미칠 것으로 판단하고 노화예방을 위하여 인산염이 많이 들어가는 탄산음료의 섭취를 줄여야 한다고 강조하고 있다.

3-4. 요리와 조리

　우리나라의 물은 서구나 중국의 물과는 함유되어 있는 물질들의 화학성분 및 함량에서 큰 차이가 있어, 오랜 역사의 시간 속에서 식생활문화에도 큰 영향을 주었다. 한국인에 있어서는 국토의 자연환경이 습윤한 편이고 곳곳에 삼림이 우거져 있는 것과 함께 강수량은 비교적 많은 편으로 지하수의 양도 비교적 풍부하다. 이와 같은 온화한 기후조건과 아름다운 자연 그리고 풍부한 물의 혜택을 예부터 꾸준히 부족함이 없이 무상으로 받아온 까닭에 돈을 낭비하는 습관을 보고 '돈을 물 쓰듯 한다.'고 표현하기도 하였다. 이는 물이 풍부한 나라에 해당하는 말임에 틀림없다. 만약 중동지방에서 이런 말을 사용하게 된다면 그 뜻은 '쩨쩨하게 쓴다.'는 뜻이 될게다. 우리는 음식재료의 맛을 살려 산뜻하게 요리하고 물로써 쌀을 불려 밥을 지으며 차나 숭늉을 마시는 습관에 있어서는 물이 연수(軟水)이기 때문에 가능한 혜택이라고 하겠다.

　서양의 요리에서는 소나 돼지의 뼈에서 나오는 콜라겐이 가열에 의해 젤라틴으로 되면서 물속의 칼슘이나 마그네슘을 제거시키는 생활의 지혜에 기본을 두고 있으며 향이 강한 짙은 농도의 커피가 보급된 것은 경도가 높은 물의 맛을 커버하기 위한 것으로 알려져 있다. 커피 원두의 종류나 볶는 방법, 빻는 방법에 따라 변하나 보통은 연수를 넣음으로써 커피 본래의 맛과 향을 느낄 수 있다. 커피를 끓였을 때 표면에 기름이 뜨는 것은 원두에 습기가 있거나 물이 좋지 않기 때문으로 좋은 물을 사용하는 경우 커피의 지방이 분해되어 표면에 뜨지 않는다. 커피는 고형성분 1.2% 내외와 물 98.8% 내외로 이루어져 있다.

녹차의 주성분은 감칠 맛과 단 맛의 성분인 '테아닌(theanine, 글루타민산 에틸아미드 ethylamide 라고 하는 아미노산의 일종)' 떫은 성분의 '카테킨(catechin, 에피카테킨 등)' 그리고 쓴 맛 성분의 '카페인(caffeine)'으로 특히 물의 온도와 경도, 그리고 산-알칼리도에 좌우되기 쉬운 성분들이다.

요리의 맛이 좋고 나쁜 것은 물론 요리사의 솜씨와 식재료에 달려 있다. 색상이나 향, 담아 놓은 모습, 그릇의 형태 등등이 종합적으로 그 요리를 결정하게 된다. 그렇지만 요리의 근본에서 절대적으로 필요한 물의 존재는 매우 중요하다. 고기나 야채 등을 냄비에 넣고 끓일 때 작은 기포가 나타나면 좋은 물이나 크고 보글거리는 기포가 나타나게 되면 좋지 않은 물이라 할 수 있다. 물이란 요리의 맛에 큰 영향을 미치는데 그 중에서도 특히 물의 '수소이온농도'인 pH가 매우 중요한 포인트가 될 수 있다는 것을 아는 사람은 그리 많지 않다. 쉽게 말해서 물의 산성도, 알칼리성의 정도를 나타내는 지표로 그 물의 상태와 식재료의 알칼리도와 산성도 그리고 이를 섭취하는 인간의 몸에 대한 건강면에서의 영향 등이 근원적으로 어우러져야 가장 적합한 요리가 될 수 있는 것이다.

사람의 몸은 혈액을 중심으로 한 약알칼리성으로서 pH는 약 7.4 내외이다. 중성인 pH=7.0보다 수치가 클 수록 강한 알칼리성을 나타내고 (최대 pH는 14.0), 수치가 작아질수록 강한 산성(최소의 pH값은 0)을 나타낸다. 물론 중성에 가까운 값은 약알칼리성 또는 약산성으로 분류한다. 대체로 pH가 7.1~9.0이면 약알칼리성으로 분류되고, pH가 6.0~6.9이면 약산성으로 분류하기도 한다. 식재료에서 알칼리성으로 분류되는 것으로는 야채나 해조류, 버섯류가 이에 해당하고 산성으로 분류되는 것에는 육지 고기나 생선류, 커피나 알코올류가 대표적이다.

몸이 뚱뚱한 사람이나 임산부 등 물을 적게 섭취하고 있는 사람들은 생수를 단순히 마시는 것으로만 생각하지 말고 요리에 적극적으로 자주 활용하도록 하는 것이 바람직하다.

1) 물의 pH와 요리
● 알칼리성 미네랄 워터

알칼리성이 강한 물은 식재료 중의 산성을 중화시켜 재료가 갖는 특유의 맛을 더욱 살려주는 작용을 한다. 원래 알칼리 성분은 식품을 부드럽게 하는 윤활 작용이 있어 미각을 고르게 녹아 들게 한다. 예를 들면 건조 미역을 바로 녹일 수 있도록 하는 작용이나 열전도율이 높아 열이 빨리 전해 질 수 있는 등의 작용을 한다. 많은 미네랄 워터는 일반 수돗물과는 달리 마음 놓고 사용하기에는 비용이 많이 들어가므로 소량으로도 효과를 낼 수 있도록 하여야 한다. 예를 든다면 밥을 짓기 위해 쌀을 씻을 때에는 보통의 수돗물을 이용하고 최종 단계에서 미네랄워터를 사용한다. 취사 시간을 수돗물의 경우보다 단축시키고 보온 상태에서도 잡 냄새가 발생하지 않는다. 따라서 맞벌이 가정에 추천할 만한 방법이다.

• 약알칼리성 미네랄 워터를 사용한 요리

최근에는 호텔이나 고급 레스토랑이 아니라도 건강을 찾으려는 사람들은 커피나 녹차, 홍차 등에 미네랄워터를 사용하기 시작했다. 여기에는 약알칼리성 미네랄워터를 사용하고 있다.

<커피> 부드러운 향이 강해진다. 커피 고유의 맛을 잃지 않게 한다. 아이스커피는 독특한 쓴 맛을 제거하고 청량한 맛을 즐길 수 있다. 설탕류를 적게 넣어도 쓴 맛을 느끼지 않게 한다.

<홍차> 홍차에 뜨거운 물을 엷지 않다고 느낄 정도로 넣으면 홍차의 독특한 색과 향을 느낄 수 있게 한다.

<녹차> 차 잎에 함유되어 있는 탄닌산이 중화되어 시간이 경과하여도 떫은 맛을 유지하고 향기도 오래 지속된다. 물론 색도 짙어지므로 원래의 차 맛을 느낄 수 있다.

<과일쥬스> 바나나 오렌지 등을 미네랄워터로 희석하여 마시면 독특한 냄새나 떫음이 사라지고 마시기 좋게 된다. 설탕을 넣지 않고 마시는 것이 좋다.

<아기용 우유> 약알칼리성의 미네랄 워터를 충분히 사용하는 것이 좋다. 약알칼리성의 물은 흡수가 빠르고 위장에 도움을 주는 성질이 있어 유아의 건강 관리에 최적이다.

<스포츠드링크> 물에 녹여 마시는 스포츠드링크는 약알칼리성의 미네랄워터로 희석시킴으로써 독특한 맛을 파괴시키지 않고 땀으로 잃어버리기 쉬운 수분을 무리 없이 흡수시킨다.

● **산성 미네랄 워터**

산에는 약한 살균작용이 있기 때문에 산성미네랄 워터는 개봉한 이후 약 10일간은 안심하고 마셔도 된다. 매일 외출 전, 후에 가글액 대신에 사용하면 살균 작용의 효과를 낸다. 이 물을 섞어서 얼굴을 씻으면 먼지와 함께 피부에 붙어 있는 미세한 박테리아도 떨어져 나간다. 특이하게도 꽃을 꺾어 꽂아 놓은 화병의 물에 이 물을 섞어 넣으면 몰라보게 오랜 동안 꽃이 피어 있는 것을 보게 된다. 이는 모두 이 물의 살균작용에 의한 것이다.

- **산성 미네랄 워터를 사용한 요리**

이 물로 요리를 하면 의외의 효과가 나타난다. 익힌 요리에 있어서 윤기가 제법 흐르고 맛깔나게 할 수 있다.

<튀김 옷> '바싹'하고 씹는 맛이 나는 튀김을 만들 수 있다. 물론 윤기도 흐르고 기름이 약간 오래된 것을 써도 끈적끈적거리지 않게 된다.

<계란 반숙용 물> 껍질이 갈라져도 속이 삐져 나오는 일은 적다. 씹는 맛으로 충분하도록 푹 익혀진다.

<면류를 끓이는 물> 끈적끈적한 느낌이 나지 않게 적당한 굳기의 면을 맛있게 먹을 수 있다. 한편, 개봉하여 보관해 둔지 다소 오래된 산성의 PET병 물은 다음과 같이 유효하게 사용할 수 있다.

무침 요리

가지나 오이 등을 무칠 때는 이 물을 사용하면 윤기가 잘 흐르는 상태로 되고 오래 된 신 맛이나 쓴 맛이 나지 않으며 언제까지나 신선한 무침의 맛을 즐길 수 있게 한다.

감자 샐러드

감자를 반쪽이나 3분의 1쪽으로 잘라 바로 이 물에 담가둔다. 그리고는 부드럽게 되도록 찐다. 그래서 윤기가 흐르고 젓가락 끝으로 쉽게 눌러 들어가면 뜨거운 물을 제거하고 샐러드로 만든다. 일반적인 수돗물로 하는 것 보다도 며칠이 지나도 변하지 않게 된다.

육류의 피 제거

쇠고기 같은 육류에 다소 피가 남아 있어야 맛있다고 하는 사람이 있을 지 모르나 가정요리에 사용되는 고기는 피를 확실히 제거하는 것이 안전하다. 육류를 산성의 미네랄 워터 속에 잠시 담근 후에 피를 빼내면 살균작용으로 피 특유의 냄새가 가시고 부드럽고 맛있는 식재료가 된다.

맑은 조개장국

이 물을 사용함으로써 조미료가 절약되고 조개 자체가 내는 맛 자체만으로 맑은 장국으로서 충분한 맛을 즐길 수 있다.

밥짓기

인체에 필요한 칼슘은 밥을 먹으면서 섭취할 수 있다. 특히 성장기의 어린이에 있어서는 이렇게 밥을 하는 것이 좋을 것 같다.

이 외에도 콩을 삶을 때 이 물을 쓰면 콩을 물에 담궈 놓는 시간이 짧아진다. 건조식품인 다시마나 미역, 표고버섯도 이 물을 사용하면 재빠르게 자연의 상태로 돌아가게 할 수 있다. 가정에서 만드는 과자나 케익에 이 물로 가루를 반죽하면 마치 전문점에서 사온 듯이 느껴지기도 한다.

인체 내에서 산(酸)을 만들거나 위장 내 이상 발효 가스를 억제시키는 '알칼리이온수'는 만성 설사나 소화불량을 개선하는 작용을 하는데, 요리나 식생활에 있어서 익힌 요리에 사용하면 식재료를 부드럽게 만들며 특히 딱딱한 식품들은 용해시켜 재료의 영양소를 빼내는 작용, 또 열이 일찍 전달되면서 끓기까지의 시간을 단축시키는 열전도작용이 있어 조리의 시간도 단축시킬 수 있다. 한편 '산성이온수'는 대체로 피부미용에 효과가 있는 것으로 알려져 있다.

2) 물과 조리법의 관계

조리를 할 때 물을 가감하는 것은 완성된 요리를 좌우한다. 이는 대단히 중요한 과정의 하나로서 예부터 요리를 해온 많은 사람들의 경험을 통해 체득한 것이다. 밥을 지을 때나 국을 끓일 때 뿐 아니라 면류(麵類)를 삶거나 음식재료를 불리기 위해 담그거나 씻어낼 때도 모두 물이 사용된다.

면을 삶을 때 면의 단면상 바깥쪽 부분 보다 중심부 쪽이 수분의 함량이 적어진다. 이러한 수분의 분포를 유지하게 되면 면의 식감(食感)이 좋은 상태로 된다. 반대로 삶은 후 시간이 지나면서 바깥쪽 부분으로부터 중심부 쪽으로 수분이 이동하면서 안쪽의 수분 분포와 거의 같아지게 되면 평균화되면서 독특한 식감(食感)을 잃어버린다. 이로서 푹 퍼진 면(麵)이 맛이 없게 느끼는 것이다.

튀김 요리가 입맛에 맞고 맞지 않은 것도 튀김 기름의 온도와 함께 튀김 옷의 수분 함유량에 의해 결정되는데 시간이 지날수록 맛이 떨어지는 것을 느끼게 되는 것은 튀김 옷의 수분 함량이 거의 평균적으로 되어 가기 때문이다. 튀김 옷 표면의 수분은 기름의 튀김에 의해 3~4% 정도에 지나지 않는 거의 마른 식품과 같은 수분량을 가지나, 튀김 옷의 내부는 20~30% 이상의 수분을 함유하고 있어, 옷의 표면과 안쪽의 수분함량 차이가 바로 튀김의 맛을 좌우한다.

조리에 쓰이는 물을 생각한다면 수질을 무시할 수는 없다. 우리나라처럼 연수로 되어 있는 지역에서의 요리방법과 유럽이나 중국처럼 경수가 많은 지역에서의 요리방법에는 크게 차이가 있다. 한국과 일본의 요리를 '물의 요리'라고 하듯 밥, 국, 찌개, 또는 면류가 주를 이룬다.

한국요리의 기본은 음식재료 자체, 중국요리는 기름 볶음, 프랑스요리는 소스요리라고 할 수 있을 정도로 이러한 식문화의 차이가 그들의 수질에서부터 온 것이다. 또한 생활상의 체질도 그들의 물의 경도에 맞추어 있다 보니 서로 별미 정도로 식문화의 진출이 있을 뿐 식생활을 바꿀 만큼 깊이 잠입하지는 못하고 있다.

일본요나 한국요리는 맑은 연수를 사용하게 되므로 식재료가 갖고 있는 맛을 최대한 살리도록 하고 있는 것에 반해 중국이나 프랑스에서는 물을 거의 사용하지 않고 경수의 칼슘을 잘 이용하여 식품 고유의 쓴 맛이나 떫은 맛을 걸러내고 육질이 부드럽게 하는 스튜(stew)나 스프 스토크(soup stock, 소나 닭, 어류의 살이나 뼈와 야채 등을 어울려 끓인 스프)를 이용한 조리방법이 확립되어 있다.

일반적으로 경수는 대체로 요리에는 적합하지 않은 것으로 되어 있다. 그 이유는 식품의 주성분이 단백질, 탄수화물, 지방질인 까닭에 경수에 함유되어 있는 마그네슘이 이들과 반응하여 굳게 만들어 버리기 때문이다. 이 결과 고기나 콩이 입맛에 맞지 않게 되어버리고 마는 것이다. 앞서 말한 바 있는 경수를 사용하는 지역의 스프

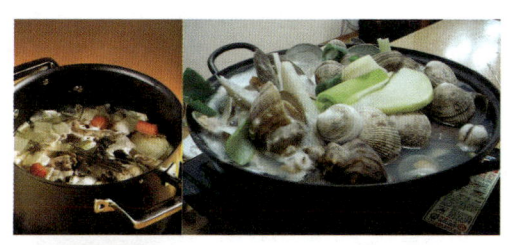

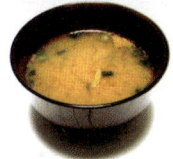

↑ 한국요리 조개탕
↖ 서양요리 스프 스토크(Soup Stock)
↖ 일본요리 일본된장국(Miso Siru)

스토크는 닭, 소, 돼지의 뼈나 힘줄에 많이 함유되어 있는 콜라겐을 오랜 시간 끓여서 젤라틴으로 변화시키고 경수에 있는 칼슘이나 마그네슘과 결합시켜 분리시킴으로써 단백질을 함유하는 육류나 콩 등의 조리에 경수를 조절용 물로 대용하고 있다.

한국요리에는 국이나 찌개 같이 끓여 우려낸 물을 많이 사용하는 조리법이 매우 많다. 만약 경도가 높은 물을 사용한다면 어떻게 될까?

멸치, 카츠오부시(かつおぶし鰹節, 가다랑어포)나 다시마 성분을 이루는 구루타민산이나 이노신산과 같은 아미노산이나 펩티드(peptide)가 칼슘이나 마그네슘과 결합하게 되면 그 특유의 감칠맛이 물에 녹아들지 않게 되기 때문에 경수를 사용하지 않는 것이다. 쌀로 밥을 짓거나 야채를 데칠 때도 경수를 사용하면 칼슘이 식물섬유와 결합하여 굳어지므로 퍼석퍼석하게 된다. 쌀밥의 65%는 수분으로 구성되어 있다. 예전의 자연공기 속에서 건조시킨 쌀에 비해 기

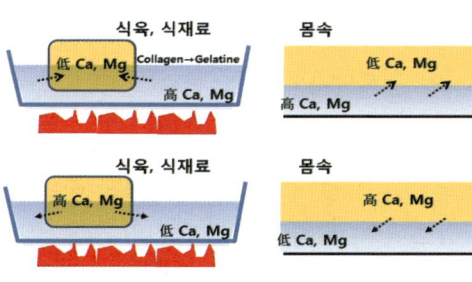

계로 건조시킨 요즘의 쌀은 전반적으로 포함되어 있는 수분의 양이 적어서 밥맛이 떨어진다. 그래서 밥을 짓기 전에 쌀을 물에 충분히 적셔두어야 하는 것이다.

그렇지만 염소를 함유한 수돗물에 장시간 담가 두는 것은 비타민을 파괴시키게 된다. 수돗물에 백미(白米)를 담가두었더니 '비타민 B_1'이 15분만에 8.6% 감소하였다는 데이터가 있다. 결국 쌀밥을 주식으로 하고 우려낼 수 있는 요리에 사용될 수 있는 연수가 한국과 일본 같은 나라의 기본 요리용 물로 자리잡게 된 것이다.

따라서 지방분이 많고 걸쭉한 식문화가 유럽에서 발전하게 된 것은 경수가 주 요리용수, 즉 음용수이기 때문이다. 특히 유럽지역의 물에 칼슘이 많이 함유되어 있는 것은 대부분의 지역이 석회암의 지층으로 되어 있기 때문으로 지하를 흐르는 지하수가 칼슘을 많이 녹아들게 하여 경도가 높아진 것이다. 연수지역은 연수지역 나름의, 경수지역은 경수지역 나름의 안정된 식문화가 있어 그 지역 사람들의 체질에 맞춘 건강을 챙기고 있는 것이므로 연수의 체질과 식문화의 지역에서 경수지역의 식문화를 상습적으로 즐기는 것은 어쩌면 체질의 밸런스를 깨트리는 결과를 낳게 될지도 모른다.

> ■ 요리와 물의 경도
> 요리에 사용되는 물에는 각각 적합한 경도가 있다.
> • 경도 0~50mg/ℓ
> 다시마, 가츠오부시 등 섬세하고 미묘한 맛을 우러내는 연수, 그것도 되도록이면 매우 낮은 경도의 것이 적합하다. 이들 재료가 갖는 감칠맛 성분은 물에 잘 우러나기 때문에 추출력(抽出力)이 높은 연수야 말로 제 맛을 낼 수 있게 할 수 있는 것이다. 그러나 마른멸치처럼 쪄서 말려 냄새를 풍기기 쉬운 경우는 다소 경도가 높은 물로써 이를 억제할 수도 있다.

다시마에서는 구루타민산이, 그리고 마른멸치나 가츠오부시는 아미노산과 핵산(核酸)계의 '맛있는 성분'이 물에 녹기 쉬우므로 추출력이 높은 연수를 사용한다. 가츠오부시나 마른멸치처럼 단백질이 맛성분의 하나인 재료는 그 단백질과 칼슘이 결합하기 쉬워 경수를 사용하게 되면 맛성분이 오히려 쓴맛으로 나타나기도 한다.

녹차는 물의 경도에 대단히 민감한 음료로서, 어린 잎사귀의 미묘한 향이 차 맛을 좌우하기 때문에 역시 연수를 쓴다. 녹차의 주요 성분으로, 감칠 맛과 단 맛의 성분은 '테아닌(아미노산의 일종인 글루타민산 에틸아미드), 떫은 성분은 탄닌 및 카테킨(에피카테킨 등) 등은 미네랄과 결합하면 침전물을 생성하고 염소는 차맛을 나쁘게 만든다. 또한 철의 녹은 탄닌과 반응하여 색을 거무스름하게 만들기도 한다. 미네랄이 전혀 없으면 떫은 맛이 강해 지므로 50mg/ℓ정도가 적합하다.

버섯요리에 적합하다.

- 경도 51~100mg/ℓ

밥을 지을 때는 경도 100mg/ℓ 정도까지의 이 범위의 연수가 좋다. 칼슘분이 많은 경수를 사용하면 칼슘이 쌀 표면에 부착하여 물의 흡입을 방해하고 조성성분을 경화시켜 밥이 퍼석퍼석하게 부서지기 쉽게 된다. 그래서 예로부터 쌀이 나는 지역의 물로 밥을 짓는 것이 가장 좋다고들 하고 있다.

커피는 거의 물의 영향을 받지 않으나, 300mg/ℓ 미만 범위의 경도에서, 커피 본래의 깊은 향과 쓴 맛을 보다 그대로 느끼기 위해서는 연수쪽, 그리고 순한 맛을 느끼려면 경수가 적합하다.

홍차도 녹차와 같이 향을 중요시하는 음료로서 독특한 방향(芳香)을 두드러지게 하는 데는 경도 100mg/ℓ 이하의 연수를 선택하는 것이 더욱 좋다. 연수에서는 쓴 맛, 떫은 맛, 감칠 막과 향을 우려내기 때문이다.

일반적인 요리 전반에 적용될 수 있다.

- 경도 101~200mg/ℓ

샤부샤부나 냄비요리에 적합하다.

- 경도 201~300mg/ℓ

경수는 육류를 굳게 하는 경단백질과 칼슘이 결합함으로써 육질을 부드럽게 만드는 동시에 냄새도 제거해 준다. 콩에 식물 특유의 떫은 맛을 없애 줌으로써 맑아진 스프를 만들 수 있다. 그래서 콩소메(consomme) 스프를 만드는데 적합하다.
 커피의 순한 맛을 느낄 수 있다.

물을 제대로 마시는 법

- 일어나자마자 냉수 한 컵을 천천히 마시고, 또한 시간이 날 때마다 물을 천천히 마신다.
- 운동중이나 운동 후, 갈증이 풀릴 정도로 물을 마신다. 아주 힘든 운동 뒤에는 이온음료를 마시는 것도 좋다.
- 소화불량이나 위산과다, 식도염으로 속이 쓰린 사람은 증세가 나타나면 물을 한 컵 천천히 마신다.
- 변비가 심한 사람은 저녁식사 후 잠자리에 들기 1시간 전까지 30분마다 물을 마신다.
- 비만인 사람은 식사 전 물을 한 컵 천천히 마시고 천천히 식사한다.
- 술을 마실 때에는 음주 전, 중, 후에 물을 충분히 마신다.
- 흡연자는 담배를 피운 뒤 물을 마시고, 가능하면 금연에 돌입하여 담배생각이 날 때마다 냉수를 마신다.
- 콩팥질환자와 간경변증, 갑상선기능저하증 등의 환자는 물을 많이 마시면 부기가 심해지거나, 심하면 무력감, 경련, 의식저하 등의 증세가 올 수 있으므로 의사와 상의하여 물을 어느 정도까지 마실지 결정한다.

3-5. 술과 물

술을 만드는 물은 효모와 같이 생산에 필수적인 미생물의 육성에 필요한 성분이 함유된 것을 찾는 것이 중요하다. 이 물은 인산이나 칼슘을 함유하고 있는 것이 바람직하며 이러한 것이 미생물에 영양을 공급하는데 큰 역할을 하고 있다. 약간의 바닷물의 염분 역시 술을 만드는 물로서 좋은 수질을 제공하고 있는 것으로 알려져 있다.

요즈음 한국인들이 가장 즐겨 마시고 있는 막걸리는 탁주(濁酒) 또는 농주(農酒), 재주(滓酒), 회주(灰酒)라고도 하는데 6-8% 안팎의 알코올 성분만 제외하고는 몸에 유익한 유산균 등으로 영양제를 마시는 것과 같다고 하는 전문가도 있다.

우리의 옛 선조들이 자신의 가문에서 담그어 마시던 술에 들어가는 물은 과연 어떤 물이었을까?

두말 할 필요도 없이 우물물 즉 지하수였다. 옛날만 해도 주변의 오염이 전혀 없는 그러한 지하수였고 그 물은 다른 어떠한 처리도 없이 바로 시원하게 마실 수 있는 그야말로 청량한 음용수였다. 이러한 옛날의 우물물은 오염은 제로인데다 사용량이 많지 않고 지하수위가 낮아지는 현상도 거의 일어나지 않음으로써 지하수의 흐름 속도도 완만하여 그 물 속에 많은 양의 무기미네랄이 녹아들어가 효소의 활동을 활성화시키고 발효를 촉진시킴과 동시에 수질에 의한 좋은 물맛을 유지할 수 있었다. 따라서 옛날의 주안상은 얼핏 초라해 보이는 듯해도 이처럼 최고의 맛을 지닌 술과 제철의 맛깔스런 나물만 있어도 충분한 상차림이 될 수 있었던 것이다.

이처럼 우리의 술에 있어 함량의 대부분을 차지하고 있는 물이라고 하는 원료가 얼마나 중요한 역할을 하고 있는지를 아직도 많은 사람들 심지어는 양조에 직접 관여하고 있는 전문가들마저도 간과하고 있는 것은 이러한 분야를 연구하고 있는 입장에서 매우 안타까운 일이라 하겠다. 이와 관련하여 1990년대 초에 현 하이트맥주인 당시의 크라운맥주에서 주력 맥주 생산 공장이었던 전주공장의 원료수를 150m(현재는 300m)를 넘는 깊이의 심정(深井) 즉 깊은 관정(管井)을 굴착하여 이를 대대적으로 광고함으로써 OB맥주에 이어 만년 2위였던 맥주계의 판도를 바꿔놓은 지 오래되었고 이제는 1인자의 위치를 지키고 있는 것은 유명한 이야기이다.

수년 전에는 현재의 롯데주류로 넘어 간 당시 두산주류의 소주제품이었던 '처음처럼'의 원료수인 '알칼리이온수'에 관련된 광고를 놓고 진로소주와 소문나지 않게 법정까지 가는 공방이 있기도 하였다. 오래 전 한때 국산의 와인인 '마주앙'이 대유행을 했던 적이 있었다. 이 와인의 생산 공장을 정하기 위해 1970년대 말경에 두산그룹에서 경상북도 지역에 3개소의 공장 후보지를 정해놓고 원료수인 지하수 개발에 적합한 지역을 선정하는 협의를 함께 한 적이 있다. 당시만 해도 수질을 별로 걱정하지 않고 있을 때라서 수량의 확보가 우선적으로 가능한 지역으로서 경산공장이 선정되었던 것으로 기억한다.

요즈음 유행하는 막걸리 열풍의 중심에는 '서울장수 막걸리'라는 브랜드가 있는데, 서울시내 7개 연합제조장에서 생산되고 있다. 1992년에 자동 제국기(곰팡이를 일정하게 배양하는 기계)를 도입하면서 당초 문제가 되었던 각 제조장의 술 맛의 심한 차이를 많이 잡긴 했으나 아직도 각 지역에서 제조된 막걸리의 맛이 차이나고 있는 것은 각 공장의 지하수 수질에 따라 크게 영향을 받고 있음을 입맛으로 느낄 수 있음은 부인할 수 없다.

우리나라에서는 예로부터 술 빚는 데는 여섯 가지 재료(六材)가 좋아야 좋은 술을 빚을 수 있도록 기록되어 있는데 그 중에는 '양조 용수는 좋은 샘물을 써야 한다.'고 되어 있다. 이처럼 동일 원료나 첨가물과 기술을 적용한다 해도 80%이상의 함량을 가지는 물의 맛이 그 제품인 술의 맛을 좌우하고 있다. 막걸리는 사실상 알코올 부분만 제외한다면 몸에 무척 이로운 음식물로 대표될 수 있다. 막걸리의 성분은 물 91.8%, 알코올 6~7%, 단백질 1.6%, 그리고 탄수화물 0.1% 들어 있고 그 나머지 식이섬유, 비타민 B와 비타민 B 복합체인 '이노시톨(inositol), 콜린(choline), 리보플라빈(riboflavin)과 나이아신(niacin)' 및 비타민 C, 그리고 유산균 효모 및 각종 유기산 등이 다양하게 포함되어 있다.

註 : '이노시톨'은 비타민 B복합체로 화합물은 당과 같이 결정성이 좋고 단맛을 가진다. 미생물의 성장에 불가결한 물질로 쥐의 실험에서 결핍 시 성장이 늦고 탈모증을 보인다. '콜린'은 지방간의 예방인자 물질이다. '리보플라빈'은 비타민 B2로서 발육촉진에 관여하며 소변으로 배출 조정되므로 과잉섭취의 부작용은 나타나지 않는다. '나이아신'은 비타민 B3로서 니코틴산으로도 불리며 결핍 시 소화기와 중추신경계 증세로 피부가 홍갈색으로 변한다.

작은 용기에 든 일반 유산균 음료의 100병 이상에 해당하는 유산균 수가 막걸리 500㎖ 들이 한 병에 들어 있어서 장내의 각종 유해 세균을 파괴하여 면역력을 강화시키는 것으로 보고되어 있다. 막걸리 500㎖ 용기 한 병에는 앞서 말한 비타민 B2인 '리보플라빈'이 150㎍(0.15㎎), '콜린'이 110㎍(0.11㎎) 들어 있다. 참고로 일반 맥주에는 500㎖ 한 병에 100㎍(0.1㎎)의 "리보플라빈'이 들어 있다. 이 막걸리는 쌀 부족 문제로 1964년부터 제조가 금지되어 한동안

밀가루나 옥수수로 만들어 먹다가 1990년에 다시 제조가 허용되기도 하였던 우리의 역사를 가지고 있다.

일본 오사카부(大阪府)의 야마자키(山崎)지구 내에 있는 산토리위스키의 중앙연구소와 위스키공장 그리고 증류소의 원수인 용출수는 산토리위스키의 창업사장인 토리이 신지로(鳥井 信治郞)씨가 일본 전국을 돌면서 '맛있는 물'을 찾아 헤맨 끝에 본 지역의 하천인 미나노세가와(無瀨川)의 물이 최고라고 판단하여 이 지하수를 수원으로 정한 것으로 유명하다. 산토리위스키가 일본 내 4군데의 공장에서 생산하고 있는 맥주는 침전, 여과 및 가열살균 외는 물리적 또는 화학적 처리를 하지 않은 지하수인 소위 '천연수(天然水)'를 사용하고 있는데 지하 평균심도 180m의 심정 관정에서 양수해 올린 이 지하수는 암층을 오랜 기간 통과해 오면서 맥주생산에 적합한 미네랄이나 이온을 균형 있게 함유하고 년 중 지속적으로 안정된 품질을 유지하고 있다. 이러한 미네랄이나 이온의 밸런스는 맥주의 제조공정상 좋은 맛 성분을 추출해 내고, 떫은 맛 성분을 억제하며 효모의 활성화에 영향을 미쳐 제품에 향미를 내는데 큰 역할을 한다.

맥주 보통병 1병(500㎖)을 생산하기 위해 필요한 보리는 양손 가득한 분량인 약 80~100g이고, 호프(hop)는 건조시킨 꽃으로 8개정도인 약 0.8g, 그리고 물은 술로 병입되는 양 외에도 세정살균이나 냉각에도 쓰이므로 전체적으로 3.5~4ℓ 또는 그 이상이 소요된다. 맥주는 물이 90%이상으로 함유되어 있으며 독일의 지역 맥주의 구별은 모두 사용하는 물의 특성과 관계있다.

연수는 담색(淡色)을 띠는 맥주로 샤프한 맛을 내는데 체코의 필센(Pilsen)지역이 대표지역이고 흑맥주에 주로 사용되는 경수는 깊은 맛을 내며 독일의 뮌헨(Munchen)이 대표지역이다.

심층지하수가 맥주생산에 적합한 이유는 년 중 안정된 양과 수질을 유지하고 있어 품질을 유지할 수 있으며 효모의 활성화에 기여를 하고 있기 때문이다. 성분 중 마그네슘은 칼륨과 함께 발효에 필요한 효모의 동반 인자로서 너무 많으면 칼슘의 작용을 방해하여 인산염의 용해성이 커지게 한다. 마그네슘은 20㎎/ℓ이상 함유되면 쓴맛과 신맛이 생기고 지나치면 설사를 유발한다.

칼륨은 신맛은 없으나 짠맛이 생기고 지나치면 이것도 역시 설사를 유발한다. 나트륨은 많이 함유되어 있으면 시고 짠맛이 나며 황산나트륨(Na_2SO_4)으로 함유되어 있을 때보다 염화나트륨(NaCl)으로 함유되어 있을 때가 더 나은 맛을 낸다. 황산이온(SO_4^{-2})은 다소 강한(dry)맛과 쓴맛을 내고 염소이온(Cl^-)은 단맛을 함유하여 미각을 돋운다.

그러나 이들의 절대적인 함량보다는 이 둘의 상대적인 함량비가 맛을 결정하는데 더욱 중요하다. 황산이온과 염소이온의 함량비가 2:1이면 쓴맛의 맥주에 적합하고, 역으로 1:2이면 '마일드 에일(mild aile)'에 해당한다. 또한 1:3이 되면 '스타우트(stout)'나 '포터스(porters)'에 적합하다. 질산염($-NO_3$)은 효모나 박테리아작용으로 아질산염($-NO_2$)화하며, 아질산염이온은 맥주원료인 발아즙(wort) 아민(amines)과 반응하여 발암성의 니트로자민(nitrosamines)을 생성할 수 있다.

註 : 영국의 대표적인 맥주인 에일(Ale)은 양조통의 상부 표면부에서의 발효 효모에 의하여 실온에 가까운 높은 온도(18~21℃)에서 발효된 것으로 라거

맥주에 비해 호프를 1.5~2배정도 더 넣기 때문에 호프의 향과 쓴 맛이 강하다. 맥아농도가 비교적 높고 색이 짙으며 알코올 도수가 높다. 중간색의 마일드 에일(mild ale)은 담색의 페일 에일(pale ale)보다 순하고 단맛을 더 내는데 짙은 색깔은 구운 보리나 캐러멜을 첨가해 얻는다. 짙은 색에는 '스타우트(stout)'가 있다.

'사케(さけ)'로도 불리며 일본을 대표하는 '니혼슈(日本酒)'인 청주(清酒)는 예전부터 술 성분의 80%를 점하는 물을 가장 중요시 여겨왔다. 쌀을 씻기 위한 물을 포함한 이 '양조용수(釀造用水)'는 사용되는 쌀의 양의 약 20~30배의 무게에 해당한다. 양조용수는 쌀을 씻는 물, 쌀을 담가 불리는 물, 그리고 술을 빚는 물로 나뉜다. 특히 술을 빚는 물은 국균(麴菌)이나 효모로 쌀을 발효시켜 알코올로 변화되는 과정에서 첨가되는 물로서 특히 맛을 좌지우지하는 중요한 요소이다. 유명한 양조장일수록 전용의 수원(水源)을 확보하는 경우가 많다. 그래서 도심에 있는 양조장의 경우 수질 악화 때문에 원격지에서 물을 수송해 오기도 하고 좋은 물을 구해 생산 공장을 이전하기도 한다. 수원(水源)은 대부분 지하수나 하천복류수의 관정(管井)을 사용하고 있는데 이 술의 대표적인 생산지역으로서 에도(江戶)시대이래 고품질의 술을 생산해 오고 있는 효고(兵庫)현 '나다(灘)'지방에는 '미야미즈(宮水)'라고 불리는 경수(硬水)를 원수로 하는 일본 유명 브랜드인 '마사무네(正宗)'의 우물들이 모여 있다. 이 술의 맛을 좌우하는 요소의 하나로 경도(硬度)를 들 수 있다. 양조과정에서 연수(軟水)를 사용하여 발효시켜 만든 술은 부드럽고 단 맛을 지니고 경수(硬水)를 사용한 술은 드라이하고 매운 듯 센 맛을 지닌다. 발효과정에서 경수를 사용하면 미량의 칼륨, 마그네슘 및 인산 등의 미네랄에 의해 효모의 작용이 활발하게 되어 알코올 발효 즉 당(糖)의 분해가 촉진되나 반대로 연수를 사용하면 미네랄이 적어 효모의 활동이 더디어 발효가 거의 일어나지 않기 때문이다.

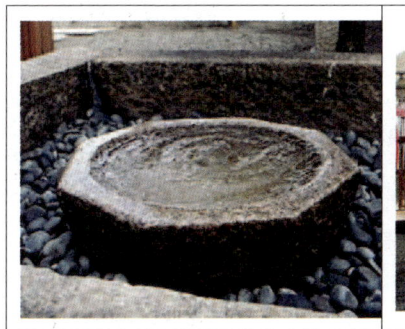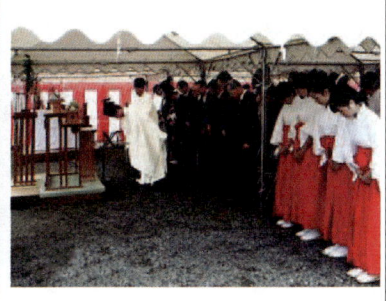

사진 왼쪽은 '미야미즈'의 우물, 오른쪽은 '宮水祈願祭'장면

그러나 최근 들어서는 연수가 현대인의 미각에 맞는 이유로 '연수 양조법'이 개발되면서 이에 따른 생산도 진행되고 있다. 특히 일본의 물은 맛을 해치는 망간의 함유량이 매우 적어 더욱 적합하다. 우리 한국에도 예전부터 일본의 브랜드명인 '정종(正宗)'을 마치 '청주(淸酒)[일본의 주세법상의 분류명칭]' 종류의 총칭인 것처럼 써왔던 적도 있을 정도로 유명했던 이 술은 물이 그 맛을 결정짓고 있는 대표적인 예이다. 아직도 이 지역에서는 매년 11월경 '미야미즈 기원제(宮水祈願祭)'를 올리고 이 우물들의 물 맛 보존을 기원하는 행사를 한다.

이 물의 기본적인 구성은 복류수인 지하수와 인근지역 해수 염수의 영향이다. 이 수원의 지하지층구조는 상부로부터 표토-조립질 모래-패각(貝殼 조개껍질)함유 중립질 모래-중조립질 모래-자갈함유 조립질 모래-중립질 모래-세립질 모래 그리고 하부의 불투수성 점토 지층으로 구성되어 있는데 전체 심도는 약 5m정도의 얕은 우물로 여름철의 지하수위는 지표면 아래로 약 2m에 위치하고, 겨울철에는 3m정도로 내려간다.

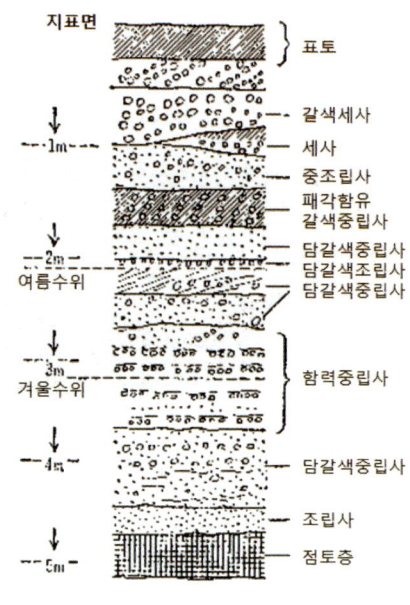

이 지역 주변에는 물 맑기로 유명한 '롯고산(六甲山)'이 있는데 빗물이나 지표를 통해 지하로 침투된 지하수는 화강암과 인회석으로 구성된 이 산의 지층을 통과하면서 칼슘이온(Ca^{-2}), 마그네슘이온(Mg^{-2}), 인산(PO_4^-), 칼륨이온(K^+)을 함유하게 된다. 특히 인산과 칼륨은 효모의 증식을 촉진시켜 알콜로 변환시키는 양분으로서의 역할을 한다.

이 지하수는 외부로 유출되면서 인근의 2개 하천에 흘러들어 하천의 바닥을 복류하여 우물에 유입되는 과정에서 산소와 철분을 함유하게 되는데, 산소는 철분을 산화시켜 산화철을 형성하나 이는 본 지층 중상부에 있는 패각(貝殼)층을 통과하면서 제거된다. 패각층의 칼슘은 쌀의 녹말을 당화시키는 누룩곰팡이의 원활한 작용을 촉진시킨다. 그리하여 이 물은 완속 여과의 원리에 따라 정수되고 양수하여 사용한다. 또한 인근의 바닷물에 의한 영향으로 염분이 공급되는데 이 염분은 술을 만드는데 상승적인 효과를 내고 있다. 그러나 반면에 불소는 술이 누렇게 되게 하거나 냄새를 발생시킬 우려가 있는 성분이다.

일본 내 양조용수의 성분을 비교한 표에 의하면 이 지역의 물은 타 지역(65종 평균)의 물에 비해 다음과 같이 수질특성이 차별화되어 있음을 알 수 있다.

일본 양조용수의 성분비교
* 단위 : mg/l (pH제외)

- 중성이다
  (타 지역은 산성)
- 칼슘, 칼륨 농도가 높다
- 인산 농도가 매우 높다
- 철 농도가 낮다
- 오염성분 농도가 낮다

성 분	宮水평균	65종 평균	성 분	宮水평균	65종 평균
pH	6.98	6.71	P	2.275	0.187
증발잔류물	301.4	255.9	Mn	24.32	25.43
Si	11.49	10.45	Cl	31.77	46.11
Fe	0.0023	0.0061	유리CO_2	14.59	11.46
Al	0.262	0.295	결합CO_2	49.73	26.18
Ca	37.16	27.15	NH_4-N	0.0056	0.0165
Mg	5.61	6.97	NO_3-N	3.57	5.33
K	16.69	11.92	NO_2-N	0.0114	0.0256
Na	32.13	32.12	$KMnO_4$소비량	5.07	5.24

이 니혼슈는 쌀+누룩+물을 발효시키고 걸러서 제조되는 술로서, 함께 사용되는 부재료로는 포도당, 물엿, 호박산($C_4H_6O_4$), 구연산, 아미노산, 젖산, 알코올이 있다. 일본의 아키다(秋田) 지방이나 니이카타(新潟)지방의 술은 단맛이 나는 연수를 사용하고, 앞에서 말한 '나다(灘)'지방은 '미야미즈(宮水)'의 경수를 사용한다. 근래 들어서는 연수를 사용하는 술에 대한 인식에 관심을 가지는 경향도 나

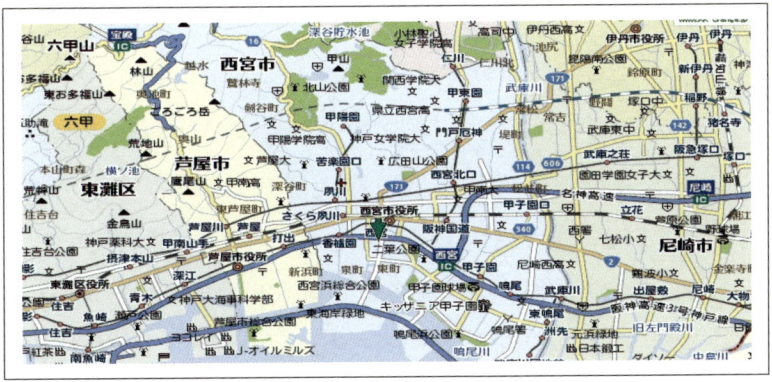

가운데 화살표가 '미야미즈'. 왼쪽 상단에 '롯고산'이 보인다.

타나고 있다. 물에 망간이나 철이 포함되어 있으면 술의 색깔과 향, 그리고 맛에 나쁜 영향을 미친다. 일본의 '니혼슈(日本酒)'든지 한국의 '막걸리'든지 우선은 근본적으로 좋은 원료가 좋은 상품을 만드는 원동력이 된다는 것을 부인할 사람은 없을 것이다. 즉 "맛있는 술은 맛있는 물에서 나온다."고 하는 것은 기본적 불변의 진리이다.

물속의 칼륨은 쌀을 알코올로 변화시키는 효모의 영양소로서 촉진제의 역할을 하고 있고 칼슘은 전분을 당으로 변화시키는 누룩곰팡이의 작용효과를 높인다. 따라서 쌀을 씻기 위한 물이나 쌀을 찌기 위한 증기용 물, 그리고 알코올의 희석수 모두 양질의 물을 사용하는 것이 물로 할 수 있는 최고의 수단이다.

우리 한국에서 가장 많이 즐기는 소주는 80%의 물에 주정(酒精)인 알코올과 탄소, 그리고 설탕, 포도당, 구연산, 아미노산류, 그리고 솔비톨이나 무기염류가 첨가물로써 함유된다. 95%의 주정(酒精)을 물로 희석하여 40% 전후로 조절하고 이에 0.05~0.15%선의 첨가물을 첨가한 뒤 여과를 하고 물을 섞으며 제품화한다. 양조용수로서 유용한 성분인 인(P)은 누룩의 영양원으로서 증식을 촉진시키는 작용을 하나, 철(Fe)은 수산화물을 형성하면서 물속에서 분리되어 나와 색도를 높이고 향기와 맛을 파괴한다.

$$Fe^{+2} + 2OH^- \rightarrow Fe(OH)_2 \quad : 불용성으로 변함$$

BC 7,000~5,000년 경 문명의 발상지였던 이집트와 메소포타미아지방의 와인 저장실이 발견되는 것으로 역사를 짐작하게 할 수 있는 와인 역시 좋은 물에 좋은 품종의 포도가 만들어 낸 지역적인 상품가치가 높은 알코올 음료이다.

　위스키는 보리, 라이보이, 옥수수 등의 곡류를 맥아의 효소로, 전분(澱粉) 같은 다당류를 분해하여 2당류나 단당류로 변화시키는 당화(糖化)작용을 통해 발효, 증류한 후 통 속에서 숙성시킨 술이다. 원료와 증류방법에 따라 '몰트'와 '그레인'으로 분류되는데, '몰트'는 보리 만을 원료로 단식(單式)증류장치를 사용하고 '그레인'은 주로 라이보리나 옥수수를 주원료로 하여 연속식(連續式)증류장치를 사용한다. 또 이 둘을 섞어 여러 맛으로 다양하게 제품화하고 있다.

　그 외에도 산지의 차이에 따라 분류되기도 하는데, 맥아를 이탄(泥炭)으로 훈증(薰蒸)함으로써 독특한 향을 가미한 스코틀랜드의 '스카치(scotch whisky)'나 옥수수를 주원료로 한 미국의 '버본(bourbon whiskey)' 같은 것이 유명하다.

註 : 스카치 위스키, 캐나디언 위스키, 재팬 위스키에는 보통 'whisky'라고 쓰고 아이리쉬 위스키, 버본 위스키, 테네시 위스키에는 보통 'whiskey'로 영어 철자를 쓴다.

　위스키에 물을 타서 마시는 '미즈와리(水割り)'는 일본에서 발상되어 국제적으로 굳어진 공식 단어로 기본적인 혼합 농도는 위스키 1에 대해 물 2.5의 비율이 적합하다고 한다. 물은 위스키의 맛과 향이 손상되지 않는 연수를 사용한다. 그러나 덜 숙성된 위스키의 경우에는 경수로써 풍미를 더하기도 한다.

　수돗물은 끓여서 식혀 냉장고에 차게 넣어 두었던 것을 사용해도 좋으나 미네랄워터는 경도가 극히 낮은 것을 사용하도록 권한다. 맛있다고 느껴지는 온도는 0~12℃ 정도이다. 그래서 얼음을 넣게 되는데 이 때의 얼음은 수돗물의 얼음 보다는 시중에 판매되고 있는 위생적인 각 얼음을 쓰는 것이 무난하다. 얼음을 잔에 넣고 위스키를 따른 후 10회 이상 머들러(muddler)로 휘저은 다음 녹은 만큼의 얼음을 다시 채우고 물을 부어 가볍게 3회 정도 섞는다.

　사실 위스키 종류의 수분 함량은 높은 알코올 함유로 인해 60%를 조금 상회하는 정도에 지나지 않고 100그램 1잔을 마실 때의 열량 에너지는 약 250kcal로 매우 높은 편이다. 미네랄이나 비타민은 거의 없는 것과 다름없다. 그렇기 때문에 위스키를 마실 때는 반드시 물이나 얼음으로 희석 시켜 음용하는 것이 음주 후 나타나는 숙취를 감소시킬 수 있고 다이어트의 역효과를 최대한 방지할 수 있으며 신체에 나타나는 가장 위험한 후유 증상인 탈수를 다소나마 방지할 수 있다. 세계 유수의 위스키의 증류소는 좋은 물이 있는 곳에 세워져 있다. 역시 위스키의 맛은 바로 물맛에 좌우되고 있다는 것이다.

3-6. 미네랄워터

　시간을 거슬러 올라가 1976년은 한국에서 생수인 '먹는샘물'이라는 명칭을 가진 미네랄워터의 역사가 시작된다. 당시 주한외국인 및 대외 수출용으로만 허가되었고 국내의 시판은 되지 않았으며, 따라서 돈 주고 물을 사먹는다는 것은 상상조차 할 수 없었던 것이 우리의 경제 수준이었다. 이러했던 생수(먹는샘물)가 우리 곁에 가깝게 다가온 것이 1995년 '먹는물관리법'이 제정되면서이다.

　이에 앞선 1994년 3월 8일 대법원에서는 "먹는샘물의 국내 시판을 금지하는 것은 국민의 행복추구권과 직업선택의 자유를 침해하는 것이다."고 위헌판결을 내리게 되면서 먹는샘물의 국내 판매가

합법화 될 수 있는 기틀을 만들게 되었다. 우리가 소위 '생수' 또는 '광천수' 등으로 불러왔던 '식수용의 포장된 생수'가 곧 '먹는샘물'이라는 이름으로 법적으로 공식화되어 등장한 것이다. 일반적으로는 아직도 '생수(生水)'라는 명칭이 일반인들에게 더 친숙한 이 '먹는샘물'은 보편적으로 **PET**병이나 **PP**용기 또는 **PC**용기에 병입(甁入)하여 판매되고 있다.

註 : PET(polyethylene terephthalate), PP(polypropylene), PC(polycarbonate)

"그렇다면 이 물이 아니면 모두가 '사수(死水)'이냐"는 논란 때문에 명칭문제가 아직도 정착되지 못한 분위기 속에서 연세대학교의 모 교수는 모두 '지하수'로 통일하여 명명할 것을 주장하고 있기도 하다. 생수의 시판 초기에는 이런 기우와 같은 명칭의 토론과 위화감 조성, 우리 자원의 수출문제 등이 맞물려 난관을 겪어왔으나 이제야 조금씩 자유 경쟁과 자체 품질의 향상 등 자율화가 진행되면서 2009년 들어서는 관계법 개정을 통해 그동안 금지해 왔던 지상파 TV광고를 허용하기에 이르렀다. 본 책에서는 일반 독자들이 쉬 이해할 수 있도록 '생수'라고 하는 단어나 '미네랄워터'라는 단어를 혼용하여 사용하고자 한다. 생수 또는 미네랄워터의 상품의 라벨 표기 구분명칭은 한국과 유럽, 일본이 다른 기준을 정하고 있다.

한국 : 먹는물관리법(환경부, 1995년 제정)		
먹는샘물	암반대수층내의 지하수 또는 용출수	물리적 처리
먹는염지하수	염분 등의 함량이 2,000㎎/ℓ 이상인 암반대수층안의 지하수	물리적 처리
유럽의 분류기준 : CODEX		

보틀드 워터	내츄럴 미네랄 워터	특정 수원에서 채수된 지하수	-살균처리하면 안됨 -공기관의 심사,승인 필요 -인체에 유익한 미네랄을 일정량 함유할 것 -미네랄밸란스가 좋을 것 -수질오염방지를 위해 채수지 주변을 항상 환경 보전할 것 -우물에서 직접 채수하여 첨가물을 넣지 않고 병입할 것
	스프링 워터	특정 수원에서 채수된 지하수중 지하체류 또는 이동 중 지층내의 무기염류가 용해된 것	우물에서 직접 채수하여 첨가물을 넣지 않고 병입할 것
	프로세스트워터	미네랄워터	가공된 물. 열처리나 여과 등 사람의 손을 거친 것.
일본 : 미네랄워터류 품질표시 가이드라인(농림수산성, 1990년 제정)			
내츄럴 워터	내츄럴 워터	특정 수원에서 채수된 지하수	여과, 침전 및 가열살균이외의 물리적, 화학적 처리를 하면 안됨
	내츄럴 미네랄 워터	특정 수원에서 채수된 지하수중 지하체류 또는 이동 중 지층내의 무기염류가 용해된 것	
미네랄워터		내츄럴미네랄워터와 같음	여과, 침전 및 가열살균외 다음의 처리를 한 것 -둘이상 원수 혼합 -미네랄성분 미세조정 -폭기 등
보틀드워터		내츄럴미네랄워터와 같음	여과, 침전 및 가열살균외 원수의 본래성분을 크게 변화시켜 처리한 것
		그 외, 원수가 지하수가 아닌 것 (순수, 증류수, 수돗물 등)	단, 식품위생법에 기준한 살균이 필요

한국내의 생수는 모두 경도가 0~100mg/ℓ 범위에 있는 연수에 속하나, 세계적으로 이름난 생수, 즉 미네랄워터는 산지에 따라 경도가 매우 다양하게 나타나고 있다.

■ **경도(硬度) : 300mg/ℓ 이상**

뷔텔(1)(Vittel : 프랑스) 307mg/ℓ

뷔텔(2)(Vittel : 프랑스) 649mg/ℓ 註 : 2종류로 구분 출시됨

콘트렉스(Contrex : 프랑스) 1468mg/ℓ

페리에(Perrier : 프랑스) 400mg/ℓ

산 펠레그리노(San Pellegrino : 이탈리아) 734mg/ℓ

옥시가이저(OXYGIZER : 오스트리아) 경수

쿠르마이욜(Courmayeur : 프랑스) 1612mg/ℓ

게롤슈타이너(Gerolsteiner : 독일) 1313mg/ℓ

스타아틀 화친겐(Staatl Fachingen : 독일) 500mg/ℓ

윌로우(willow : 영국) 342mg/ℓ

수이오(SUIO : 이탈리아) 515mg/ℓ

보르섹(BORSEC : 루마니아) 1237mg/ℓ

엘리사베텐 쭈엘레(ELISABETHEN QUELLE : 독일) 358mg/ℓ

마토니(MATTONI : 체코) 321mg/ℓ

바도와(BADOIT : 프랑스) 815mg/ℓ

오렛차(OREZZA : 프랑스) 6647mg/ℓ

아이스버그(ICEBERG : 이탈리아) 427mg/ℓ

아주라(AZZURRA : 이탈리아) 355mg/ℓ

갈바니나(GALVANINA : 이탈리아) 427mg/ℓ

갈바니나 블루(GALVANINA Blue : 이탈리아) 427mg/ℓ

샤텔동(CHATELDON : 프랑스) 1150mg/ℓ

엔징거 구루메(Ensinger GOURMET : 독일) 1874mg/ℓ

골든 서클(golden circle : 호주) 경수

슈엡스(Schweppes : 호주) 경수

븻시(VICHY : 프랑스) 경수

훼라렐레(Ferrarelle : 이탈리아) 1013mg/ℓ

솔레(SOLE : 이탈리아) 394mg/ℓ

바뜨빌레르(VATTWILLER : 프랑스) 800mg/ℓ

아폴리나리스(Apollinaris : 독일) 683.6mg/ℓ

토니슈타이너(TONISSTEINER : 독일) 1019mg/ℓ

아쿠아 마돈나(ACQUA della MADONNA : 이탈리아) 823mg/ℓ

하이드록시다제(hydroxydase : 프랑스) 1505.75mg/ℓ

■ 경도(硬度) : 100~300mg/ℓ

에비앙(1)(Evian : 프랑스) 270mg/ℓ

에비앙(2)(Evian : 프랑스) 296mg/ℓ

산 타니올(Sant Aniol : 스페인) 299mg/ℓ

파라디조(PARADISO : 이탈리아) 290mg/ℓ

라우퀜(LAUQUEN : 알젠틴) 100mg/ℓ 이상

나티아(NATIA : 이탈리아) 110mg/ℓ

말름버그(MALMBERG : 스웨덴) 175mg/ℓ

말라베야(Malavella : 스페인) 157mg/ℓ

오고(OGO : 네델란드) 164.6mg/ℓ

휠레테(Filette : 이탈리아) 193mg/ℓ

이스키레(ISKILDE : 덴마크) 185.4mg/ℓ

보다보다(VODAVODA : 세르비아) 중경수

산카씨아노(S.CASSIANO : 이탈리아) 221mg/ℓ

산 페리오(SAN PERRIO : 카나다) 중경도

로케타(ROCCHETTA : 이탈리아) 161mg/ℓ

미네랄레(MINERALE : 남아공) 중경수

마아룸(Maarum : 덴마크) 157mg/ℓ

이올리 휘지(IOLI Fizzy : 그리스) 264mg/ℓ

파라비소 그라르지아(PARAVISO QVARZIA : 이탈리아) 204mg/ℓ

아쿠아 클라시크(Aqua CLASSIQUE : 남아공) 중경수

마니바(MANIVA : 이탈리아) 113mg/ℓ

힐던(HILDON : 영국) 249mg/ℓ

글렌이글스(GLENEAGLES : 영국) 중경수

코이분말라(KOIVUNMAHLA : 핀랜드) 240mg/ℓ

화리스(FARRIS : 노르웨이) 196mg/ℓ

티난트(TY NANT : 영국) 102.2mg/ℓ

산 베네데토(SAN BENEDETTO : 이탈리아) 중경수

아쿠아 판나(ACQUA PANNA : 이탈리아) 108.4mg/ℓ

하이랜드 스프링(HIGHLAND SPRING : 영국) 121.5mg/ℓ

피지워터(FIJI Water : 피지) 105mg/ℓ

■ 경도(硬度) : 0~100mg/ℓ

볼빅(Volvic : 프랑스) 50mg/ℓ

크리스탈가이저(CRYSTALGEYSER : 미국) 38mg/ℓ

보스(VOSS : 노르웨이) 22mg/ℓ

마사휘(masafi : 아랍에미리트공화국) 87mg/ℓ

카브레이노아 우니카(Cabreinoa Unica : 스페인) 96mg/ℓ

빗치 카탈란(VICHY CATALAN : 스페인) 82mg/ℓ

휀(VEEN : 핀랜드) 8.68mg/ℓ

아쿠아페니카(Acua Fennica : 핀랜드) 14mg/ℓ

아쿠아도르(Aqua d'Or : 덴마크) 63mg/ℓ

스페이사이드 글렌리베트(SPEYSIDE GLENLIVET : 영국) 37mg/ℓ

알바(Alba : 이탈리아) 32mg/ℓ

디사이드(DEESIDE : 영국) 22mg/ℓ

로레타나(LAURETANA : 이탈리아) 5.5mg/ℓ

베소야(BEZOYA : 스페인) 연수

베르니나(BERNINA : 이탈리아) 22mg/ℓ

와이슬러(WHISTLER : 카나다) 24mg/ℓ

휘우지(FIUGGI : 영국) 70mg/ℓ

아이스 에이지(ICE AGE : 카나다) 1.18mg/ℓ

노르워터(norwater : 노르웨이) 연수

노르드워터(Nord Water : 핀랜드) 59mg/ℓ

후지(富士)미네랄워터(일본) 87mg/ℓ

아퀴(AQUI : 스위스) 연수

람로자(RAMLOSA : 스웨덴)   7.5mg/ℓ

수루지바(Surgiva : 이탈리아)   연수

몬다리쓰(MONDARIZ : 스페인)   42.6mg/ℓ

카브레이로아(CABREiROA : 스페인)   50mg/ℓ

아이스 블루(Ice Blue : 아이슬랜드)   24mg/ℓ

보르가(Borga : 스웨덴)   9mg/ℓ

등이 있다.

 상기 제품들은 생산 시기에 따라 경도를 약간씩 달리하기도 하는 제품도 있음을 감안해야 한다. 일본의 경우도 한국과 마찬가지로 미네랄워터는 모두가 연수로서 경도(硬度) 0~100mg/ℓ의 범위 내에 속하고 있다.

 초경수(超硬水)에 속하는 콘트렉스(Contrex) 같은 제품은 쓴 맛이 강해 습관이 안 된 사람은 마시기 쉽지 않다. 그러나 최근 들어서는 변비로 고생하는 이삼십 대의 젊은 여성들이 자주 찾아 음용하기도 한다.

 만약 칼슘을 미네랄워터만으로 체내에 보급을 한다고 하고 성인에게 하루에 필요한 칼슘 섭취량을 600mg이라고 하면 수입 미네랄워터인 '뷔텔(Vittel)'의 경우 307mg/ℓ의 경도를 가지므로 칼슘은 90mg/ℓ 정도이나 실체로 체내에서 흡수되는 양은 그 1/2에 해당하는 45mg/ℓ 정도로써 미네랄워터 13ℓ를 섭취해야 한다. 따라서 경도 30~40mg/ℓ인 연수라면 하루 40ℓ의 미네랄워터를 마셔야 하고, 경도 1468mg/ℓ의 '콘트렉스(Contrex)와 같은 '초경수'는 1.2ℓ의 미네랄워터를 섭취해야 하는 셈이 된다.

　국내에서는 경도를 500㎎/ℓ이하로 규정하고 있기 때문에 외국의 생수들은 수입시 경도를 낮추어 들여오고 있다. 다만 해양심층수에 한해서는 1,200㎎/ℓ까지 허용되어 있다. 이런 형평성 때문에 최근 이 경도에 대해서는 국가경쟁력 강화와 소비자가 필요에 따라 선택 사용할 수 있도록 하여야 한다고 하는 전문가들의 목소리가 높아지고 있다.

　미국과 유럽에서는 미네랄워터의 원료인 물에는 원래 탄산이 들어 있는 것으로 간주하여 미네랄워터라고 하면 '탄산수'를 가리키기도 한다. 탄산수에는 피로물질(疲勞物質)을 분해하는 물질이 들어 있다. 그 대표적인 예로서 이탈리아의 '산펠레그리노', 프랑스의 '페리에', 그리고 노르웨이의 '보스' 같은 종류가 유명한데, 탄산수를 차게 하지 않고 상온에서 마시면 텁텁한 맛을 내기 때문에 일상적으로 탄산수를 마시지 않는 우리들 입맛에는 대체로 맞지 않는 것 같다. 소화기 계통의 전문의에 의하면 이 탄산가스가 소화에 도움이 되지는 않으며 오히려 위의 압력으로 위와 식도 사이의 괄약근이 약해져서 '역류성 식도염'이 생길 우려가 있다고 한다. 한편 '가스가 없는' 미네랄워터에는 무탄산 '산펠레그리노'나 '에비앙'처럼 원래 탄산을 함유하지 않는 물을 이용한 것들이 있다.

　예전에는 단순히 풍미(風味)가 좋은 물로서 판매되었던 미네랄워터에 있어서 최근 들어 바나듐이 당뇨병 억제효과가 있다고 하여 이 바나듐을 함유하는 지하수가 건강식품의 한 종류로 판매되기도 한다. 그렇지만 이 바나듐의 당뇨병억제 효과에는 명확한 근거가 없고 어디까지나 "그렇다는 설이 발표되었다"라는 정도의 단계에서 아직 예의 주시하고 있을 뿐이다.

 미네랄워터가 급속히 보급된 주요인은 가볍고 깨지지 않으며 휴대에 간편한 PET병이 범용적으로 보급되면서부터이다. 하지만 이 PET병은 미세하게 수증기를 투과시키는 성질을 가지고 있기 때문에 오랜 시간이 경과하게 되면 결국은 안에 들어 있는 물이 장기적으로 아주 조금씩 증발하게 된다는 것이다. 그래서 국내 생산품에서는 찾아보기 어려우나 장기 보존형 미네랄워터나 컬렉션을 위한 목적의 미네랄워터로서 유리병에 병입된 수입산을 구하기도 한다. 주로 사용되는 PET용기를 통해 검출될 수 있는 유해 성분으로는 2급 발암성 성분인 아세트알데히드(acetaldehyde)와 안티몬(Sb)이 있는데 아세트알데히드는 PET병의 성형 온도에 따라 나타나게 되며 보관 온도 등에 따라서도 검출될 수 있다. 이는 PET병 성형 시 사용된 촉매제가 잔류하여 나타나는 것으로 알려져 있다.

 일본의 경우는 우리의 '생수'와는 그 원천의 개념이 달라 소위 살균만 되면 얼마든 병에 넣어 시중에 판매할 수 있게 되어 있는 것이 특징이다. 일본의 미네랄워터류 제조 기준에서 '가열살균(加熱殺菌)'을 함에 있어 '85℃로 30분 가열한 것과 같은 양의 열량을 가(加)한다'라고만 되어 있어 실제 제품은 90℃로 30분간 가열한 것도 있는가 하면 100℃로 수 분 가열한 것 등 제각각이다. 따라서 물을 선택할 때에는 병에 붙은 라벨에 표시되어 있는 품질표시를 잘 참고하여 선택하는 것이 현명한 방법이다.

 특히 중동지역에서 병에 든 물을 사먹을 때는 라벨에 쓰여진 내용을 잘 보고 구입하는 것이 중요하다. 대부분 영어가 함께 기재되어 있기 때문에 아랍 글자를 몰라도 개략적인 판단은 가능하다. 그

지역의 병입수에 있어서 간혹 지하수가 원수인 경우도 있으나 대부분이 해수를 담수화하여 병에 담은 물로서 미네랄 성분을 인공적으로 첨가시키고 있다. 그 라벨에는 대부분 'bottled drinking water'라고 쓰여 있거나 특별히 기재하지 않은 것도 있다.

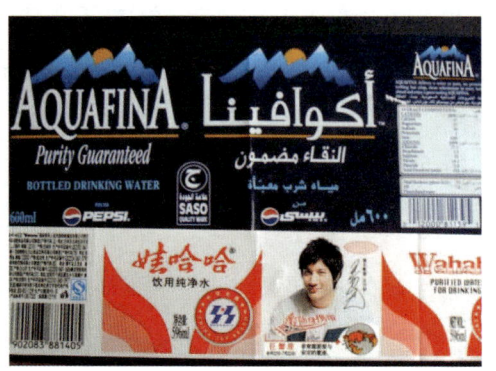

중국에서는 병에 든 물의 가격이 천차만별이다. 물론 생산시설이나 기술에서 큰 격차가 있기 때문이다. 수년 전 중국 생수공장의 인수 운영 문제로 소개를 받아 연길(延吉)시의 어느 허름한 생수공장을 방문했을 때 지하에서 용출되는 물을 비위생적인 물탱크에 받아두었다가 이를 직접 손으로 병에 넣고 봉입, 출고하고 있는 것을 볼 수 있었다. 지금 중국에서 고가임에도 잘 팔리고 있는 제품들은 대부분 외국자본과 기술로 선진화 제품생산이 되고 있는 브랜드들로서 확실히 물의 맛도 달리 느껴진다. 싼 값에 사서 마시려다 한 모금 입에 머금었다가는 기름 냄새 때문에 그냥 뱉어 내버렸던 경험도 있었다.

중국의 병입수에는 라벨에 미네랄 성분의 표시가 되어 있는 것도 많이 있고 또 쓰여 있지 않은 것도 꽤 많다. 특히 중국의 대표적인 생수 브랜드인 「와하하(娃哈哈)」의 라벨에도 그 내용은 나타나 있지 않다. 내용량 500㎖ 정도의 생수병의 규격도 매우 다양하게 출시되어 있다. 500㎖, 550㎖, 596㎖, 600㎖ 등등. 그러나 그보다 작은 병은 350㎖로 대부분 동일한 규격으로 시판되고 있다. 라벨을 통해 알 수 있는 미네랄의 함량에 대한 표기도 주의를 기울여서 관찰하여야 한다.

㎎단위로 표시되어 있는 미네랄 성분의 함량 기준량이 '리터당(ℓ当)'으로 되어 있는 것은 한국, 중동지역 그리고 '천양천(泉陽泉)'을 포함한 중국의 일부 제품들이고 '100밀리리터당(㎖当)'으로 되어 있는 것은 유럽, 일본 그리고 '농부산천(農夫山泉)' 을 포함한 중국의 일부 제품들이다. 10배의 함량 차이가 나는 기준 단위이므로 이 역시 함량 표시에 유의해야 한다.

오래전부터 미네랄워터의 본고장으로서 마시는 물에 대한 관심이 높은 유럽지역에서는 1919년 이탈리아가 가장 먼저 미네랄워터의 관계 법령이 제정되었으며 이 법은 미네랄워터의 인허가를 위해 '의학적 효능의 임상 조사'와 '화학적 성분분석'을 필요로 하게 됨에 따라 지금은 통일 기준이 된 CODEX규격을 정하여 EU(유럽연합)의 엄격한 생산 품질이 유지되어 왔는데 원천(源泉)은 원칙적으로 오염으로부터 완전히 보호되고 있어야 하고 총 생균(生菌)의 수를 엄격히 기준 이하로 한정함으로써 천연의 상태에서 소위 오염으로부터 보호되어 있음을 증명하도록 하고 있다. 따라서 이 조건을 확실시하기 위해 우리나라의 생수에 대한 '먹는샘물 환경영향조사' 처럼 지층, 지질, 수온, 유수량(流水量), 원천보호의 증명, 방사성 화학물질이나 대장균 및 병원성미생물이 존재하지 않는다는 것을 증명하여 제출토록 하고 있다. 그리고 '미네랄워터'의 명칭이 붙는 것은 어떤 종류든 아무런 살균처리도 하지 못하게 의무화하고 있으며 다음과 같은 기준을 정해 놓고 있다.

- 생균수의 변화가 발생할 수 있는 어떠한 살균처리나 성분의 첨가도 금지한다.
- EU 각 나라의 공중위생 관할기관의 평가 및 심사와 승인이 있어야 한다.
- 유익한 미네랄 성분을 일정량 함유하고 있어야 한다.
- 그 미네랄 밸런스가 양호해야 한다.
- 자연 상태의 변동 범위내에서 물의 성분, 온도 등 본질적 성질이 안정적이어야 한다.
- 취수원 부근에 대하여 항시 환경보전을 유지하여야 한다.
- 지하수를 직접 취수하여 첨가물을 첨가하지 않고 용기에 병입 시킨다.
- 같은 수원의 물을 둘 이상의 명칭으로 판매해서는 안 된다.
- 과학적 근거가 증명되면 물의 효능을 표시해도 좋다.

 이 처럼 우리나라는 일본처럼 수돗물의 대용품 정도로 생각하는데 반해 유럽에서는 신체에 안전한 물, 건강을 해치지 않게 하기 위한 물로 자리 잡고 있다. 이는 미네랄워터의 의학적인 효능과 건강에 관련된 연구를 오랜 예전부터 지속해 오면서 '아쿠아테라피(Aquatheraphy)'라고 일컫는 요법이 성행되어온 있는 것을 보아도 잘 알 수 있다. 유럽지역에서는 영국을 제외하고는 수돗물에 대해서는 불신하고 있다. 대부분 바다가 없는 내륙지방에 위치하고 있어서 내륙에 발달된 하천은 상류에 있는 도시의 하수가 그대로 유입되고 있기 때문에 이로 인한 수돗물의 품질이 떨어지고 있는 까닭으로 수돗물에 대해서 '맛있고 안전한' 물이라는 개념은 희박하다.

한국이나 일본은 일반인에게 있어 '세균'이라고 하면 무조건 오염 또는 나쁜 균으로만 생각하려고 하는 경향이 있다. 된장, 간장, 김치 등 발효에 꼭 필요한 유익한 균을 일상생활에서 즐기고 있으면서도 물에 대해서는 무조건 세균이라면 없애야 한다는 관념이 굳어져 있다. 그렇기 때문에 유럽에서는 유해한 세균이 살지 못하는 환경으로부터 원수를 취수하여 소독 살균 없이 그대로 변질되지 않도록 병입하여 시장에 출시하고 있는 것이 특징이다.

수년 전 일본 어느 지방 현의 생활과학연구소에서는 프랑스에서 수입한 어떤 미네랄워터에 대해 "세균이 우글거린다"고 발표하여 논란이 된 적이 있다. 이 발표에 의하면 "병마개를 개봉했을 때 1 ㎖당 52~89마리의 세균이 들어 있었고 이를 20℃의 실내 온도에서 10일간 방치해 두었더니 2,650~약 2만 마리 정도로 증가했다."고 하였다. 덧붙여, "다행히 대장균이나 악성 병원균 같은 것은 발견되지 않았다."고 하면서, "세균 때문에 물이 썩어 복통이나 설사를 일으킬 가능성이 높다."는 것이었다. 그러나 이는 이후에 전문가들에 의해 반론되었다. 즉 '1 ㎖당 52~89마리의 세균'이라 함은 생산과정에서 '병마개를 막은 지 12시간이내에 1 ㎖당 100마리를 초과할 수 없다'고 하는 EU의 통일기준에 합치되는 것이고 더욱이 '대장균이나 유해한 잡균, 병원균은 발견되지 않았다'고 하는 것은 EU의 기준에서는 아무런 문제가 없는 것으로 결론지어 졌던 것으로서 무조건 살균하여 병입 판매하고 있는 일본으로서는 유럽의 미네랄워터에 대한 이해 부족이 낳았던 하나의 넌센스 에피소드였던 것으로 일단락되었다.

 전문가들은 회를 즐기는 일본인에 대해 이를 생선에 빗대어 이야기하기도 한다. 즉 생선을 보관했다가 회로 먹을 때 그 생선을 살균하느냐는 것이다. 재미있는 비유가 아닐 수 없다. 우리나라의 관계 법령에서도 '병입 후 4℃ 유지상태에서 12시간 이내에 검사'토록 규정하고 있다. 이쯤에서 대두될 수 있는 용어가 바로 '유통기한'이라는 단어이다. 이 용어는 일본에서는 '상미기한(賞味期限)'이라고 하고 있다.

註 : 일본에서 '상미기간'이라고 함은 변질이 비교적 더딘 식료품을 포장상태 그대로 정해진 환경에 놓아 둔 상태로 제조자가 안전성이나 맛 또는 풍미 등 전체적 품질유지를 보증하는 기한을 나타낸 것이며, 제조일을 포함하여 5일 이내에 급속한 품질저하가 확인되는 식료품에 대해서는 '소비기한(消費期限)'으로 표현하고 있다.

 우리나라에서는 생수(먹는샘물)가 생산되면 먼저 제조일로부터 6개월의 유통기한을 준다. 그리고는 제조업체의 필요에 따라 안정공급이 되면 지방자치단체를 통해 제품을 1년간 밀봉 보관하고 수질 등 테스트 확인 후 1년의 유통기한을 부여받을 수 있다. 또한 해외 수출 등을 위해 2년간을 밀봉 보관 테스트를 통해 2년의 유통기한을 받을 수 있다. 따라서 국내의 생수는 업체에 따라 유통기한은 6개월, 1년, 2년의 3종류가 생긴다. 이는 제품병의 라벨과 뚜껑에 인쇄되어 있는 것을 보면 확인할 수 있다.

 한편 일본의 경우 캔에 넣은 미네랄워터는 3년, 1.5리터나 2리터의 PET병에 넣은 미네랄워터는 2년, 그 외는 1년의 '상미기한'을 주고 있다. 중국은 12개월 또는 18개월의 기한(保質期)을 주고 있고 유럽의 경우는 대부분 2년의 유효(validity) 기간을 주고 있다.

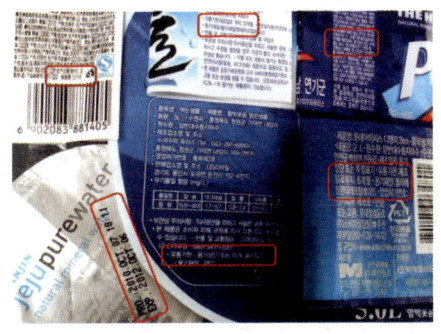

우리나라 생수제품의 라벨에 인쇄로 표기되는 내용으로는, 제품명 · 품목명 · 영업허가번호 · 유통기한 · 용량·수원지 · 원수원 · 제조원 · 판매원(따로 있는 경우) · 용기재질 · 고객상담실 연락처 · 무기물질함량표기 · 기타내용(반품 또는 교환장소, 주의사항) 들이 있다. 이 중 무기물질함량표기에 대하여 '표시기준고시'에 의거하면 '먹는샘물 등에 포함되어 있는 칼슘, 나트륨, 칼륨, 마그네슘 및 불소의 함량을 mg/L(ℓ)단위로 표시하도록 하고 있고 바나듐, 규소, 요오드, 인, 몰리브덴, 니켈, 구리, 아연, 망간, 셀레늄, 붕소, 크롬, 철, 염소의 함량을 mg/(L)ℓ단위로 3개 이내의 항목 및 함량을 표시할 수 있으며, 표시를 하려는 생산자는 표시하는 항목의 함량을 입증할 수 있는 해당 먹는샘물 등의 수질분석 자료를 시·도지사에게 제출하여야 한다. 함량표시는 각 관정(管井, 우물)별 원수사용량에 따라 최대치와 최소치로 표기할 수 있다.'고 고시하고 있다.

 따라서 지금 대부분의 국내산 생수는 표시하도록 되어 있는 5개 항목에 대해 '최소~최대치'로 표시해 두고 있다. 그러나 이 함량표시도 (사)한국소비생활연구원의 발표에 따르면 각 제품에 따라 최소치와 최대치의 범위가 천차만별이어서 어떤 제품은 칼슘 함량에서 그 차이가 40mg/ℓ을 넘는 것도 나타났고 원수의 허용 기준치가 2.0mg/ℓ인 불소에 있어서도 1.4mg/ℓ의 변화폭이 있는 매우 불안정한 수질의 제품도 있는 것으로 나타나고 있다. 또한 어떤 제품은 실제 샘플 실험 결과 표기와는 전혀 다른 값을 나타내기도 한 것으로 조사되었다.

오존처리를 하거나 가열처리를 한 경우에는 '천연광천수'라고 표기를 할 수 없게 되어 있다. 미국, 프랑스 및 일본 등에서는 내츄럴 미네랄워터에 pH와 경도의 규제가 없다. 따라서 앞으로는 해외 경쟁력을 위하여 규제를 없애거나 완화시키려고 제도화할 움직임을 보이고 있다. 동시에 현재 탄산의 함유 농도 허용 기준으로 되어 있는 0.1%도 완화할 예정으로 있다.

한편 생수 관계법을 잘 알지 못하는 소비자의 입장에서 보면 대형 할인점이나 백화점의 식품코너, 또는 대형 슈퍼마켓에 진열되어 있는 생수와 생수 비슷한 '혼합음료, 즉 기능수와의 구분이 쉽지 않은 것이 사실이다. 혼합음료는 생수(먹는샘물)가 아닌 일반적인 '먹는물'에 식약청이 제시하고 있는 '식품공전(食品公典)'에 나와 있는 '식품첨가물'을 첨가함으로써 '먹는샘물 허가'를 별도로 받지 않고도 병에 넣어 판매할 수 있도록 되어 있으면서도 생수와는 매우 비슷한 형태로 같은 장소에서 함께 판매되고 있으므로 선택 시에는 주의 깊게 확인해 볼 필요가 있다. '먹는샘물'이 아닌 경우에는 혼동할 수 있는 제품명인 '샘물', '생수' 등은 사용할 수 없도록 하고 있다. 일반 식품과 마찬가지로 '생수(먹는샘물)' 역시 라벨 표기를 찬찬히 잘 살펴보는 것이 중요하다. 유통기한의 경우, **PET**병의 특성상 보관 장소가 적정하지 않고 오래 방치되는 경우는 내용물인 '물'에 변질이 생길 수 있는 점도 유의하여야 할 것이다.

관세청에서 발표한 자료에 의하면, 2006년부터 2010년에 이르는 5년간 우리나라의 생수 수입액은 2.3배가 증가하였고, 생수 수출액은 2.1배가 증가하였다. 2010년도 평균 수입가격은 리터당 0.93달러로 원유 도입 평균 가격인 리터당 578원의 약 2배에 달한다. 그러나 국산 생수의 수출 가격은 수입산의 절반 수준인 리터당 0.43

연도	수입			수출		
	중량(톤)	금액(달러)	전년비 증감율	중량(톤)	금액(달러)	전년비 증감율
2006	5,674	3,489	20.7	7,336	2,879	-29.5
2007	7,308	5,208	49.3	7,453	3,698	28.4
2008	7,051	5,783	11.0	7,727	3,577	-3.3
2009	8,515	6,629	14.6	12,855	4,947	38.3
2010	10,060	7,891	19.0	17,936	6,021	21.7

달러에 그쳤다. 다만 2011년 3월 11일에 발생한 일본 후쿠시마지역의 지진 및 쓰나미 피해 복구에 국내 모든 생수가 수출되는 현상을 보이고 있어 2011년도에는 수출 물량과 금액 등이 크게 상승하고 있다.

수 입				수 출			
순위	국가명	수입량(톤)	수입액(달러)	순위	국가명	수출량(톤)	수출액(달러)
1	프랑스	8,333	6,190	1	일본	11,158	2,961
2	이탈리아	454	567	2	미국	2,167	1,048
3	피지	262	289	3	중국	389	280
4	미국	178	197	4	괌	814	260
5	독일	158	145	5	호주	338	143
6	캐나다	209	139	6	필리핀	366	139
7	노르웨이	51	96	7	홍콩	443	126

8	중국	136	45	8	인도네시아	246	109
9	일본	52	43	9	태국	158	85
10	영국	30	28	10	캐나다	143	74
11~	기타	197	150	11~	기타	1,783	798
합 계		10,060	7,891	합 계		17,936	6,021

미국 뉴욕주 북부의 '차파콰(Chappaqua)'시내 뒤편에 생수를 전문으로 판매하고 있는 '비아 제노바(Via Genova)'라는 카페가 생긴 것은 2006년. 이곳에서는 고전적이거나 특수한 생수 브랜드 등 80 여종의 고급 생수를 판매하고 있다. 또한 다양한 생수들의 맛, 특성, 병의 이미지를 함께 판매하고 있다. 프랑스 파리에 있는 초현대식의 패션디자인 부티끄인 '꼴레뜨(Colette)'의 지하에 100 여종의 생수를 판매하고 있는 '워터 바(water bar)'가 있어 유행을 쫓는 파리지엔느들에게 높은 인기를 끌고 있는 세계 워터 바의 1호점이고 미국 로스앤젤레스에서는 신종 직업으로 '워터 소믈리에(water sommelier)'인 '물감정사'가 등장하기 시작하였다.

아랍에미리트연합의 두바이에서 유명한 7성급 호텔인 '부르즈 알 아랍(Burj al arab)'에서는 요리에 어울리는 생수 조합을 추천하고 생수칵테일을 만들어 주는 워터 소믈리에를 고용하고 있으며, 가수 마돈나가 단골손님인 영국 런던의 '클래리지호텔(Claridges hotel)'의 워터 바나 '배스(Bath)' 지역의 '아쿠아 레스토랑(Aqua restaurant)&바'도 생수와 워터 칵테일로 유명한 명소로 알려져 있다. 중국의 샹하이에는 중국 최초로 '외국문화클럽(Foreign

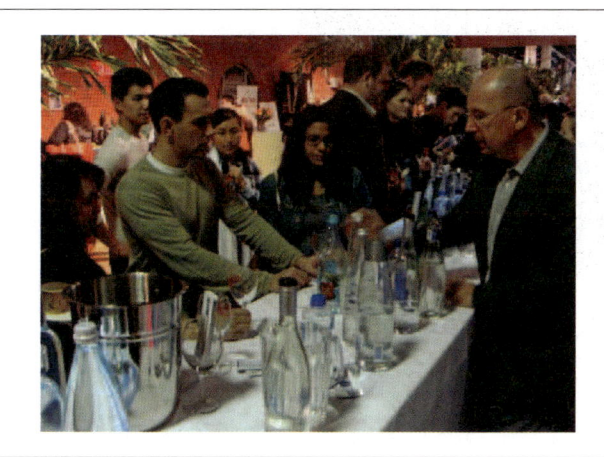

워터소믈리에의 미국 뉴욕 라이브이벤트

Culture club)'의 아쿠아 바가 생겨 웰빙을 추구하는 여성고객이 꾸준히 늘면서 붐을 일으키고 있기도 하다.

　한국에서도 일부 고급 레스토랑에서는 '워터 바'를 운영하면서 고급 생수를 진열해 놓고 손님의 기호에 따라 주문받은 생수를 커피의 물 등으로 내놓고 있다. 파크하얏트호텔의 레스토랑 '코너스톤'이나 서울 시청앞 플라자호텔의 이탈리안 레스토랑인 '투스카니'에서는 전문적인 '워터 소믈리에'를 통해 빙하수, 심층수, 탄산수, 미네랄 워터(먹는샘물) 등 전 세계의 진귀한 물 10여종을 내놓고 개인 취향이나 음식에 따라 어울리게 선택할 수 있는 조합을 제공하고 있다. 이런 물 한잔의 가격이 1만원을 넘는 고가(高價)인 것도 있다. CJ앤시티는 서울 마포구 상암동의 CJ E&M센터와 부산의 김해국제공항 및 해운대에 '건강한 물로 몸과 마음을 치유한다'는 컨셉트로 워터카페를 열었고 서울 남산의 '나오스노바', 청담동의 '테이크 어번'이나 '팔레드 고몽'과 같은 레스토랑에서는 물만을 따로

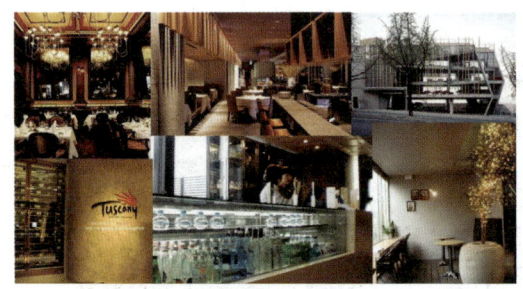

리스트해서 메뉴로 내놓기도 한다. 생수만을 전문으로 판매하는 카페도 생겨 삼성동 선릉공원 인근의 워터카페인 '노트랜스 워터'와 동일한 경영진이 운영하는 '몬드리안'에서는 세계 유명 생수와 기능성 물을 전문으로 판매하고 있다.

세계적인 생수들의 광고도 영화나 드라마에 삽입된 PPL광고를 통해 소비자를 자극하고 있다.

註 : PPL(products in placement)광고 : 게임, 영화나 드라마 등에 상품을 노출시키면서 간접적 효과를 노리는 광고.

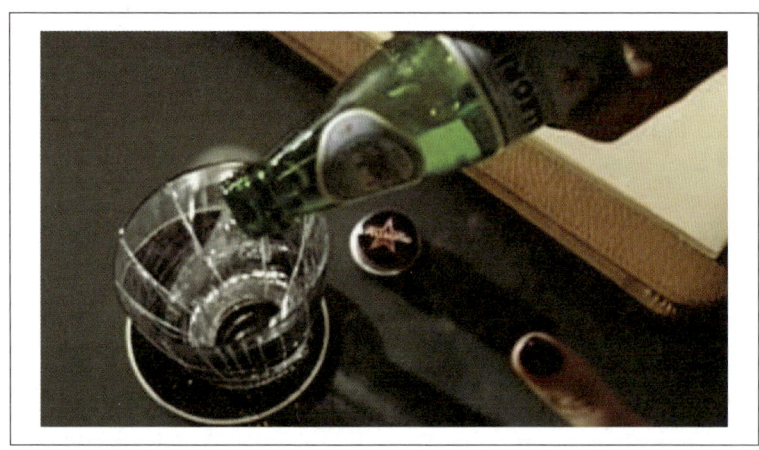

영화 '악마는 프라다를 입는다' 의 한 장면에 등장한 '산펠레그리노'

피지생수가 미국 드라마인 '위기의 주부들(Desperate housewives)', '섹스 앤 더 시티(Sex and the City)'와 'CSI 수사대(CSI)'에 파란 뚜껑의 사각 병모양으로 등장하여 높은 가격에도 불구하고 '에비앙'을 제치고 최고 판매고를 기록했고, '산펠레그리노'는 영화 '악마는 프라다를 입는다(The Devil Wears Prada)'와 '제리 맥과이어(Jerry Maguire)'에 모습을 나타냈다. 우리나라 경우 수돗물의 공급을 원활하게 추진하기 위하여 종합유선방송을 제외하고는 생수의 텔레비전 광고는 할 수 없도록 규제하고 있다.

북미나 유럽지역에서 국내에 수입해 오는 생수들은 선편으로 수송되는 약 30일의 기간 외 통관 시의 수질검사를 거쳐 시판되는 관계로 약 45~50일 정도의 시간이 걸린다. 그러므로 PET병입 생수의 유통기간인 6개월로 보면 수입과정에서 이미 약 2개월 정도 경과

■ 해외에서의 생활과 물의 경도
예전에 마시는 물이 바뀌어 설사를 한다든지 했던 경험은 없는지?
그 가장 큰 원인은 경도의 변화와 이에 적응하지 못한 우리의 몸에서 나타난 현상이다.
작은 국토 면적의 우리나라 안에서도 그럴진대 해외를 여행하게 되는 경우 자칫 몸 상태가 여행의 즐거움을 망치게 되는지도 모른다. 세계의 수돗물이나 하천의 물들의 경도를 판단하여 연수에 적응되어 있는 우리의 몸에 적합하게 적응하는 것이 바람직하다. 물론 국내에도 석회암 지층이 발달된 지역의 지하수는 매우 높은 경도를 나타내기도 한다.
  일본 : 대체로 100 mg/ℓ의 연수
    ※오키나와의 나하(那覇)시 수돗물은 300 mg/ℓ정도의 경수
  스페인 마드리드시와 네스호(湖) : 20 mg/ℓ이하
  스웨덴의 헬싱키시, 미국 샌프란시스코시 : 50~100 mg/ℓ
  인도의 뉴델리시, 라인강, 캐나다의 토론토시 : 150~200 mg/ℓ
  중국의 북경시, 영국 테임즈강, 이탈리아 밀라노시 : 300~500 mg/ℓ
  (여기서 도시는 수돗물을 의미한다)

해 버리는 셈이 된다. 물론 수질검사 결과 불합격인 때에는 반송되거나 폐기된다.

■ 미네랄워터를 마시는 이유와 마시지 않는 이유

우리나라에서는 아직 이러한 조사자료가 나와 있지 않으나 일본의 인터넷조사기관인 '인터와이야드(インタ-ワイヤ-ド)'가 일본 국내에서 조사한 결과를 살펴본다. 본 조사는 총 8,383명(남성 47.1%, 여성 52.9%)을 대상으로 9일간 실시된 것이다.

일본에서 미네랄워터를 마시고 있는 사람은 어떤 브랜드의 제품를 선호하고 있을까? 1위는 산토리천연수(남알프스)」로 16.5%이고 2위는 볼빅」으로 11.9%. 뒤를 이어 3위는 육갑(六甲)의 맛있는물」로 11.8%, 4위 알칼리이온의 물」(7.7%), 5위 「에비앙」(7.3%)로 이어졌다. 또 음용하는 사람들의 세대별로 보면 「볼빅」「에비앙」「크리스탈가이저」「콘트렉스」등 외국산 브랜드는 젊은 세대일 수록 많고 역으로 「산토리-천연수」「육갑의 맛있는물」「후지산의 바나듐천연수」는 세대가 높아질수록 많이 찾는 경향을 보이고 있다. 미네랄워터의 구입 시 가장 고려하는 면은 '가격'으로 가장 많은 58.9%를 차지하였고, 다음으로 「맛」(49.8%), 그 외 「경도」(27.8%) 「브랜드명이나 메이커」(20.5%)「용량」(19.7%)으로 나타났다.

어떻게 해서 미네랄워터를 마시게 되었는가? 하는 질문에 대하여, 「보통의 음료수로서 마신다」가 84.7%, 「커피나 차를 마실 때 사용한다」가 다음으로 27.1% 그리고 「약을 복용할 때 마신다」(23.9%)로 세대별로 보면 젊은 세대일 수록 「보통의 음료수로서」마시는 경향이 있고, 높은 세대일 수록 「미즈와리(독한술에 타서마시는 물)」로 마시거나 「커피나 차를 마실 때 사용」하는 사람이 많았다.

미네랄워터를 마시는 이유로는 「맛있고 마시기 쉬우니까」가 62.6%로 압도적으로 많고 「수돗물은 맛이 없으니까」(38.6%) 등 맛을 우선으로 꼽고 있고 그 외에도 「수돗물은 불안하니까」(37.5%)「미네랄이 풍부하니까」(30.6%)「안전하므로」(24.7%)로 이어졌다.

한편 미네랄워터를 마시지 않는 사람들의 이유로는 「가격이 높아서」가 단연 가장 많은 37.3%. 가격면이 구입시 가장 큰 요소가 되고 있었다. 그 외「물을 산다는 습관이 되어 있지 않아서」(34.1%)「정수기를 사용하고 있으므로」(32.4%) 「수돗물에 대한 불안이 없기 때문에」(25.6%)의 결과로 나타났다.

한편 일본 '야후(yahoo Japan)'의 조사에 의하면 여성에게 가장 인기 있는 브랜드는 「에비앙」, 이후에 마시고 싶은 브랜드는 「콘트렉스」로 나타났고, 남성에 있어서는 두 경우 모두 「육갑의 맛있는 물」로 나타났다. 또 스타일리쉬한 것으로 생각하는 브랜드는 「에비앙」「볼빅」「페리에」의 순이고, 미용과 건강에 좋을 것 같은 브랜드로는 「콘트렉스」「에비앙」「기린 알칼리이온의 물」의 순으로 조사되었다.
　또한 미네랄워터에 대한 자유로운 의견 피력에서는 「가격이 높다」「맛의 특징이나 산지등에 대한 설명이 적다」고 하는 소리가 높았고 또 「물에 많은 돈을 지불하고 싶지 않다」는 의견이 있는가 하면 「미네랄워터는 필수품, 보다 대용량의 상품이 나왔으면 좋겠다」는 의견도 있었다.

4. 물로 지키는 건강

약은 입을 통해 목으로 넘겨지면 식도와 위를 거쳐 십이지장을 지나면서 혈관과 혈액을 통해 몸의 구석구석을 순환한다. 그리고 질병치료를 위한 처방약은 모두가 어느 정도의 부작용은 가지고 있다고 해도 과언이 아니다. 그래서 약은 순환하는 동안 신장과 간장 그리고 세포에 어느 정도의 손상을 가져온다. 이러한 부작용은 모두 혈액과 연관되어 나타난다. 혈장은 94%의 물로 되어 있기 때문에 물의 상태가 곧 혈장의 상태를 나타내게 되므로 물이 약을 대신할 수 있다면 약으로서의 물의 역할은 매우 중요하다고 하겠다.

의사를 포함하여 의학과 약학계 전문가들은 반드시 기본적인 약으로서의 물에 대해 우선적으로 잘 알고 있어야 함에도 우리나라는 아직 그렇지 못하다. 유럽에서는 의사가 국가고시를 치르기 전에 온천 등 용수(湧水)를 이용하여 질병을 치료하는 학문인 '수치요법(水治療法, hydrotherapy)'을 하나같이 배우도록 하고 있어 '수치요법(水治療法)'의 전문의가 되기 위해서는 의사의 자격을 취득한 후 대학에서 5~6년간 지학(地學)이나 과학 전반을 배우고 나서 '수치요법의학사'의 국가자격시험을 치러야 하게 되어있는 것으로도 물이 곧 약이고, 의료술이라고 보고 있는 것이다.

4-1. 한방(漢方)에서의 물

인체는 생리적 및 병리적 개념으로 '기(氣)', '혈(血)', '진액(津液)'으로 구분되는데 이 세 가지의 밸런스가 깨지면 만성병으로 되는 것이다. 이중 기(氣)는 넓은 뜻으로는 '생명력'을 나타내고, 좁은 뜻으로는 '정신적인 에너지'를 말한다. '혈(血)'은 몸의 영양분을 나타내고 '진액(津液)'이란 땀, 눈물, 침 등의 모든 수분을 말한다. '진액(津液)'의 '진(津)'은 농도가 낮은 투명한 액체로서 조직이나 피부에 영양과 윤기를 공급하는 것이고, '액(液)'은 농도가 높은 점성의 액체로서 등골(척수, 脊髓)액 등을 구성한다. 따라서 여기에는 적절한 수분의 공급이 매우 중요하며 이를 통해 밸런스를 유지하게 되어 건강을 지킬 수 있게 된다. 그러므로 이런 수분이 결여되거나 설사가 계속되면 '진액부족'의 상태로 되는 것이다. '진액부족'의 상태에서는 눈은 건조하게 되고 코나 목은 칼칼하여 감기 걸리기가 쉬우며 피부염이 발생하고 장에는 건조성 변비가 생기기 쉽다. 그러므로 체질에 따른 밸런스를 감안하여 적절하게 물 공급을 해 주는 것이 중요하다. 한편 물을 다량 섭취해야 좋은 경우로는 첫째 운동으로 땀 소모가 많을 때 둘째 급성 열병으로 인해 탈수증상을 일으킬 때, 셋째 급성 방광염이나 급성 신염(腎炎) 등이다.

 광해군 5년인 1613년 11월에 우리나라 한의학의 의성인 구암 허준(許浚)에 의해 저술된 '동의보감(東醫寶鑑)'은 내과(內科)에 관계되는 내경(內徑)편 4권, 외과(外科)에 관한 외형(外形)편 4권, 유행성병, 급성병, 부인과, 소아과 등을 합한 잡병(雜病)편 11권, 약제학, 약물학에 관한 탕액(湯液)편 3권, 침구(鍼灸)편 1권, 목차(目次)편 2권, 계25권으로 되어 있다. 이 책의 편술방법은 병증(病症)과 그 처방의 실질적인 부분을 소상하게 선택하여 기록함과 동시에 그 출전(出典)을 밝혀 놓았으며 그 밖에도 속방(俗方)을 기재하였다. 이 '동의보감'의 저술자인 허준에게는 사후에 '보국숭록대부양평군(輔國崇

祿大夫陽平君)'이라는 시호가 추증되었다.

　동의보감 25책 중 '탕액편'을 보면 물에 대한 이야기가 제일 먼저 기술되어 나온다. 특히 차와 연관시켜 설명한 부분이 많아 무엇보다 물을 중요시 여기는 다인(茶人)들에게 있어서는 '동의보감'은 바로 물을 가늠할 수 있는 지침서라고 할 수 있다. '탕액편'의 수부(水部)에서 허준은 물이 생로병사의 열쇠를 쥐고 있다고 하여 '물을 생명의 근원'이라고 하였다.

　"하늘에서 처음 생긴 것이 물이므로 물을 첫 자리에 놓는다"고 시작하는 수부에서 허준은 "사람이 매일같이 물을 쓰고 있지만 그 특이한 것을 알지 못한다"라고 지적하면서, "하늘이 사람을 내고 물과 곡식으로 사람을 키우니 물이 사람에게 또한 귀중하지 아니한가(중략). 사람의 형체에 뚱뚱한 것과 야윈 것이 있고 수명이 길고 짧은 것이 있는 것은 남과 북의 물과 땅이 같지 않음에서 비롯한 것"이라고 적고 있다. 허준은 먼저 우물물에 대해 "멀리서 오는 지맥에서 나는 것을 상(上)으로 치고, 가까운 곳에 강이 있는 것을 중(中)으로, 성 안에 사람들이 많이 사는 곳에서는 도랑의 오수가 우물로 들어가서 산성 성분으로 바뀌기 때문에 쓸 때는 반드시 끓여서 잠시 기다렸다가 위에 뜨는 맑은 물을 쓰라"고 당부하고 있다. "그렇지 않으면 기미(氣味)가 모두 나쁘다. 차를 끓이고, 술을 빚고, 두부를 만드는 세 가지 일보다 더한 것은 없다"고 하고 "무릇 물을 마시고 병을 고치고자 할 때는 새로 길은 맑은 샘물이어야 한다. 더럽고 탁하고 따뜻한 것은 쓰지 않는다. 이와 같지 않으면 효과가 없으니 이에 신중을 기하여야 한다"고 강조하고 있다.

　과거의 본초학(本草學) 중 착오부분을 바로잡으며 비교적 과학적

방법과 풍부한 임상경험을 반영한 "본초강목(本草綱目)"은 중국 명(明)나라 때인 1590년 이시진(李時珍)이 지어, 간행된 52권으로 된 책이다. 이 책은 폴란드의 마이클 보임(Michael Boym)이 식물 부분을 라틴어로 번역하여 유럽에 전한 이 후로 일부 혹은 전부가 여러 외국어로 번역, 출판되었다.

"동의보감"에서는 자연적인 물을 기본적으로 17가지로 구분하고, 2차적인 상태의 물을 포함하여 모두 35가지로 구분하였다.

초의선사(草衣禪師)에 의해 쓰여진 "다신전(茶新傳)"에서는 찻잎의 채취(採茶)로부터 차의 위생관리(茶衛)까지 22개 항목으로 분류하여 그 중 16번째는 물의 등급(品泉), 17번째는 우물물 문제(井水宜茶)를 다루고 있다. 차는 물의 신(新)이 되고 물은 차의 본체가 된다. 유천(乳泉) 또는 석지(石池) 등의 진수(眞水)가 아니면 차의 싱그러움이 나타나지 않고 법제에 따른 정다(精茶)가 아니면 물의 본체와 조화를 이룰 수 없다. 산마루에서 솟아나는 자연천수(泉水)가 맑으며 가볍고, 수하천수(水下泉水)는 맑으며 무겁다. 석중천수(石中泉水)는 맑으며 달고(甘), 사중천수(砂中泉水)는 맑고 차갑다. 토중천수(土中泉水)는 담백하며, 황석(黃石)에서 흘러나오는 물은 품질이 좋으나 청석(靑石)에서 나오는 물은 마시지 않아야 한다. 흘러내리는 물은 고인 물보다 좋고 음지에서 나오는 물은 양지에서 나오는 물보다 진수(眞水)이다. 오염되지 않은 진경(眞境)의 근원에서 흘러나오는 물은 아무런 맛이 없고, 진수는 아무런 향이 없다고 기록하고 있다.

이 책에서는 물에 대하여 20절목(節目)으로 분류하고 있다.

다음은 이러한 한방의 의미에서 분류된 물의 종류를 동의보감을 중심으로 출전 자료를 부기하여 종합적으로 정리하였다.

註 : [본초]:본초강목, [정전]:의학정전, [입문]:의학입문, [속방]:만전비급속방, [의감]:의감집요, [회춘]:만병회춘

● **정화수(井華水)**

새벽에 처음 길어오는 우물물을 말한다. 자시(子時)에 하늘의 문이 열리고 북두칠성의 'ㄷ근(ㄷ)자'국자 부분이 기울어지면서 국자에 담겼던 하늘 샘의 물이 지구에 흘러 내려와 물 중에서 가장 천기가 충만한 물이라고 했다. 그래서 맑음을 좋아하는 선비들이 봉차를 끓일 때 애용했고 제사나 차례, 치성용으로도 쓰였다. 하늘에서 처음 생긴 진정의 기가 수면에 담겨 있는 물을 보음의 약제로 쓰기도 했다. 성질이 평(平, 순)하고 맛이 달며, 독이 없어서 약과 차를 달이는 물로 적격이었던 것이다. 초생달이나 그믐 때보다는 반달이나 만월의 인력을 받은 정화수를 더 좋은 물로 쳤다. 새벽을 여는 천일진정(天一眞情)이 이슬이 되어 수면에 맺혔기 때문이다. 병자의 음(陰)을 보(補)하는 약을 달일 때는 제대로 된 의원은 굳이 이 물을 쓴다. 맛은 눈이 녹은 물처럼 달고 무독성이다. 입에서 냄새나는 것을 없애주고 얼굴빛을 좋아지게 하며, 눈에 생긴 군살과 예막(瞖膜) 註 : 붉거나 희거나 푸른 막이 눈자위를 덮는 눈병을 없애주고 술 마신 뒤에 생기는 열리(熱痢, 설사)도 낫게 한다. 약을 먹을 때나 약을 만들 때 쓰는 이 정화수는 그릇에 담아 술이나 식초에 담가두면 변하지 않는다고 한다. [본초][정전]

● 한천수(寒泉水)

찬 샘물인 좋은 우물물(好井水)으로서 새로 길어 독에 붓지 않은 즉 보관하지 않은 상태의 물을 말한다. 여름에 차고 겨울에 온(溫)한 물로서 정화수와 함께 찻물로 쓰면 차와 함께 하늘의 정기를 마실 수 있다고 했다. 닭 울음소리가 들리기 전의 것이 진정된 물로서 왕산에서 떠오는 물이 이것이다. 약을 달이는 물로서 성질이 평(平, 순)하고 맛이 달다. 독이 없어 소갈증, 위암(반위, 反胃), 구역질, 역질과 이질, 임질 등을 다스린다. 또한 목에 생선뼈가 걸린 것을 넘어가게도 한다. 열림(熱痲)을 치료하며 대소변이 잘 나가게 하고 옻으로 생긴 헌데도 씻는다. 구기자나무가 우물가에 있으면 약효를 더욱 돋우어 준다. [본초][정전]

● 국화수(菊花水), 일명 국영수(麴英水)

국화꽃으로 덮인 못에서 길어온 국화 맛이 스민 물로서 국화는 사람에게는 약이 되나 벌레 곤충 등을 제어하고 소독하는 성분이 있어 더욱 정한 기운이 물에 서려 있다. 중풍 등 마비가 된 몸, 풍비(風痹)와 어지러움증(眩冒), 풍증을 다스리고 몸의 쇠약함을 보하여 준다. 안색을 좋게 하고 오랫동안 마시면 수명이 길어지고 노화를 억제한다. 성질은 따뜻하고(溫) 달며 독이 없다. [본초][정전]

● 납설수(臘雪水)

섣달 대한(大寒) 무렵으로, 동지로부터 세 번째 미일(未日)에 온 눈을 받은 물로서 성질은 차며(冷) 맛은 달고(甘) 독이 없다. 돌림열병(天行時氣), 온역, 술을 마신 뒤에 갑자기 열이 나는 것, 황달을 치료하는데 여러 가지 독을 푼다. 또한 이 물로 눈을 씻으면 열기로 눈에 피가 퍼진 것(熱赤)이 없어진다. 간이 병들어도 이 물이면 낫는다. 봄눈은 해충이 있어 쓰지 않는 것이 좋다. 김장독에 넣으면 맛이 변하지 않고 이 물에 과실을 담가서 보관하면 좋다고 한다. 환약을 빚을 때 쓰기도 한다.

● 춘우수(春雨水)

정월에 처음 내린 빗물로서 그릇에 받아서 약을 달여 먹으면 양기가 상승한다. 부부가 한 그릇씩 마시고 잠을 자면 자식을 볼 수 있다는 신비로운 효력이 있다고 한다. 찻물로는 최고로 쳤던 흰 매화가지에 앉은 첫 눈을 단지에 눌러 담아 땅속에 묻어 두었던 설매수(雪梅水) 등은 이제 전설 속의 물이 되어있다. 청명에 내리는 빗물이나 곡우에 내리는 빗물은 달고, 술을 빚으면 감빛이 나고 맛도 대단히 좋으며 오랫동안 둘 수 있다. [본초][정전][입문]

● 추로수(秋露水)

가을에 아침 해가 뜨기 전 이슬을 받은 물로서 깊은 산 속에서 한번쯤 찾아 볼만하다. 성질이 부드럽고 맛이 달며 독이 없다. 소갈증을 그치게 하고 몸이 가벼워지며 오래 마시면 살결이 윤택해진다. 특히 번로수(繁露水)라고 하여 이슬량이 많고 진한 가을의 이슬을 쟁반에 받아서 먹으면 오래 장수하고 배도 고프지 않다. 뱃속의 균을 없애기 위한 약을 짓고자 할 땐 오로지 이 물 뿐이다. 가을의 이슬은 문둥병, 옴, 버짐에 쓰거나 여러 가지 해충을 죽이는 약을 개서 사용할 때 쓴다. [본초][정전]

● **박(雹)**

  간장의 맛이 좋지 않아졌을 때 우박 1~2되를 받아서 장독에 넣으면 장맛이 전과 같이 된다.

● **동상(冬霜)**

  겨울에 내린 서릿물로서 성질이 차고(密) 독이 없으며 모아서 먹는다. 술 때문에 생긴 열, 술을 마신 뒤의 여러 가지 열, 얼굴이 벌겋게 되는 것, 상한으로 코가 막히는 것(傷寒鼻塞)등에 쓴다. 해뜨기 전 닭의 깃털로 쓸어 모아 사기그릇 병에 넣어두면 오랫동안 변하지 않는다. 여름에 돋은 땀띠가 낫지 않고 벌겋게 진무른 것은 진주조개껍질 가루를 이 물에 개서 붙이면 곧 낫는다. [본초]

● **하빙(夏氷)**

  한천수(寒天水)를 석빙고(石氷庫) 등에 얼려 놓았다 여름에 마시는 물로서 이른 아침 이슬의 일종으로 성질이 매우 차고(大寒) 맛이 달며 독이 없다. 몸에 열나고 가슴이 답답하고 괴로운 번열(煩熱)이 나는 것을 없앤다. 식보(食補)에 "여름철에 얼음을 쓸 때에는 오직 얼음을 그릇 둘레에 놓아두어서 음식이 차가와지게 해야 한다. 그리고 얼음을 그냥 깨뜨려서 먹지 말아야 한다. 왜냐하면 먹을 때에는 잠깐동안 시원하지만 오랫동안 있다 보면 병이 생기기 때문이다."고 기록되어 있다. [본초]

● 방제수(方諸水)

　조개껍질을 밝은 달빛에 비추어 그것으로 받은 물로서 성질은 차고(寒) 맛이 달며 독이 없는데 눈이 맑아지게 하고 마음을 안정시키며 어린이의 열이나 가슴이 답답하고 목이 마르는 번갈증(煩渴症)을 낫게 한다. 부스럼 독을 씻고 흉터를 없애며 옷을 빨면 때가 잘 빠진다.　[본초]

● 매우수(梅雨水)

　매화 열매가 누렇게 익을 때인 음력 5월에 내린 빗물로서 성질이 차고(寒) 맛이 달며 독이 없다. 이것으로 상처가 나거나 피부가 헌 곳을 씻으면 흠집 없이 아문다. 옷의 때를 없애는데 잿물처럼 사용한다. 부스럼이나 옴을 다스린다.　[본초]

● 반천하수(半天河水)

　참대나무 울타리 윗 끝이나 큰 나무가 오래되고 썩어 생긴 구멍에 고인 빗물로서 먹을 수도 있고 여러 헌데(諸瘡)를 씻을 수도 있다. 성질이 약간 차고(微寒) 맛이 달며 독이 없다. 심병(心病)과 귀신이 들려 앓는 병, 미친 병(狂邪)을 낫게 하는데 독한 사기와 귀정(鬼精)을 없앤다. 정신이 얼떨떨하고 헛소리하는 증세(恍惚妄語)도 낫게 한다. 정신과 관련된 질병치료에 좋으며 이는 빗물이 내려와 땅의 더러움과 섞이지 않아 맑은 정신 유지에 큰 효험이 있다고 전해진다.　[본초][정전]

● 옥류수(屋霤水)

볏짚 지붕에서 흘러내린 물로서 미친개에게 물려서 생긴 헌데(犬咬瘡)를 씻는다. 지붕에 물을 끼얹고 처마로 흘러내리는 것을 받아서 쓰기도 한다. 또는 처마의 물이 젖도록 끼얹은 다음 그 흙을 걷어서 개한테 물려 생긴 헌데에 붙이면 곧 낫는다. [본초]

● 옥정수(玉井水)

산골짜기의 옥이 있는 곳에서 나오는 물을 말하며 산에 옥이 있으면 풀과 나무에도 윤기가 돈다. 이처럼 풀과 나무에도 윤기가 돌게 하므로 당연히 사람도 윤택해진다. 산에 사는 사람이 오랫동안 사는 것은 옥돌의 진액을 먹기 때문인 것이리라. 성질은 평(平, 순)하고 맛이 달고, 독이 없다. 오랫동안 먹으면 몸이 윤택해지고 머리카락이 희어지지 않으며 정력을 돋운다. [본초]

● 벽해수(碧海水)

넓은 바다 가운데서 짜고 빛이 퍼런 물을 떠 온 짠 바닷물로서 성질은 약간 따뜻하고(微溫) 맛이 짜며 독이 약간 있는데 이 물을 끓여서 목욕하면 풍으로 생긴 피부병이나 옴(疥癬)이 낫는다. 1홉을 마시고 나서 토하고 설사하고 나면 식체로 배가 불러 오르고 그득하던 것이 낫는다. [본초]

● 천리수(千里水)

멀리서 흘러내리는 강물(長流水)을 말하며 성질은 평(平, 순)하고 맛이 달며 독이 없다. 앓고 난 뒤의 허약해진 것을 다스린다. 1만여 번 정도 무수히 저어서 약을 달이면 효험이 있다. 손발 끝의 병을 다스리는 약을 달이고 대소변을 쉽게 볼 수 있게 한다. 여름과 가을비가 많이 내린 뒤의 강물은 벌레나 뱀의 독이 들어 있음에 주의해야 한다.   [정전]

● 감란수(甘爛水)

  몹시 휘저어서 거품이 생긴 물을 말하며 만드는 방법은 다음과 같다.

물을 1말 정도 큰 동이에 부은 다음 바가지로 그 물을 퍼 올렸다가는 쏟고 퍼 올렸다가는 쏟기를 물위에 구슬 같은 거품방울이 5~6천개 정도 생길 때까지 하여 떠서 쓴다. 이를 일명 백로수(百勞水)라고도 한다. 맛이 달고 성질이 따뜻하며(溫) 부드럽기 때문에 추위와 음기에 상한 상한음증(傷寒陰症)을 치료하는 약을 달이는데 들어가며 장의 경련으로 아랫배가 쥐어뜯듯 아픈 분돈증(分豚症)도 낫게 한다. 허로(虛勞)를 낫게 한다.   [본초][정전]

● 역류수(逆流水)

  천천히 휘돌아 흐르는 물을 말하며 도류수(倒流水)라고도 한다. 거슬러 흐르는 성질이 있기 때문에 여기에 위가 출렁거리고 가슴이 답답한 담음(痰飮)을 토하게 하는 약을 타서 쓴다.   [본초][정전]

● 순류수(順流水)

  순하게 흐르는 물을 말한다. 성질이 순하고 아래로 흐르기 때문에 하초(下焦, 배꼽 아래부분의 배)와 허리, 무릎의 병을 치료하는

데 쓴다. 대소변을 잘 나가게 하는 약을 달이는데도 쓴다. [정전]

● 급류수(急流水)

　빨리 흐르는 여울물을 말한다. 아래로 빨리 흐르는 성질이 있기 때문에 대소변을 잘 나가게 하는 약이나 정강이 아래에 생긴 풍증을 치료하는 약을 달이는데 쓴다. [정전]

● 온천수(溫泉水)

　온천에는 유황(硫黃)이 있기 때문에 물이 덥다. 유황으로는 여러 가지 헌데를 치료할 수 있으므로 유황이 들어 있는 온천물도 마찬가지이다. 여러 가지 풍증으로 힘줄과 뼈마디가 쑤시는 곳과 피부의 감각이 없어지고(皮膚頑痺) 손발을 잘 쓰지 못하는 증세, 문둥병, 옴, 버짐이 있을 때 이 물에 목욕한다. 목욕하고 나면 허해지고 피곤하므로 약이나 음식으로 보해야 한다. 온천물은 성질이 열(熱)하고 독이 있기 때문에 마시지 말아야 한다. 옴, 문둥병이나 양매창(楊梅瘡, 매독을 한방에서 이르는 말)일 때에는 음식을 배불리 먹은 다음 들어가서 오랫동안 목욕해야 하는데 땀이 푹 나면 그만두어야 한다. 이렇게 10일 정도 하면 모든 창병이 다 치료된다. [본초]

● 냉천수(冷泉水)

　맛이 떫은 찬물을 말한다. 민간에서는 초수(椒水)라고 한다. 편두통이나 등골이 싸늘할 때 또는 울화가 속으로 몰리면서 오한이 나는 증세(火蔚惡寒)에서 이 물에 목욕하면 곧 낫는다. 그 냉천의 바닥에 백반이 있으면 물맛이 시고 떫고 차서 목욕하는 철은 해가 져도 아직 땅기운이 더운 음력 유월과 칠월에만 해야 하는데 밤에 목욕하면 편두통은 고치되 실어증을 얻게 되거나 목숨을 잃을 수도 있다. [속방]

● 장수(將水)

좁쌀로 시어지게 죽을 쑨 윗물을 말한다. 성질은 약간 따뜻하고 (微溫) 맛은 달면서 시고(甘酸) 독은 없다. 갈증을 멈추게 하고 곽란(癨亂), 설사, 이질을 낫게 한다. 그리고 갑갑증을 풀어주고 지나치게 졸리는 것을 없앤다. [본초]

● 지장수(地漿水)

누런 흙물을 말하는데 양질의 황토 구덩이에 물을 붓고 골고루 저어 혼탁하게 만든 후 한참 있다가 맑은 윗물을 떠서 마시면 독버섯, 음식물, 중금속 등에 중독된 것과 지친 후의 후유증 등을 풀어준다. 성질은 차고(寒) 독은 없다. 먹으면 계속 웃다가 죽게 되는 단풍나무버섯(楓樹菌)에 의한 병은 오로지 이 물을 먹여야만 살릴 수 있다. 특히 공포증에 시달릴 때 뽕나무밭의 흙을 떠다 그릇에 담아 그 물을 휘저어 위에 뜬 물을 마시게 하면 효과를 본다. [본초]

● 요수(潦水)

요수를 무근수(無根水)라고도 하는데 사람의 발길이 닿지 않는 심산유곡의 산골짜기에 새로 판 웅덩이에 고인 빗물을 말한다. 「중경(仲景)」의 처방에 '상한(傷寒, 추위 때문에 생긴 병)으로 생긴 황달을 치료하는 데는 마황연고탕을 쓰되 산골에 고인 빗물을 달여 먹어야 한다'고 한 것은 그 맛이 습습하여(味薄) 하체가 습해지지 않게 하기 때문이다. 성질을 보면 흐르지 않으며(不動搖) 흙기운이 들어 있기 때문에 비위가 상하는 것을 고쳐주며 음식을 잘 먹게 하고 속이 허할 때 기운을 북돋아주는 약을 달이는데 쓸 수 있다.

산골짜기 물이 범람해 토사가 흐른 물 속에 지렁이 몇 마리가 들어 있는 물이라면 더할 나위 없는 물이 될 것이라고 한다. [입문][정전]

● **생숙탕(生熟湯)**

끓는 물에 찬물을 탄 것을 말한다. 맛은 짜고 독이 없다. 여기에 맛이 짜고 무독하게 볶은 소금을 타서 1~2되 마시면 음식에 체한 것과 독이 있는 음식을 먹어서 곽란이 되려고 하던 것도 토하고 낫는다. 술에 몹시 취했거나 과실을 많이 먹었을 때 이 물에 몸을 담그고 있으면 그 물에서 술냄새나 과실 냄새가 난다.

끓인 물(白沸湯) 반 사발과 새로 길어온 물(新汲水) 반 사발을 섞은 것을 음양탕(陰陽湯)이라 하는데 이것이 곧 생숙탕이다. 강물과 우물물을 섞은 것도 역시 음양탕이라 한다. [본초][의감][회춘]

● 열탕(熱湯)

　뜨겁게 끓인 물을 말한다. 성질은 평(平)하며 맛이 달고, 독이 없다. 곽란(癨亂)으로 근육에 쥐가 날 때 쓴다. 양기를 도와주고 경락을 통하게 하므로 찬기운으로 손발에 감각이 없게 되는 냉비(冷痺)증일 때 다리와 무릎까지 담그고 땀을 내면 좋다. 물을 뜨겁게 끓일 때에는 백여 번 끓어오르게 하여야 한다. 만일 절반쯤 끓여서 먹으면 배가 부어오르는 창만병(脹滿病)이 생긴다. 　[본초]

● 마비탕(麻沸湯)

　퍼런 생삼(生麻)을 삶은 물을 말한다. 삼을 담갔던 즙(靑麻汁)은 주로 소갈증에 쓴다. 냄새가 약하고 허열(虛熱)을 내리운다. 　[입문]

● 조사탕(繰絲湯)

　누에고치를 삶은 물로서 독이 없다. 회충(蛔蟲)을 없애는데 쓴다. 그 이유는 고치를 삶은 물이 벌레를 죽이기 때문이다. 주로 소갈증(消渴症)이나 입이 마르는데(口乾)쓴다. 이 물은 화(火)에 속하면서도 음중(陰中)인 병에 쓴다. 또한 방광에 있는 상화(相火)를 배설하고 청기(靑氣)를 이끌어 입으로 오르게 한다. 끓여서 마시거나 고치 껍질이나 명주실을 달여서 마셔도 역시 효과가 있다. 이는 뱀독을 다스리고 살충력이 있다.

● 증기수(甑氣水)

　밥을 찌는 시루 뚜껑에 맺힌 물을 말한다. 머리털을 자라나게 하기 때문에 이 물로 머리를 감으면 머리털이 길어지고 빽빽하게 나오며 검어지면서 윤기가 돈다. 아침마다 받아서 써야 한다. [본초]

● 동기상한(銅器上汗)

구리 그릇 뚜껑에 맺힌 물을 말한다. 이 물이 떨어진 음식을 먹으면 악창(惡瘡, 악성 부스럼)과 내저(內疽, 등창)가 생기게 된다. [본초]

● 취탕(炊湯)

묵은 숭늉을 말한다. 하룻밤 묵은 것으로 얼굴을 씻으면 얼굴에 윤기가 없어지고 몸을 씻으면 버짐(癬)이 생긴다. [본초]

● 육천기(六天氣)

능양자(陵陽子)의 명경(明經)에 이르기를 봄에 아침노을(朝霞)을 마신다는 것은 해가 뜰 때에 동쪽을 향하고 공기를 마신다(東氣)는 것이고 가을에 샘물(飛泉)을 마신다는 것은 서쪽의 공기를 마신다는 것이며 겨울의 이슬은 북쪽의 공기를 마시는 것이며 여름의 정양(正陽)은 한 낮에 남쪽을 향하고 공기를 마신다는 것이다.
여기에 하늘의 검은 기운(天玄之氣)과 땅의 누런 기운(地黃之氣)까지 합하면 6기가 된다. 이것을 마시면 배가 고프지 않고 오랫동안 살며 얼굴이 고와진다. 재난으로 고립되는 상황에서 이 방법을 쓴다. [본초]

■ 4상체질(四象體質)과 물

4상체질론은 조선시대 말기의 의학자인 이제마(李濟馬, 1837~1900)선생에 의해 창안된 사람의 체질과 성질에 따라 치료를 달리 해야 한다고 하는 사상의학의 기본 체질이다. 크게 대분류하여 양인(陽人)과 음인(陰人)으로 나뉘고 이는 또 양과 음의 대소별로 구분하여 태양인(太陽人), 소양인(少陽人), 태음인(太陰人), 소음인 (少陰人)의 4상으로 나눈 것이다. 물론 이 구분이 정확하다고 할 수 있는 근거나 어떤 뚜렷한 척도가 있는 것은 아니나 각자가 자신의 모습이나 체질이 어디에 속하는지를 가늠해 보고 그 체질에 맞추어 수분 섭취를 조정해 보는 것도 흥미로울 수 있겠다.

- 태양인(太陽人)

가장 숫자가 적은 부류에 속한다. 상체가 대체로 발달되어 있으며 허리가 약한 편으로 기대있거나 눕기를 좋아하지만 오래 앉아 있거나 서지를 못한다. 둥근 얼굴에 머리는 큰 편이며 이마가 넓고 눈이 빛난다. 용모가 뚜렷하며 살은 찌지 않은 편이다. 사고력이 뛰어나며 누구든 잘 사귀고 판단력, 진취성, 영웅심 및 자존심이 강하며 때로는 큰 분노로 건강을 해칠 수도 있다. 동양인에 드문 이 체질인 사람은 물을 많이 마실 수록 좋으며, 몸에 열이 많으므로 물만 마셔도 살 수 있는 체질이다.

- 소양인(少陽人)

외형적으로 가슴이 발달되고 둔부가 다소 빈약한 형태로 말하는 모습이나 몸가짐이 민첩해서 솔하게 보일 수도 있으며, 머리는 작고 둥근 편이다. 하체가 가벼워 걸음걸이가 날렵하다. 살결은 희고 윤기가 적으며 땀은 그다지 흘리지 않는다. 꾸밈이 없고 아첨을 매우 싫어한다. 비뇨 생식기능이 약하여 아이를 많이 낳지 못하며 남성도 성기능이 왕성하지 못한 경험이 있다. 몸속의 열 때문에 뜨거운 물보다는 미지근한 물이 좋다. 변비나 소화불량인 경우, 빈속에 냉수를 섭취하는 것이 좋다.

- 태음인(太陰人)

골격이 굵고 비대한 사람이 많다. 키가 크고 체격이 좋다. 몸이 야위어 보이는 사람도 골격은 건실하다. 걸음이 무게 있고 안정감은 있어 보이나 상체를 다소 수그리고 걷게 된다. 시작한 일을 끝까지 밀어붙여 성공을 하게 되나 우둔한 면도 있다. 흡기능이 약하여 타 체질에 비해 숨이 다소 차다. 심장이 약하고 겁이 많아 가슴이 두근거리는 증세를 느끼기도 한다. 수분을 적게 섭취하도록 하며, 땀이나 변의 배출이 어려운 체질이므로 수분이 체내에 쌓이게 되므로 이 경우는 운동

> 으로 해소한다. 식사 전후로 30분간은 물을 마시지 않도록 한다.
> - 소음인(少陰人)
>
>   한국인에게 가장 많은 체질이라고 하는 이 체질은 상하의 균형이 잘 잡혀있고, 체구는 작은 편이다. 용모가 오밀조밀하게 잘 짜여져 있으며 여성은 예쁘고 애교가 많다. 이마는 약간 나오고 피부는 부드러우며 땀이 적다. 자기 일을 남이 손대는 걸 싫어하며 내성적이고 소극적이나 사교적인 데가 있어 외유내강(外柔內剛)의 품성을 갖는다. 대체로 소화기능이 약하므로 찬물은 배앓이나 설사를 유발할 수 있다.

4-2. 질병과 물

수분이 질병치유에 효과적인 경우와 그렇지 않은 경우에 따라 물의 섭취가 크게 달라진다. 또한 섭취하는 물의 상태나 함유 성분 등도 질병에 좋고 나쁜 영향을 미치게 되는 것은 어쩌면 당연한 이치일 것이다. 더구나 짧은 기간에 병을 다스려야 하는 치료나 약의 경우와 달리 고정적으로 오랜 기간 섭취하게 되는 물이야 말로 자신의 체질을 조절할 수 있고 또한 부담 없이 자연스레 병을 다스릴 수 있는 묘약이 될 수도 있다.

흔히 우리가 감기에 걸리게 되면 충분히 휴식을 취하고 물을 많이 마시도록 의사로부터 권유를 받는다. 인체를 구성하는 세포가 물로써 구성되어 있고 물이나 수분에 의해 그 작동을 원활하게 하고 있음은 앞에서도 여러번 언급한 바 수분 부족은 곧 병에 대한 저항력의 저하를 가져오게 된다. 이는 수분을 섭취함에 따라 혈액의 흐름이 부드러워지고 신진대사가 보다 원활해지기 때문인 것이다.

건강한 사람에 있어서 섭취하는 물의 양은 다소 과다하거나 부족하더라도 문제가 없다. 그러나 건강이 악화되어 있는 환자인 경우에는 인체의 기관에 나타나는 병증에 따라서 물의 섭취가 제한되어야 하거나 충분한 섭취가 뒤따라야 한다.

미국의 시몬 바크(Simon Bark) 박사는 1893년 저서 『근대의학에 있어서 물의 용법』과 1920년의 『물요법 요령』을 통해, 물의 효능에 대한 이론과 실제를 의학적 근거에서 논하고 있다. 그에 의하면, 물에는 적어도 다음과 같은 약효가 있다고 하고 있는 것으로 기록하고 있다.

- **흥분제(興奮劑)**로서 물을 마시면 소화기계통을 자극함에 따라 전신의 물질대사를 촉진시키고 기분적으로도 경쾌함과 흥분을 주게 되어 결과적으로 잠시 졸리움을 깨우는 효과를 나타낸다.
- **진정제(鎭靜劑)**로서 조용하고 천천히 그리고 침착하게 마시면 물은 정신신경에 가장 좋은 진정작용을 한다.
- **강장제(强壯劑)**로서 물을 마시면 누구든지 시원한 맛을 느끼게 된다. 이는 물이 움직이면서 소화기관이 활성화되고 소화흡수를 촉진하는 이외에도 혈액이나 림프의 흐름을 좋아지게 하고 각 조직에 영양이 풍부한 체액을 공급함과 동시에 노폐물을 운반해 배설하기 때문이다.
- **이뇨제(利尿劑)**로서 물을 많이 마시면 소변을 하고 싶어진다. 이렇게 배변 시에 노폐물이 배설되기 때문에 조직을 원기왕성하게 만드는 효과를 갖게 된다.
- **발한제(發汗劑)**로서 더위철에 물을 마시면 땀이 난다. 이는 체온조절에 필요할 뿐만 아니라 신진대사를 촉진하는 역할을 갖는다.
- **토제(吐劑)**로서 좋지 않은 음식 등을 섭취했을 때 특히 식중독

의 경우 등 무엇보다 그것을 몸 밖으로 빨리 배출시켜야 하는 것이 우선이다. 따라서 물을 마셔서 이를 밖으로 토해 내는 것이 가장 자연스러운 방법이다.

- **설사제(下劑)**로서 수분이 결핍되면 어떻게든 변비로 된다. 숙변으로 당연히 배출되어야만 유해무익한 변의 성분이 다시 몸속으로 재흡수 되지 않기 때문에 물을 많이 마셔서 굳은 변을 부드럽게 하여 배변하도록 하여야 한다.
- **신진대사촉진제(新陳代謝促進劑)**로서 음식의 소화흡수를 원활하게 하기 위해서는 무엇보다도 우선 충분한 수분이 필요하다. 또 체내에 쌓여 있는 노폐물의 체외 배출에도 수분이 중요한 역할을 한다.
- **희석제(稀釋劑)**로서 물은 독의 농도를 묽게 만드는 희석제로서의 효과가 있다. 숙취에 마시는 냉수 한잔이 얼마나 맛있는지는 아는 사람만 안다. 수면제를 과다 복용했을 때 술이나 담배가 과해서 속이 좋지 않을 때 역시 물을 듬뿍 마셔 주는 것이 좋다. 어떤 독극물이라 할지라도 충분히 희석되면 거의 무해하게 된다. 즉 물은 강력한 해독제이다.
- **해열제(解熱劑)**로서 물에는 땀을 내는 해열작용만 있는 것이 아니고 물질대사를 촉진함으로써 해열의 효과를 높일 수가 있다. 또 상당히 많은 양의 냉수를 마시면 그것이 체온을 끓어 올리면서 역으로 열을 내리게 된다.
- **최면제(催眠劑)**로서 사람은 배가 고프거나 부르거나 하면 잠이 잘 오지 않는다. 쾌면을 취하기 위해서는 뱃속 80%정도 식사를 한 후 되도록 취침 30정도 전에 물 1잔을 마시는 것이 효과

적이다. 이는 두뇌로 올라가려는 혈액을 복부로 끌어 내려 긴장을 누그러뜨리기 때문이다. 음식을 먹고 곧바로 잠자리에 드는 것이 소화에 나쁘다고 하는 속설이 모두 옳은 것은 아니다. 오히려 잠자는 조건으로 가볍게 물을 마시는 것이 바람직하다.

자연의 물을 매일 맛있고 차분하게 꾸준히 마심으로써 성인병의 증가를 막고 더욱더 감소시킬 수 있다. 신장염(腎臟炎), 요도염(尿道炎), 방광염(膀胱炎) 등의 질환자들은 물을 많이 마셔야 한다. 몸 속 수분의 약 10%를 상실하게 되면 심근경색증(心筋梗塞症)이나 심장마비(心臟痲痺)의 위험이 급증한다. 고혈압환자나 병상에 누워 지내는 환자, 그리고 통풍(痛風)환자는 물을 많이 마셔야 하는데 고혈압환자의 경우 수분부족으로 혈액의 흐름이 느려져 혈전이 생기기 쉬우므로 갈증을 느끼지 않더라도 물을 많이 마심으로써 수면 중 혈액이 끈적끈적해져서 뇌졸중(腦卒中)이나 뇌경색(腦哽塞)을 일으킬 수 있는 가능성을 줄일 수 있게 된다.

실제로 물도 마시지 않은 채 오랜 시간 사우나에 들어앉아 있던 사람이 수분부족으로 뇌경색으로 쓰러지는 경우도 종종 발생한다. 뇌경색이라 함은 뇌의 혈관이 막혀 혈액이 흐르지 않게 되는 질병으로 막히는 위치에 따라서는 얼굴과 수족(手足)의 마비(痲痺), 언어장애, 보행 장애, 의식장애 등을 일으킨다. 그래서 어제까지만 해도 건강했던 사람이 돌연 발작을 일으켜 위중한 상태로 되는 경우가 허다하다. 혈액속의 수분이 부족하면 혈액이 끈끈해져서 혈관이 막히기 쉬워진다. 뇌경색은 오전 중에 발생하기 쉬운 것으로 알려져 있다. 그것은 자고 있는 동안에 땀을 흘려서 수분을 빼앗기게 되므로 아침에 일어나서 수분을 섭취하지 않는 경우 끈적끈적해진 혈액이 막혀서 뇌경색을 일으킬 가능성이 높아지는 것이다.

또한 수면을 취하고 있는 동안 화장실에 가게 될까봐 자기 전에 수분을 섭취하지 않는 사람이 많은데 이 때문에 혈액의 농도가 진해지고 막히게 되는 원인이 된다. 병상에 오랫동안 누워 지내야 하는 환자는 몸 속 수분 부족 시는 소변횟수가 줄어 요로결석(尿路結石)이나 요로감염(尿路感染)을 일으키고 장운동도 줄어들어 변비가 생기기 쉬워진다. 통풍환자에게는 물을 많이 마시게 하여 요산의 배출을 촉진시킴으로써 통풍결석의 생성을 억제한다.

그렇지만 야뇨증(夜尿症)에 의한 수면장애(睡眠障碍)환자나 저나트륨혈증환자, 심부전증(心不全症)이나 갑상선(甲狀腺)질환자는 가급적 물을 적게 마시도록 해야 한다. 신장병환자는 콩팥의 기능이 저하되어 있어 수분과 염분을 제대로 배출할 수가 없으며 소변을 통하여 단백질이 많이 빠져나가므로 혈액의 삼투압이 낮아지기 쉽다. 이런 사람이 물을 많이 마시게 되면 '저나트륨혈증'으로 이어져 메스꺼움, 구토, 경련 등의 위험상황을 초래할 수 있다.

간 기능에 이상이 있는 경우에는 피의 단백을 자체 합성할 수 없어 부종(浮腫)이 생기기 쉬우므로 많은 물의 섭취로 인해 혈액의 삼투압이 저하하고 복부와 흉부에 물이 차게 되기 때문에 물의 섭취를 제한해야 한다.

물이 부족하면 기관지나 코, 점막이 건조해 져서 감기에 잘 걸린다. 또한 만성적인 수분부족은 유해물질의 체외배출 기능이 매우 저하하여 노폐물이나 발암물질 같은 것들이 몸속에 쌓여 있게 되므로 암과 같은 심각한 질병의 발생우려도 매우 높아진다.

심장병이 사람을 죽이는게 아니라 탈수가 이런 상상을 초월한 직접적인 살인을 행하고 있다고 하는 것이다. 물만으로도 고혈압 치료가 가능하고 콜레스테롤 수치가 정상으로 돌아갈 수 있으며 게다가 체중의 감소유지 효과 등 건강이 좋아 질 수 있는 아주 손쉬운 일상의 당연한 행위가 바로 '물'이라고 하는 천연의 약제임이 틀림없을진대 이의 음용 실천을 미뤄야 할 이유가 있겠는가?

　각종 질병에 대한 물의 의료적 효과를 우선적으로 '5대 성인병'인 '뇌졸중', '심장병', '당뇨병', '신장병' 및 '간장병'을 필두로 하여 각종 질환 및 질병에 대하여 알아보기로 한다.

- **뇌졸중(腦卒中)**
　뇌혈관이 굳어져 생기는 성인병으로, 굳는 원인은 동맥중에 쌓인 과산화지질(過酸化脂質), 콜레스테롤 및 중성지방(中性脂肪) 등에 의한다. 지나치게 단 음식은 피할 필요가 있다. 이런 경우 생수(먹는샘물)를 적당히 마심으로써 위와 같은 성분들의 농도를 묽게 할 수 있다. 그뿐 아니라 신진대사(新陳代謝)를 촉진하여 혈액의 순환을 좋게 하면서 노폐물을 신속하게 배출시켜 체내세포를 활성화시킨다. 말하자면 음식물로부터 나온 앞서 언급한 성분들이 동맥에 달라붙게 되는 것을 막고 동맥을 말랑말랑한 상태로 유지시키는 것이다. 즉 물을 마시는 것이 혈관을 정화하고 청소하는 역할을 하므로, 음식물을 석탄에 비유한다면 물을 마시는 것은 굴뚝을 청소하는 것과 같다고 할 수 있다.

- **심장병(心臟病)**

    가장 많은 것이 심근경색(心筋梗塞)과 협심증(狹心症)으로 생명의 위험이 가장 높은 것이 심근경색(心筋梗塞)이다. 이는 심장의 관상동맥을 굳게 하고 고혈압을 일으킨다. 이를 막기 위해서는 염도가 낮은 식사를 해야 하고 동물성지방의 섭취를 제한하여야 한다.
    99 세로 사망한 일본의 전 교토대학교 명예교수였던 카와바타 아이요시(川畑 愛義)박사는 3-3-3 음용법 즉 물을 매일 3회씩 3분간 3잔을 마시는 물 음용법을 주창하고 있으며 물을 많이 마신 사람에게는 위암이 발생치 않았다고 그의 저서를 통해 소개하고 있다. 이 방법을 통하여 기름진 음식이나 강한 맛을 가진 음식은 거의 먹지 않게 된다. 또 정서가 안정되어 침착하게 되고 음식물을 많이 먹지 않게 된다. 이런 여러 현상이 심장병의 예방과 치료에 직결되는 것이다.

- **당뇨병(糖尿病)**

    당뇨병은 체내의 인슐린 작용이 나빠지면서 생기는 병이다. 혈당치가 오르고 소변이 많이 나와 혈액의 농도가 높아지기 때문에 목에 갈증이 생기기 쉽다. 물을 마시면 당뇨병을 예방할 수 있는 효과도 있으므로 섭취하는 것이 좋다. 다만, 칼로리가 높은 음료나 감미료, 스포츠음료 등에는 당분이 함유되어 있으므로 역으로 병이 악화될 수 있는 가능성도 있다. 그래서 당분이 들어있지 않은 것을 택하도록 한다.

- 신장병(腎臟病) 및 간장병(肝臟病)

  신장과 간장은 모두 소화, 배설에서의 역할은 달리하지만 둘 다 식사의 질과 양에 크게 영향을 받는다. 예를 들어 입으로 들어간 유독성 물질은 대부분 간장에서 해독을 시킨다. 알코올의 분해도 간장의 일이라면, 과식한 탄수화물을 글리코겐으로 쌓아두는 것도 간장이다. 그 외도 간장의 도움을 받지 않는 영양성분은 거의 없다.

  신장에 있어서도 같다고 할 수 있다. 우리 혈액성분이 항상 일정한 것은 신장이 밤낮으로 활동하여 그 질량이나 배설을 기묘하게 콘트롤하고 있기 때문이다. 매일 규칙적으로 물을 마시면서 대식 대음의 식습관을 버리면 해결이 될 수 있는 질병들이다.

- 간경변(肝硬変)

  간경변이 진행되어 간기능이 현저하게 저하되면 복수(腹水)가 차게 된다. 이는 간경변에 의해 간장에서의 피의 흐름 뿐 아니라 림프액의 흐름도 지체되는 것으로 림프관의 압력이 높아 림프액이 누출됨으로 인해 일어나는 것이다. 복수(腹水)가 차게 되면 우선 뱃속이 땡겨 괴롭고, 장(腸)이 복수에 떠있는 상태로 되기 때문에 연동운동(蠕動運動)이 충분하게 되지 않게 되므로 식욕이 없어지고 소화불량을 일으킨다. 또 차있는 복수를 압박시키면 항문이나 정맥의 흐름이 정체된다. 복수로 횡경막이 눌러 올려지거나 가슴에 물이 차므로 폐가 충분히 확장되지 않아 호흡이 뜻대로 되지 않는다. 복수는 정상인 경우에도 300㎖정도는 되지만 복수가 차 있게 되면 600~1,000㎖, 또는 그 이상이 되기도 한다. 따라서 수분의 섭취가 제한되어야 한다.

- **만성탈수(慢性脫水)**

  앞에서도 언급한 바와 같이 만성탈수는 단시간에 몸에서 수분이 줄어드는 급성탈수와는 다른 질병이다. 급성탈수인 경우에는 설사가 심하거나 구토라든지 땀을 심하게 흘리고 출혈이 일어나는 등 어지럼증이나 저혈압과 쇼크가 동반되기도 한다. 현대인에 있어 만성탈수의 증세가 많이 나타나게 되는 주원인으로 물을 대신하여 음료나 커피 같은 것을 주로 마시게 되기 때문으로 분석된다.

  이 음료들은 공통적으로 이뇨작용을 하고 있기 때문에 소변 등으로 배출하는 수분이 많아지기 때문에 몸속에서는 수분이 부족하게 되는 것이다. 다시 말하면 섭취한 수분량보다 더 많은 양의 몸 속 수분을 배출한다는 이야기이다. 특히 여성에 있어서는 몸에 모자라게 된 물 때문에 목이 마르게 되면 배가 고파진 것으로 착각하게 되고 이를 식사로 해결하기 때문에 몸을 더욱 악화시키는 결과를 초래하기도 하고, 살이 찌는 것과 몸이 붓는 것을 혼돈하여 몸이 부은 것을 살찐 것으로 잘못 알게 되어 물을 더욱 마시지 않게 되면서 그 대신 식사를 하게 되는 일이 생길 수 있다.

  따라서 이러한 음료를 마실 경우 물을 함께 많이 섭취하는 것이 도움이 된다. 탈수가 일어나면 산성노폐물이 체외로 잘 배출되지 않게 되어 백혈구가 노폐물을 마치 병원균인 것으로 잘못 인식하는 경우가 생겨서 비만세포(mast cell)에서 히스타민(histamine)이 심하게 분비되어 진다.

  이 히스타민은 원래 인체에 침투한 나쁜 물질들이나 상태를 밖으로 내쫓기 위한 방어 물질인데 탈수로 혈액의 배출기능이 약화되면 과다분비를 일으키므로 이러한 경우 항히스타민제의 사용은 오히려 탈수를 가속화시킬 수 있음을 알아야 한다.

몸이 붓는 경우도 체내에 염분이 차 있기 때문으로서 몸은 염분의 농도 균형을 유지하기 위해 수분을 배출하지 않게 되어 소변조차 원활하게 배설되지 않게 된다. 그러므로 물을 마셔서 염분을 녹이고 이를 콩팥에서 조절을 통해 혈류에서 요소와 요산을 추출한 후 이를 방광으로 옮기기 전에 고도로 농축시키는 체계가 원활하게 운영될 수 있도록 하여야 한다.

소변의 농도는 섭취되는 물의 양을 반영하여 조정된다. 그러므로 농도가 짙고 색이 진한 소변일수록 탈수상태에 있다고 하는 신호이다. 갈증의 현상에 있어 탈수에 대하여 매우 민감하게 반응하는 뇌(腦)는 수분 부족 시 높아지는 혈액의 삼투압이 신경세포를 통해 전달되면 수분을 확보하도록 명령을 한다. 그런데 인간의 나이가 들면 들수록 이러한 갈증의 감지능력이 줄어들기 때문에 지속적인 탈수가 진행되고 따라서 노인의 수분량은 어린아이에 비해 매우 낮게 분포하고 있는 것이다. 많은 땀을 배출한 운동후의 탈수회복의 비율을 보면, 약알칼리성의 미네랄워터를 마셨을 때는 두 시간 정도 경과한 후 쉽게 회복이 된 것으로 나타났으나 산성수의 경우는 섭취량에 무관하게 50%밖에 되지 않는 것으로 나타났고, 카페인이 함유된 음료수를 마셨을 때는 회복을 크게 기대할 수 없는 것으로 조사된 통계도 있다.

- **신장결석(腎臟結石)과 요로결석(尿路結石)**

몸안의 칼슘, 마그네슘, 인산(燐酸), 요산(尿酸) 및 수산(蓚酸)과 같은 무기질들이 잘 흡수되지 않고 뇨(尿)에서의 잔량이 많아지거나 요산이 증가하면서 결합, 결정화(結晶化)하여 신장(腎臟)에서 결석(結石)으로 된다. 결석은 생기는 장소에 따라 몸 안쪽을부터 신장결석, 신맹결석(腎盲結石), 방광(膀胱)결석, 요도(尿道)결석 등이 있는데 요관과 방광에 이르러서는 극심한 통증이 생긴다. 신장으로부터 시작되는 요로에 이러한 노폐물의 화학적 작용으로 굳어져 생긴 결석이 요로감염이나 요류 장애를 가져오고 드물게는 콩팥기능을 상실시키기도 한다.

이외 환경적인 요인으로는 습관적으로 물을 적게 마신다든지, 땀을 너무 많이 흘리게 되어 소변량이 줄어드는 경우, 그리고 움직임이 적거나 설탕, 소금 등을 과다하게 섭취하는 경우가 이에 해당한다. 그러므로 요로에 결석이 생기는 것을 예방하기 위하여 수분을 섭취하는 것이 좋다는 것은 충분히 납득이 갈 것이다. 수분은 결석의 성분을 용해시키기도 하고 마모를 가져오기도 하며 요로와의 접촉부의 마찰을 줄이기 때문에 매우 유용한 방법으로 알려졌다. 여기에 결석의 발생 시 움직임을 크게 하여 쉽게 이동할 수 있도록 되도록이면 많은 양의 물을 마시도록 한다. 하루에 2리터 이상을 목표로, 매 식후에 두 컵분의 물을 마시고 식사와 식사 사이에 한 컵씩, 그리고 잠자리에 들기 전에 두 컵 정도의 물을 마셔두는 것이 좋다.

칼슘이 원인중 하나라고해서 '고칼슘뇨증'이 아닌 경우에도 칼슘의 섭취를 제한한다면 오히려 더 많은 결석을 생기게 할 수도 있음에 유의해야 하므로 일반적으로 굳이 칼슘의 섭취를 제한할 필요는 없는 것으로 알려져 있다. 또한 맥주를 마시면 요로결석에 좋다는 이야기에 있어서 일시적인 요량 증가로 도움이 되는 측면은 있으나 다량의 맥주로 목이 마름을 느끼는 등 탈수 증세를 가져 온다면 오히려 해를 가져올 수도 있다. 따라서 많은 소변의 배출을 위해 더욱 많은 물을 마시고, 염분을 줄이며, 결정 작용을 억제하는 구연산 함유의 주스나 과일을 섭취하는 것이 좋다.

미국 하바드대학의 의료팀이 신장결석을 한 번도 앓았던 적이 없는 40~75세의 사람들 4 만여 명을 6년간 추적 조사하여 그동안 병이 발생한 500 명 정도와 발병하지 않은 사람들의 생활습관을 비교한 적이 있다. 먹을 것과 마실 것을 중심으로 구성된 21개의 조사항목을 통해 조사 분석한 결과 발병율은 일상적으로 4~5컵 분량의 물을 마신 부류가 그렇지 않은 부류의 1/2정도임이 판명되었다. 신장결석이 발병하면 통증도 여간 아니나 치료 자체가 쉽지 않은 경우도 많다. 그러므로 물로써 미리 예방할 것을 권장한다.

- **소화불량(消化不良)**

　섭취된 음식물들은 수분에 녹은 상태에서 위와 장 등의 소화기관으로 소화 흡수된다. 이들 장기는 항상 일정량의 물을 가지고 있어야 소화의 제 기능을 정상적으로 발휘할 수 있다. 앞에서 이야기된 것과 같이 아침 기상과 동시에 마시는 차가운 물 한잔은 위와 장을 자극하여 아침식사 시에 충분히 소화액이 분비되어 소화를 돕고 배설도 원활하게 한다. 중성인 물은 위산을 어느 정도 희석시킬 수 있는 기능도 가지고 있어 위의 점막을 심하게 자극하여 속이 쓰린 경우에는 이를 완화시켜주기도 한다.

- **변비(便秘)**

여성들이 많이 고민하는 것 중 하나가 변비. 남성보다 여성에게서 더 심하게 나타나는 변비의 최대요인은 실제로 수분 부족이다. 장관(腸管, 창자)이 좁아져서 변의 통과가 어려워지는 일종의 생활습관병으로서 대변이 굳어지는 현상은 수분과 관계가 크다는 것이 그 원인중 하나로 장(腸)의 작동 능력이 약화되어 있는 것이다. 변(便)에 주어져야 할 수분이 필요 이상으로 몸속에서 흡수되고 있는 경우로서 원래 변에는 그보다 많은 양의 수분이 있게 되므로 변을 자연스럽게 배출할 수 있게 되나 몸속의 수분이 부족하면 변을 부드럽게 만들 수분마저도 장(腸)에서 흡수되어 버리고 말기 때문에 변이 필요 이상으로 굳게 되어버린다.

그러므로 다이어트 등으로 식사량을 줄인데다가 물의 섭취까지 줄인다면 이때의 변비는 치료가 쉽지 않은 상태로까지 발전한다. 사실 변비약 대부분이 습관성이 있기 때문에 최초는 한 알이나 두 알 정도로 변이 나오게 되나 습관화되면 그 정도로는 변이 나오지 않게 되고 그 때문에 점점 투약량을 증가시키게 된다. 자극성약인 변비약은 원래 자극이라는 것이 점점 마비되는 경향이 있기 때문에 시간이 갈수록 더 강한 자극을 필요로 하게 될 위험이 있다. 그러므로 이런 상태가 되기 전에 물로써 해결하는 것이 자연스러운 조처라 하겠다.

피로회복이 어려운 사람들 중에도 물 섭취 문제가 그 원인인 경우가 많다. 피로회복을 위해서는 우리 몸속의 노폐물이 원활하게 배설되어야 하는데 땀, 소변 및 대변의 주원료인 수분의 부족으로 인해 배설이 되지 않기 때문인 것으로 의료계는 보고 있다. 아침 일찍 기상 시 마시는 냉수가 장을 자극하면서 변비 해소에 큰 도움이 되므로 집중적으로 음용하는 것이 좋다. 다만 과민성대장증후가 있거나 설사를 하는 경우는 오히려 증상을 악화시킬 우려가 있다. 많이 먹고 밀어 배출한다고 해서 야식을 많이 먹는 것은 특히 변비 뿐 아니라 소화와 과민성대장증후군에도 매우 좋지 않다.

- **노화(老化)**

우리 인체의 세포수는 60조개 이상으로 알려져 있는데 30세에서 70세에 이르기까지는 매년 3.6%씩 세포수가 감소하고, 70세를 넘어서면 매년 9%씩 감소한다. 이렇게 체세포가 감소하면서 수분이 함께 감소하게 되는 것이다.

노화가 가장 먼저 나타나는 곳이 바로 피부이다. 즉, 피부에서 수분이 빠져 나가는 것을 노화하는 것이라고 말한다. 보드랍고 고운 피부를 가지고 있는 어린아이의 경우, 체중에 비한 수분의 함량이 노인의 경우보다 월등 많다는 것이 이를 입증하고 있다. 왜 화장품을 사용할 때 수분을 공급하는 제품이나 이러한 기능의 비싼 제품에 특히 관심을 쏟을까? 이 문제는 수분을 직접 섭취하는 기본적 행위가 이루어져야만 효과를 볼 수 있는 것이다. 다시 말하면 평소에 좋은 물을 충분히 마시도록 하는 것이다.

- **설사(泄瀉)**

설사에는 보통 지사제(止瀉劑)를 쓰는데 이는 그릇된 처방이라

할 수 있다. 설사라는 것 자체가 장속의 세균과 같은 유해물들을 버리기 위한 과정이므로 설사를 멎게 할 필요가 없는 것이다. 그렇지만 설사와 동시에 몸속의 수분을 많이 빼앗기게 되면서 혈액속에는 구아니딘(guanidine)이라는 독소가 불어난다. 대체로 구아니딘은 건강한 사람이라고 할지라도 혈액 100g 속에 0.1㎎~0.2㎎정도가 포함되어 있으며 이질, 티푸스, 콜레라 등으로 인해 설사를 하게 되면 탈수작용으로 구아니딘이 불어나게 되고 이 양이 1㎎~2㎎에 다다르면 죽음에 이르게 된다. 그러므로 탈수로 구아니딘이 불어날 상황이 될 때는 물을 마심으로써 구아니딘이 요소와 암모니아로 분해되면서 오줌이 되어 체외로 배설한다. 설사에는 충분한 양의 물이 가장 좋은 약이다. 치료 처방으로는 물과 무기질의 공급이다. 그러므로 따뜻한 물에 소금과 설탕을 조금 타서 마시면 물과 무기질이 위와 장에서 쉽게 흡수되어 치료효과를 가져오고 몸을 보호해 준다.

- **통풍(痛風)**

혈액속에는 미량의 요산(尿酸)이 함유되어 있는데 이 양이 많아지면 고뇨산혈증(高尿酸血症)이 생기게 되고 심할 경우, 성인 남성에게 있어서 가을이 되면 의외로 많아지는 소위 통풍(痛風)으로 발전한다. 극심한 관절통(關節痛)을 수반하는 이 통풍은, 물에 잘 녹지 않는 요산이 어떤 원인에 의해 과잉으로 되어버리면 그것이 바늘 형태의 침상결정(針狀結晶)이 되면서 관절 같은 곳에 부착되어 심한 통증을 일으키게 되고 결과적으로 소변량이 적어지는 경우 요산이 배출되지 않게 되며 심해지면 통풍으로 된다. 여름철에 땀을 많이 흘리게 되므로 요량(尿量)이 감소하는 경향이 있다. 그 결과로 요산의 배출량 부족으로 가을에 통풍발작을 일으키는 것이다. 비만이나 고지혈증인 경우 나타나기 쉬우며 따라서 물을 일상적으로 마심으로써 이를 예방할 수 있고, 이를 통해 요로결석도 사전에 예방하도록 한다.

통풍환자를 위한 치료에 배설촉진제를 사용하게 되는데, 약에 따라서는 일시적으로 요산(尿酸)의 농도가 급속히 증가해 버리게 된다. 요산이 고농도로 되면 결석이 생기기 쉽기 때문에 이를 예방하기 위해서도 물을 섭취하는 것을 거르지 않도록 하여야 한다.

- **열중증(熱中症) 또는 일사병(日射病)**

수분부족으로 나타나는 대표적인 증상으로서 뜨거운 날씨에 운동이나 집회를 하고 있을 때라든지 차안에 둔 어린아이들이 일사병에 걸려 목숨을 잃기도 한다. 원래는 땀을 증발시키는 것으로 체온을 조절하고 있지만 체온보다 기온이 더 높아지기도 하고 습도의 상승으로 인한 콘트롤 난조로 점점 체온을 상승시켜버리는 것이다. 그래서 이를 막기 위하여 수분을 섭취하는 것은 대단히 중요하다. 일사병이 발생하면 땀과 함께 몸속의 염분도 잃어버리므로 스포츠음료와 같은 이온음료를 마시는 것도 바람직하다.

- **천식(喘息) 및 호흡기계감염증(呼吸器系感染症)**

호흡기계감염증 뿐 아니라 천식, 폐렴, 기관지염, 상기도감염(上氣道感染), 급성상기도염(急性上氣道炎)을 포함한 호흡기전반의 장해에 물이 효과가 크다.

천식과 같은 증세의 치료에서 문제가 되는 것은 스테로이드호르몬(steroid hormone)이라고 하는 약인데 성인에게 심한 증세에 사용하는 이 약은 어린이에게 사용하는 것에 대해서는 아직 논란이 되고 있다. 대신에 되도록 물을 마시게 하도록 함으로써 기관지염이나 천식을 유발하는 원인인 담(痰)을 처리할 수가 있는 것이다. 이 치료는 혈액과는 무관하나 대단히 효과 있는 방법이라고 생각된다. 천식의 호흡곤란의 주원인인 담(痰)은 체내 세균과 싸운 잔해이다. 이 잔해가 언제까지나 폐(肺)의 속에 남아있으면 호흡을 위한 공간이 좁아져 버리게 되어 숨쉬기 힘들거나 기침으로 자극되어 생체기능에 따라 연속적으로 기침을 하게 되는 것이 천식이다. 담이 원활하게 배출되지 않음에 따라 기침이 계속되고 천식현상이 나타난다.

천식치료에 효과적인 치료법에 의료용 분무기인 '네뷸라이저(nebulizer)'가 있다. 이는 기관지 확장제나 담의 분리 기능제 등을 안개형태로 분무하는 기구로 입으로부터 흡입시키는 치료법이다. 약물로 기관(氣管)을 확장시키면 확실히 공기는 잘 통과하게 된다. 그러나 그보다 담을 간단하게 제거하는 것이 포인트라면 물을 많이 섭취함으로써 폐(肺)나 기관(氣管)에 붙어 있던 담도(膽道, 쓸갯길)가 수분을 머금으면서 말랑말랑하게 된다. 여기에다 맛사지 기구 같은 것으로 외부에서 진동을 주면 더욱 쉽게 분리될 것이다. 특히 유아인 경우 더욱 이러한 방법을 권한다.

- **고혈압(高血壓)**

고혈압 환자에 있어 물은 필요 불가결한 것으로 많이 섭취할수록 도움이 된다고 할 수 있다. 특히 여름철 땀을 많이 흘린 경우에는 더욱 많은 물을 섭취해야 한다. 고혈압 환자들이 여름철에 머리가 아프고 어지럽거나 답답해하는 등의 고통을 많이 호소하게 되는데 그 이유는 바로 몸속의 수분이 부족하게 되어 혈액의 농도가 짙어지고 흐름이 느려지는 데 그 원인이 있다. 이로 인해 혈전증(血栓症)이 생기게 된다. 대체로 고혈압 환자는 동맥경화증을 일으킴으로써 중풍의 위험도 함께 가지고 있다. 이 중풍이 새벽녘에 자주 발생하고 있는 것은 밤사이 잠자는 동안 호흡 등으로 발산되는 몸속의 수분을 보충해 주지 못하기 때문으로 밤에 자기 전 물을 마셔두는 것과 잠이 깼을 때 즉시 물을 마심으로써 혈전을 미리 막는 것이 매우 중요하다.

■ 문화재청은 2011년 1월 국내 처음으로, 역사가 있으며 경관이 뛰어나고 풍부한 미네랄을 가진 좋은 수질로서 몸에 좋은 물을 공급하는 약수(터)를 국가지정문화재 천연기념물로 지정하였다. 전국에 산재되어 있는 주요 30대 약수 중 다음과 같이 강원도 지역의 3개 약수가 이에 선정되었다.

• 천연기념물 제 529호 <양양 오색약수>
  양양군 서면 오색리에 위치하고 있는 오색약수는 1,500년경 발견되었으며 설악산 국립공원내의 오색천 하상지하수 용출지하수로서 1일 약 1,000~1,500 리터 정도 산출되며, 나트륨의 함량이 높고 철분과 탄산이 풍부하여 위장병, 신경통, 빈혈, 소화불량 및 병후의 회복에 효험이 있는 것으로 전해지고 있고 살충력이 강한 특성을 가진다고 한다.

• 천연기념물 제 530호 <홍천 삼봉약수>
  홍천군 내면 광원리에 위치하는 삼봉약수는 조선조 5대 문종의 왕비 현덕왕후의 아버지인 권전이 단종의 폐위후 이곳에 은거하면서 젊은이들에게 글을 가르쳤던 때 발견되었으며, 가칠봉 남쪽 기슭에 위치하고

> 있다. 30센티미터 간격으로 3개의 구멍이 있는데 약수의 맛이 서로 다른 특성을 가지고 있다. 탄산수로서 1일 약 1,100 리터 정도 산출되며, 철분, 불소, 망간이 풍부하여 신경통, 위장병, 빈혈에 효험이 있다고 전한다.
>
> - 천연기념물 제 531호 <인제 개인약수>
>
> 인제군 상남면 미산리에 위치하는 개인약수는 1891년 함경도 포수 지덕삼에 의해 발견되었으며, 개인산의 주억봉 중턱에 위치하고 있다. 해발 1,000미터로 국내에서 가장 높은 곳에 있는 탄산약수로서 철분, 칼륨, 불소, 마그네슘, 나트륨, 규소, 구리 및 망간 등의 미네랄을 함유하고 있어 위장병 및 당뇨병에 효험이 있다고 전한다.

- **환절기 3대 건조증(乾燥症) : 안구(眼球)건조증, 피부(皮膚)건조증, 구강(口腔)건조증**

이 세가지의 환절기 건조증에는 제각각의 예방방법이 있지만 공통적으로 손쉬운 방법은 바로 하루 8잔 정도의 물을 의식적으로 마시는 것이다. 특히 구강 건조증에 있어서는 성인에게 하루 1ℓ이상 분비되는 입안의 침이 매우 중요한 역할을 한다. 바로 이 침이 충치라든지 잇몸병에 대한 저항력, 그리고 맛을 느끼는 데 큰 역할을 하고 있다.

- **암(癌)**

특히 한국인에게 많이 발생하고 있는 위암의 주요 원인은 우리의 식습관에 달려 있다. 즉 대식(大食)과 염분(鹽分)이 많은 음식의 식습관이 위암을 발생시키기 쉽다는 보고가 있다.

■ 고혈압과 소금, 그리고 물의 관계

  우리가 익히 알고 있는 성인병중 하나인 고혈압의 발생 원인으로 소금을 꼽는다. 소금에 함유되어 있는 나트륨이 그 주원인이 되어 있다. 염소와 나트륨으로 구성되어 있는 소금은 용해된 상태에서 쉽게 전리되어 이온상태를 유지하면서 활동과 흡수가 빨라진다. 특히 음식 속에 포함되어 있던 나트륨 이온성분은 우리 몸의 장에서 흡수되면서 혈액 속으로 들어가게 되어 혈중 나트륨의 농도가 높아지게 된다. 따라서 우리 몸을 이를 감지하여 자동적으로 몸속 세포에 분포하는 수분을 혈액이 다시 흡수하게 되면서 혈액은 나트륨의 농도를 정상으로 낮추게 되나 수분을 뺏긴 몸의 세포는 물을 달라고 뇌에 요구하게 되고 이에 따라 우리는 많은 물을 들이키게 되는 것이다. 짜게 먹으면 물을 찾게 되는 이유인 것이다.
  혈액을 걸러서 수분을 소변으로 체외 배출시키는 기관인 콩팥에서도 혈중 나트륨의 농도를 낮추려고 하는 작용이 일어난다. 다시 말해서 혈중 나트륨의 농도가 높을 수록 내보낼 수 있는 수분의 양은 줄어들게 되고 오히려 호르몬을 통하여 소변으로 내보내야 할 물을 몸속에 되돌리려는 신호를 뇌로부터 받게 되어 소변 만들기를 억제하는 이 호르몬에 의하여 콩팥은 물을 재흡수하게 되면서 소변량이 줄어들게 된다. 이 재흡수된 물도 혈중 나트륨 농도저하에 사용되면서 혈관 속은 물로 가득 차게 되고 이로 인해 혈관 벽에 걸리는 압력은 점점 더 커지게 된다. 이렇게 되면 심장에서는 더 큰 압력으로 피를 내보내기 위한 펌프질을 해야만 되고 전체적인 혈압이 높아져 고혈압의 증상으로 나타나는 것이다. 따라서 여분의 염분을 배출하기 위해서는 수분을 보급하는 것이 효과적이다.
  고혈압 환자들에게 투여되고 있는 이뇨제는 사실 병의 치료보다는 오히려 우리 몸이 물과 소금을 더욱 간절히 원하도록 만든다. 실제로 이뇨제를 아무리 많이 사용한다 해도 혈압은 떨어지지 않게 되어 또 다른 약을 쓸 수 밖에 없게 되는 악순환의 결과를 가져 올 수 있다. 사실상 물 그 자체가 최고의 이뇨제로서 신장에 아무런 문제만 없다면 물만으로 이뇨제의 복용 필요가 없게 만든다.

4-3. 다이어트와 피부미용

　물 자체의 열량은 0kcal으로 실제로 칼로리로 따지는 열량의 체비만(体肥滿)화와는 아무런 관계도 없음을 알 수 있다. 물을 많이 마신 직후 일시적으로 수분량에 따른 체중증가는 있을 수 있으나 이뇨작용을 곧바로 일으키므로 정상으로 돌아온다.

　앞 절에서 언급한 바와 같이 우리 몸속 수분이 1~2%정도 부족해지면 만성 탈수상태로 되어 변비, 비만, 피로 및 노화촉진의 원인이 될 수 있다고 한 것처럼 수분섭취는 비만과 밀접한 관계를 가지고 있다. 실제로 만성탈수의 상태에서는 갈증이 생겨도 이를 잘 느끼지 못하며 오히려 배가 고픈 느낌으로 착각할 수 있게 만들어 음식을 더 섭취하게 함으로써 체중조절을 할 수 없게 만드는 역효과를 가져올 수 있다. 물에는 에너지도 없고 칼로리도 없는데 인체에서 흡수를 하게 되면 몸은 이 물을 처리하기 위하여 신진대사의 활동을 활발하게 하게 되는데 이 때 에너지를 소비하게 하며 배고픈 느낌을 덜어주게 되므로 다이어트에 꼭 필요한 과정이라 할 수 있다. 여성들 중에는 얼굴이나 몸이 붓는다고 느끼거나 화장실을 자주 가게 될까봐 되도록 물을 마시지 않으려고 하는 경우가 많으나 심장이나 신장 기능에 문제가 없는 한 물을 많이 마시는 편이 비만예방에 효과적이라 할 수 있다. 심장, 신장에 문제가 있거나 스트레스를 많이 받는 사람은 체내 수분이 축적되거나 스트레스 호르몬의 증가로 수분배출이 잘 안되어 체중이 증가될 수 있다.

　한편 변비가 신체의 컨디션을 악화시키고 활동성도 둔화시키므로 다이어트를 방해하는 가장 큰 요소가 되고 있다. 그러므로 변비를 반드시 우선적으로 없애야 한다. 변비가 있는 사람들은 섬유질 섭취에 앞서 물을 아주 많이 마시도록 하여야 한다. 딱딱해진 변이라 함은 수분부족의 신호이기 때문이다. 특히 아침에 일어나서 차가운 물 한 컵을 마시면 위와 장의 운동기능을 깨워주기 때문에 변비에 효과가 있다.

 몸매를 가꾸기 위해 물을 많이 마시는 것이 좋은 이유로 식사 전에 마시는 한 두 컵의 물은 포만감을 느끼게 해 줌으로써 식사량을 줄이게 해 줄 뿐 아니라 대사과정에서 체내의 지방을 분해시키는데 중요한 역할을 하게 된다. 수분섭취가 줄어든다면 오히려 지방은 체내에 계속 쌓이는 결과를 초래한다. 다만 식사 전 약 30분 정도의 여유를 두고 물을 마심으로써 식사 시에 위효소가 원활히 작용하게 하고 위산의 희석을 막아 소화를 돕게 해야 하는 것에는 유의하는 것이 좋으나 1컵 미만의 소량의 물이라면 민감한 체질이 아니고는 그리 영향을 주지는 않는다. 물이 체내의 불순물이나 노폐물을 제거하는 '해독작용'을 하고 있으므로 단백질 분해를 통한 다이어트 효과를 노릴 수 있다.

 단백질은 분해되면 암모니아가 생성되고 이는 바로 요소로 전환되는데 이 요소는 주로 신장을 통하여 체외로 배출된다. 체외배출을 위해서는 충분한 물이 필요하게 되는 것이다. 단백질 분해 효소뿐 아니라 노폐물도 마찬가지로 신장을 통해 체외배출을 하게 되므로 이 물이 매우 중요하다. 노폐물이 제대로 배출되지 못하고 체내에 축적된다면 그것이 바로 비만화를 가져오게 되는 것이다. 다시 정리해 보면 물이 미치는 효용성으로 혈액순환이 좋아지고, 축적된 지방의 대사를 도우며, 체내의 노폐물이나 독성물질을 배설하고, 변비를 예방한다는 등일 것이다.

그런데도 "물을 마시면 뚱뚱해진다"고 하는 사람들이 있는 것은 림프(lymph)의 흐름이 나빠지기 때문으로 뚱뚱해 지는 것이 아니라 붓는 것이다. 그러니까 림프의 순환을 좋게 함으로써 이는 쉽게 해소되는 일이다. 물을 마시지 않음으로써 오히려 비만의 원인이 될 수 있는 변비나 체내 노폐물잔류 등의 문제로 발전하게 된다는 것을 명심해야 할 것이다.

몸 속의 지방이 많은 사람일수록 체내 수분량의 비율이 적다. 일반적으로 비만인 성인의 체중에 대한 총수분량이 체중의 50~55% 정도이고, 야윈 사람은 체중의 60~70% 정도이다. 이는 지방의 수분함유량이 10% 정도로 뼈의 수분함유량(22%)보다 아주 적은 양의 수분을 함유하고 있기 때문이다. 70kg의 체중을 가진 성인에 있어 수분함유량은 뼈가 2.45ℓ이고 지방조직이 0.7ℓ로서 체지방이 많은 사람에 있어서는 체내수분이 차지해야할 중량의 상당 부분을 지방이 대신 차지하고 있다고 보면 된다. 특히 연령에 비하여 과체중인 사람은 움직일 때 많은 에너지를 필요로 하며 운동량이 많기 때문에 땀을 많이 흘리게 되어 탈수도 쉽게 일어난다. 따라서 비만인 사람일수록 정상체중을 가진 사람들보다 수분을 훨씬 더 많이 섭취해야 되는 것이다.

또한 과체중을 가진 사람들 가운데는 상당수가 당뇨병이나 고혈압, 또는 고지혈증을 가지고 있다. 따라서 이러한 질환을 가지고 있는 경우 조금만 탈수상태가 되어도 금방 혈액의 점성(粘性)이 높아지고 혈액순환에 문제가 발생한다. 높아진 혈액의 점성은 혈압을 더욱 상승시키고 콜레스테롤 수치를 증가시키게 된다.

따라서 비만인 사람들에게 몸 내부적으로 문제가 있는 혈액환경을 개선하면서 다이어트로 유도할 수 있는 방안은 바로 '물'인 것이다.

요즘엔 물로써 체중을 줄이고 조절하는 '물 다이어트'가 우리 주변에서의 손쉬운 방법으로 차츰 알려지기 시작하고 있다. 청량음료 또는 국이나 수프 같이 염분이나 칼로리가 있는 물은 피하고 칼로리가 전혀 없는 물로 수분 공급을 대신하는 다이어트 방법으로 다른 원푸드 다이어트와는 달리 물만 먹는 것이 아니라 하루 세 끼 식사를 다 하면서 식전이나 공복에 물을 마시는 것이다. 다만 식사 후 30분내에는 물을 마시지 않도록 한다. 즉 염분이 들어가서 몸에 흡수되기 전까지의 시간은 물을 마시지 않도록 하라는 것이다. 즉 염분이 몸에 흡수되기 전에 물을 마시게 되면 염분이 물과 같이 흡수되어서 들어간 물만큼 살로 된다는 이야기이다.

바로 일상의 생활을 그대로 유지하면서 다이어트가 가능한 일석이조의 방법이라 할 수 있다.

註 : '원푸드(one-food) 다이어트'란 사과, 우유, 요구르트류, 초콜릿, 육류, 감자, 콩 식품, 바나나, 뻥튀기 등과 같은 한 가지 식품만 고정적으로 섭취하는 식사 요법의 다이어트로 그 종류도 매우 다양하다. 저탄수화물 식사 요법의 부작용을 막을 수 있으며, 지방을 적게 섭취하면서도 포만감을 느낄 수 있는 장점이 있다. 전체적으로 영양의 불균형을 가져오게 되는 위험이 크다. 팝송 그룹인 '카펜터스'의 카렌 카펜터도 원 푸드 다이어트를 통해 신경성 식욕부진(anorexia nervosa)으로 진행되어 체중이 30kg까지 줄어 든 상태로 1983년 사망한 바 있다.

이 '물 다이어트'의 핵심은 물의 칼로리 소비효과에 있다. 물이 인체에 흡수되면 신장을 통해 걸러지고 몸 밖으로 나오기까지 거치게 되는 여러 과정에서 많은 에너지를 소모하게 되는데 여기서 열량 소모와 함께 체중 감소 효과가 발생한다는 것이다. 물을 많이 마심으로써 자연히 식사량이 감소되고 식욕도 어느 정도 저하, 조절되어 적은 양으로도 만족감을 얻게 된다. 동시에 밥을 빨리 먹는 습관도 고쳐지고 숙변도 없어지며 몸 속의 노폐물도 걸러진다.

'물 다이어트'를 하는 방법으로는 식사 전이나 공복 시에 2리터의 물을 8회 정도로 나누어 마시는데 특히 공복 상태에서 물을 마시는 것이 인체 내부 장기의 운동에 에너지를 필요로 하고 이를 위한 칼로리의 소모를 가져오므로 다이어트에 도움이 된다. 여기서 사용되는 물은 미네랄워터가 가장 적당하다. 왜냐하면 미네랄워터는 체내의 수분 밸런스를 조절하고 체내에 들어있는 노폐물을 배출시키면서 인체 필수 무기 미네랄을 공급해 주기 때문에 신진대사를 원활하게 해주기 때문이다.

물은 입을 통하여 섭취된 후 우리 몸의 여러 경로를 통해 흡수되고 전달된다. 그런데 몸의 구성체 중 피부에 물이 도달하는 것은 맨 마지막의 단계이다. 만약 섭취한 물의 양이 적다면 피부에 까지 전달되는 양은 매우 적어질 수 밖에 없다. 어린 아기의 피부가 뽀송뽀송하고 노인이 되어 까칠해 지는 것은 바로 체중에 비한 이 수분의 함량에 크게 좌우된다. 어린아이와 같은 피부, 동안(童顔)을 갖고 싶은 바람은 누구나가 마찬가지이지만 우리가 평소에 갖고 있는 '인체속의 물'에 대한 기본 상식부족으로 누구나가 손쉽게 할 수 있는 장기적인 처방을 간과하고 있었던 것은 아닌지? 피부는 우리 몸에서 유일하게 외부로 드러나는 부위이다. 외부 공기와 접하고 있으며, 환경의 영향을 받기 쉽고 또한 쉬 손상될 수 있는 위치에 있다. 피부는 자체적으로 수분의 증발을 일으키거나 증발산을 일으킨다. 따라서 매끈하고 탄력 있는 피부를 유지하기 위해서는 화장관련 제품을 통해 외부에서 처방해 주는 것도 좋지만 근본적으로 충분하게 수분섭취를 해 주어야 한다. 특히 오늘을 살아가는 현대인, 특히 도시인에 있어서는 지구온난화에 의한 기온의 상승, 도심의 열섬현상, 도로의 포장으로 인한 비온 뒤의 보습효과 취약, 여름철 차량과 실내의 에어컨 냉방 등 인체가 수분을 빼앗기게 되는 환경이 산재되어 있다.

 윤기 있는 살결을 유지하고 싶다는 것은 곧 혈행(血行)을 좋게 해야 한다는 것이다. 피부미용실의 미안(美顔)코스에는 반드시 얼굴 마사지가 들어 있고, 미용잡지 같은 데서도 얼굴 마사지를 추천하고 있는 것은 이런 이유에서이다. 피부미용실에 가면 우선 차(茶)를 내놓는다. 시술이 끝난 후에도 차나 물을 내오는 경우가 많은데 이 역시 수분보급의 기회를 자주 갖게 하기 위함이다.

 고운 피부를 유지하기 위해서는 물을 마시는 방법에 유의를 해야 한다. 우리가 화초를 키울 때 물을 어떻게 주는가를 생각하면 쉽게 답이 나온다. 식물의 예쁜 꽃도 우리의 살결과 같은 이치로서 자라서 아름다움을 표현하게 되는데 물뿌리개를 이용하여 꽃과 흙에 정성스레 수분을 공급하듯 물을 뿌려주어야 한다. 한꺼번에 많은 물을 공급하는 것은 과잉 수분에 의한 식물조직의 파괴 및 괴사를 가져 올 수 있다. 그렇기 때문에 그 토양을 선택할 때도 보습과 통수가 원활한 흙을 선택하는 게 아닌가. 우리 몸도 다를 바 없어 몸이 수분을 차분히 침투시킬 수 있도록 꾸준한 수분공급 관리를 통해 목이 마르지 않더라도 바지런히 음용하는 것이 바람직하다.

 취침 전 한 잔의 물은 머리나 피를 부드럽게 하여 복부(腹部)에 안정감을 준다. 그럼으로써 잠을 잘 잘 수 있는데, 이는 곧 고운 피부 유지에 중요한 요소이다. 피부의 젊음을 되찾기 위해서는 성장호르몬의 분비가 가장 왕성한 저녁 10시부터 한밤중 2시 사이에는 잠이 들어 있는 것이 중요하다. 그래서 '미인은 잠꾸러기'라고 하지 않는가? 물론 이 미인은 피부미인을 이야기하는 것임을 오해하지 않기를.

 살갗이 까칠하게 되는 데는 몸 속의 상태가 좋지 않다고 하는 징조이기 쉽다. 쌓여있는 노폐물을 없애고, 기분을 좋게 하며, 내장의 각 기관을 활성화시켜 신진대사를 원활하게 만들고, 특히 피로감을 없애기 위해서는 몸의 산성화로 나타나는 이러한 증상을 중화, 환원시킬 수 있는 '알칼리이온수'를 마실 것을 권장한다. 다른 방법을 이용한 무리한 다이어트는 피부를 오히려 상하게 하는 경우가 많은데, 이는 피부의 각질층에 있던 수분을 잃어버리게 한 결과이다. 한편 피부의 표면에는 '알칼리이온수' 생성시 반대 극(極)에서 만들어 지는 '산성이온수'로 공급, 처리하는 것도 좋은 방법이다.

 세제나 샴푸의 대부분은 약산성으로 만들어져 있는 것은 머리카락이나 피부가 pH 5~6정도의 약산성이기 때문이므로 산성비의 빗물과 같은 강한 산성의 물은 피하는 것이 좋다. 염소가 많이 함유되어 있는 수돗물도 피하는 것이 좋고 특히 수도꼭지를 틀기 시작한 초기의 물을 사용하는 것은 더욱 강한 농도의 염소를 함유하고 있다. 세제류로 씻으면 씻을수록 피부에 흡수되어 피부를 상하게 할 수 있다. 그래서 세제로 씻은 후에는 천연의 산성스킨이나 물로써 닦아내는 것이 좋다. 세제로 설거지를 끝낸 뚝배기 그릇을 전자렌지에 넣어보면 세제가 스며나와 부글부글 끓는 것을 알 수 있다. 그리고 머리를 손질할 때 쓰는 퍼머액이나 머리 염색약은 알칼리성으로 되어 있으므로 피부의 건강에 민감한 여성이라면 피부를 약산성 상태로 되돌리기 위해 세안 후에는 일부러라도 약산성의 화장수를 사용하는 수고를 아끼지 않도록 하는 것이 바람직하다. 그래서 젊음을 유지하는 물로서 약산성의 미네랄워터를 화장수 대신에 사용하고 충분한 시간을 주면 살갗의 수분 밸런스가 유지되어 주름이 생기지 않게 된다. 이처럼 물의 pH(수소이온농도)는 요리 뿐 아니라 피부의 미용에도 직접적인 영향을 미치고 있다.

 마찬가지로, 화장수가 산성인 이유는 피부조직의 표면이 산성인 동시에 이 조직을 수렴시키기 위함이다. 비누는 물을 알칼리성으로 만든다. 알칼리성 물에 적셔진 피부조직은 느슨해지면서 모공의 때와 같은 오염물을 제거하여 떨어뜨린다. 좋은 비누로 얼굴을 씻은 후 산성 화장수를 써서 피부를 수렴시킨다는 것은 충분히 일리가 있는 이야기라 하겠다.

 우리 피부의 표면은 각질층(角質層)이다. 이 조직이 죽으면 때로 되는 것이다. 피부조직은 단백질로 구성되어 있으나 죽은 조직을 제거해 버리지 않으면 새로운 조직이 만들어지지 않는다. 따라서 단백질 대사(代謝)의 회전이 활발하도록 해 주어야 한다는 것이다. 피부가 거칠고 황량해 지는 것은 혈액이 오염되거나 내장이 좋지 않기 때문이다. 그러므로 혈액의 80% 이상을 구성하고 있는 물의 상태는 혈액의 오염도를 결정하는 매우 중요한 인자인 것이다. 우리가 물을 섭취하면 10분후에는 피부조직에 도달한다. 또 몸 내부의 세포는 14일간에 걸쳐서 피부의 각질층에 도달한다. 결국 물이 곧 궁극적으로는 최고의 화장품이 되는 것이다.

알칼리성의 온천수는 각질층을 녹이는 힘이 있어 각질층을 제거하여 피부를 미끈하게 만들어 준다. 한편 온천수에 함유되어 있는 탄산가스는 피부에서 흡수되어 피하조직에 들어가 피하부위의 혈관을 확장시킨다. 혈관의 확장은 말초혈관의 혈액의 저항을 낮추어 혈압을 내리게 하는 효과도 가지면서 요통, 관절 및 류마티즘에 효능을 갖는다. 그래서 이탈리아와 체코에는 이러한 온천수나 용천수를 마시게 하여 병을 치료하는 의료시설이 있다. 그러나 우리가 매일 온천을 할 수 있는 것은 아니므로 집에서는 간단히 수돗물의 염소를 제거하여 단순 알칼리천과 같은 온탕을 만드는 것으로 어느 정도 대신할 수 있다.

집에서 수돗물을 따뜻하게 데워서 욕조에 받아놓고 몸을 담그어 보라. 무언가 찌릿찌릿한 느낌을 느끼게 되지 않는가? 이는 염소에 의해서 피부세포가 파괴되고 있다는 것을 의미하는 감각이다. 그렇다면 이를 간단히 해소할 수 있는 방법을 찾아본다. 다음에 열거하는 몇 가지 방법은 손쉽게 집에서 행할 수 있는 방법으로서 그 근본은 비타민C가 가지는 환원력(還元力)을 이용하여 수돗물의 염소 성분을 무해화(無害化)시키는 것이다.

- 녹차 티백 1개(한번 우려내고 난 티백이라도 녹차성분의 70%는 남아 있으므로 사용가능)를 욕조물 속에 넣고 2~3회 정도 휘휘 저어주고 난 뒤 다시 제거한다. 이렇게 하면 비타민C와 카테킨(폴리훼놀류)의 힘으로 염소는 환원작용에 의해 무해한 염소이온으로 변화시킨다.

- 비타민C 알약(錠劑)은 잘게 부수어 욕조물에 넣고 2~3차례 휘휘 저어주면 된다.
- 무웃잎이나 인삼의 잎을 욕조에 띄워 놓으면 이 녹색야채가 갖는 비타민C가 염소를 무해하게 만든다. 물론 이때도 물 전체를 2~3차례 휘휘 저어주도록 한다.
- 귤이나 오렌지 등 감귤류 1~2개 정도의 껍질을 물에 띄워 저어준다. 표피에 왁스류가 칠해져 있어도 효과는 발휘된다.

물은 되도록 차게 하여 사용하면 피부에 자극을 주어 이완되었던 피부가 긴장을 하면서 탄력이 생기고 피부미용 효과도 높아진다. 또 샴푸를 사용한 후 린스 대신에 미네랄워터를 모발 전체에 스프레이로 뿌리고 드라이어로 말리면 몰라보게 윤기 있고 건강한 모발을 유지할 수 있다는 것이 실증된 바 있다. 우리의 피부 세포도 삼투작용을 하며 물이 드나 들 수 있게 하고 있는데 사해(死海)의 물이 피부미용에 좋다고 하는 것은 지중해의 10배에 달하는 미네랄의 양과 일반 바다에는 없는 12가지 미량 필수 미네랄을 함유하고 있기 때문이다.

앞에서 변비가 다이어트에 큰 적(敵)이 되고 있다고 하였다. 변비는 그 뿐 아니라 살갗을 거칠게 만드는 주된 요인이기도 하다. 아침 잠자리에서 막 일어나서 한두컵 정도의 물을 마시도록 하는 것이 큰 도움이 된다. 변(便)의 70~80%는 수분이므로 수분을 공급하여 변을 부드럽게 만드는 것이다. 변에는 질소화합물에서 만들어지는 '니트로소아민'이나 요소(尿素)와 같은 독소도 들어 있다. 장내

(腸內)에 이런 독소가 남아 있게 되면 장(腸)의 상태가 나빠진다. 한편 물을 마시면 몸이 붓는 사람은 신장의 기능이 다소 저하되어 있는 경우이므로 물을 한꺼번에 많이 마시지 말고 조금씩 마시는 양을 증가시키는 것이 좋다.

만약 물 대신 술을 마시게 된다면 어떨까? 물론 혈액의 공급활동이 빨라지고 따라서 피부의 온도도 상승하여 혈액 순환에 따라 피부가 생기가 있어 보이기는 하지만 실제로 탈수로 인해 피부가 거칠어지면서 피부의 재생속도도 더디어 짐과 동시에 모세혈관의 확장으로 인한 표피의 악영향을 가져오기 쉽다. 특히 항산화 효소인 글루타치온(glutathione)의 합성을 감소시킴으로써 자외선이나 흡연에 의한 피부의 손상을 더욱 가속시키면서 기미와 잔주름을 발생시킨다. 따라서 술과 담배를 함께 하는 것은 피부를 상하게 하는 지름길이라 하겠다. 술을 마실 때는 물도 함께 많이 마심으로써 피부자체의 온도상승으로 인한 수분의 상실을 보충해 줄 수 있고, 체내에서 알코올이 분해될 때 필요한 수분을 공급함으로써 분해가 촉진되고 숙취해소에도 도움을 준다.

또한 담배를 피우는 여성들에 있어서도 물을 마시는 것은 매우 중요하다. 담배를 피우면 혈관이 수축한다. 그렇게 되면 혈액의 흐름이 더디고 힘들어진다. 그 때문에 흡연자의 얼굴이 칙칙한 빛을 띠게 된다. 미용을 위해서는 흡연은 금물이나, 담배를 끊는 것이 오히려 스트레스로 될 수도 있으므로 물을 많이 마시는 것이 좋은 방법이다. 그리하면 혈액이 부드러워지면서 수축되어 있는 혈관에서도 쉽게 흐를 수 있는 상태로 된다.

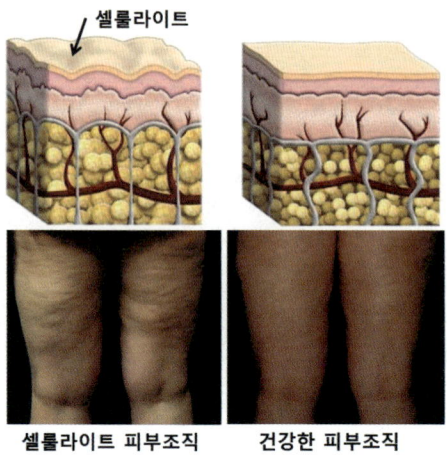

여성들이 고민하는 노화 현상 중 주로 대퇴부, 하복부 및 하반신 등의 피하지방에 지방덩어리나 노폐물 또는 수분이 쌓인 것으로서 국부적인 혈행(血行)의 불량으로 인한 대사의 악화로 나타나는 것으로 알려진 요철(凹凸)로 굴곡된 살결인 '셀룰라이트(Cellulite)'는 한번 발생하면 점점 비대화하는 경향이 있다. 피하조직(皮下組織)에는 공모양의 지방세포가 나열되어 분포하고 있는데 그 지방세포가 더 커지지 않은 상태로 있는 것이 보통이다. 이 지방세포 사이를 모세혈관과 모세림프관이 감싸고 얽혀 분포되는데 과식이나 과음, 운동부족 등으로 지방세포가 커지게 되면 이 혈관과 림프관을 압박하여 노폐물의 회수를 어렵게 만들어 국부적인 몸의 대사가 원활하지 않게 된다.

 이 림프관의 림프액은 온 몸을 돌아다니면서 몸속에 있는 유해한 금속이나 노폐물을 회수하는 역할을 하고 있는 중요한 기관이기 때문이다. 이렇게 변성된 지방세포에 의해 주변의 조직이 섬유화되고 보기 싫은 굴곡면을 가진 피부로 변하는 것이다. 이런 경우 알칼리도가 높은 물을 섭취하는 것이 좋다.

 또한 목욕 시에는 온탕과 냉탕을 번갈아 드나들면서 혈관의 확장과 수축을 의식적으로 반복시켜 피의 흐름을 좋게 하고 신진대사를 활발하게 하여 유산(乳酸)과 같은 피로(疲勞) 물질을 제거하는 것이 효과적이다. 피하지방이 많은 여성에게 잘 발생하며 육류를 주로 섭취하는 구미지역의 여성에 특히 많이 발생하나, 식생활의 변화로 우리 사회에서도 꽤 나타나고 있는 것으로 알려지고 있다.

아름다운 살결을 유지하기 위해 좋은 물에는 3가지가 있다.
　첫째는「칼슘이 풍부한 물」이다. 심장, 간과 함께 피부 세포가 원활하게 활동하는 데에는 칼슘의 작용이 있기 때문이다. 이 칼슘의 작용을 돕는 것이 마그네슘이므로 '건강기능식품(suppliment)'만으로 칼슘을 보충하는 것은 그리 바람직하지 않다. 또한 식품을 통해 몸이 칼슘을 흡수하는 비율은 우유에서 40%, 야채에서 20% 그리고 생선에서 30%정도에 지나지 않는다. 천연수에 들어있는 칼슘은 미네랄의 이온화에 따라 입자가 매우 작기 때문에 거의 대부분이 몸에 흡수된다.
　둘째는 「알칼리성 물」이다. 피부가 거칠게 되는 것은 피부가 느끼는 피로감 때문으로 산성화되어 있기 때문이다. 따라서 피로의 원인인 유산(乳酸)을 중화시킴과 동시에 인체의 원 상태인 약알칼리 상태로 되돌리기 위해 약알칼리성의 물을 선택하는 것이 좋다. 한편 '산성이온수'는 주로 세제의 효과를 높이는 작용을 하고 있는데 표백작용이 있고, 잡균의 번식을 막는 살균작용을 가지고 있다. 피부를 수축시키는 수렴작용(收斂作用)을 가지고 있기 때문에 여분의 지방을 억제하고 피부를 수렴하는 화장수인 '아스트린젠트 로션(astringent lotion)'으로서 미용에도 효과가 있는 것으로 알려져 있다.
　셋째는「젊음을 찾는 물」이다. 예로부터 눈 녹은 물을 젊음을 찾는 불가사의한 물로서 소중히 여겨왔다. 얼음으로 얼렸다 녹인 물인 빙결수(氷結水)도 이와 같은 효과가 있다고 전문가들이 말하고 있다.

　빙결수(氷結水)는 다음과 같이 집에서도 손쉽게 만들 수 있다. 우선 냉동실에 물을 용기에 넣어 얼린다. 얼음이 된 상태를 살펴보면 중앙부에 하얀색으로 탁해진 부분이 나타날 수 있는데 이는 염소나 트리할로메탄 등의 불순물이 흰 색상을 띠고 중앙부에 모인 현상이므로 이 부분을 제외시키고 나머지 투명한 부분을 녹여 다시 액체 상태로 만든다. 이것이 손수 만드는 빙결수(氷結水)이다.

　물을 많이 마심으로써 대사가 촉진되면 혈행이 좋아지는 것 이외에도 얼굴 등 살갗에 분무를 통해 마이너스 이온을 발생시키는 '훼이셜 워터 (facial water)'가 요즘 각광을 받고 있다. 유럽에서는 의학적 근거만 있다면 그 표시 내용을 확인해 볼 수 있다. 예를 들어 미네랄워터를 가공한 화장수로 알려져 있는 '에비앙'의 경우 프랑스 자국의 자료에 따르면 다음과 같은 미용효과가 있는 것으로 되어 있다.

- 피부의 울혈(鬱血)을 없애고 통증을 둔화시킨다.
　註 : 울혈:정맥의 피가 몰려있는 현상
- 피부에 탄력을 주고 불순물을 제거한다.
- 바람, 태양, 건조한 공기, 스포츠로 인한 땀 등으로 잃기 쉬운 수분을 보급하고 피부를 다시 윤택하게 한다.

　사람의 피부가 젊다는 것은 피부 표면에서 불과 0.01mm 두께의 각질층에 얼마만큼 수분이 함유되어 있는가에 따라 결정되므로 염소가 함유되어 있는 수돗물보다는 아무래도 미네랄워터를 사용하는 편이 훨씬 미안(美顔)효과가 있을 것이다. 미네랄워터에 들어 있는 '황산염(sulphate)'은 이뇨작용이 있고, 혈액속의 노폐물을 몸 밖으로 배출시킴으로써 신진대사를 높이는 작용을 하므로 이 물질이 많이 들어 있는 물은 세포를 활성화시키고 신진대사를 높여 젊은 피부를 유지하는데 도움을 준다. 유럽의 미네랄워터중 이 '황산염'이 많이 들어 있는 제품으로는 뷔텔(Vittel)이나 콘트렉스(Contrex) 같은 것들이 있다. 콘트렉스(Contrex)의 생산지인 프랑스의 '콘트렉세빌(Contrexéville)'에는 이 물로써 다이어트를 성공시키는 '미네랄워터떼라피(mineral water therapy)'의 시설이 있다. 그 중에는 1992년부터 시작된 '과체중(Overweight) 치료코스'가 프랑스 여성들에게 큰 인기를 끌고 있는데, 이는 적정체중보다 10kg이상 무게가 나가는 사람을 위한 2주간의 다이어트프로그램이다. 여기에는 초경수(超硬水)인 콘트렉스(contrex)의 특성을 충분히 이용하여 변비를 해소하고, 공복감을 완화시키며, 혈액속의 노폐물 배설을 촉진시킴으로써 비만의 원인을 해소하게 되는 것이다. 다만 연수(軟水)에 익숙해 있고 체질도 이에 적응되어 있는 우리 한국사람들에게는 섭취에 어려움이 많이 따를 것으로 보인다.

그동안 여러 가지 방법을 동원해서 다이어트를 했으나 실패만 거듭했던 사람들에게는 일상적으로 쉽게 접근할 수 있는 「후지타(藤田)식 물 마시는 다이어트」를 실천함으로써 목적을 달성할 수 있을 것으로 생각되어 이에 소개한다.

이 다이어트의 제1단계는 경도 1000㎎/ℓ이상인 초경수를 마시는 것이다. 초경수에는 칼슘과 마그네슘이 풍부하기 때문에 체내의 장기(臟器)를 활발하게 움직이게 하는 칼슘의 작용과 이를 돕고 피의 흐름을 안정화시키며 다이어트의 적(敵)인 변비를 해소시키는 마그네슘을 충분히 보급하여 이뇨작용을 함과 동시에 다른 다이어트 방법들이 갖는 문제점인 미네랄 부족 현상을 해결하고 이에 따른 리바운드 현상의 위험성을 없애주는 동시에 위에는 묵직하게 공복감을 억제하는 특성을 가진다. 또한 물에 황산염(-SO_4)까지 함유되어 있다면 신진대사를 촉진시켜 몸을 날씬하게 유지할 수 있게 만든다.

제2단계는 마시는 물의 양이다. 다이어트를 목적으로 하는 경우에는 여름철에는 3리터, 그 외는 2리터 정도 마시도록 한다. 보통의 경우 5~6회 정도 나누어 마시되 하루 약 1.5리터 정도를 목표로 한다. 초경수를 마시기 곤란하게 맛에 민감한 사람에 있어서는 레몬즙을 한두 방울 떨어뜨려 마시는 것도 좋은 방법이다. 그렇게 함으로써 조금씩 지방의 양이 줄어들게 된다.

제3단계는 물을 마시는 시점이다. 물을 벌컥벌컥 마시면 다이어트 효과는 반감된다. "배가 좀 고프다"고 느낄 때 물을 한 컵 분씩 마심으로써 간식을 줄인다. 또 식전에 물을 마심으로써 배부름 중추(中樞)가 자극되어 과식을 방지한다. 덧붙여 탄산수는 식욕 억제에 효과를 가진다. 따라서 '하이드록시다제(hydroxydase)'나 '샤텔동(chateldon)'과 같은 초경수의 탄산수를 공복에 마시는 것도 추천할 만하다.

제4단계는 물을 마셨다면 소변으로 배출해야 한다는 것이다. 이 단계까지의 행위를 매일 반복하게 되면 1개월이 지난 후에는 꽤 큰 효과를 보게 될 것이다.

다음으로 제5단계는 몸을 알칼리성으로 만드는 것이다. 비만의 원인이 되는 소위 '산성식품'에 의한 식생활을 야채, 과일, 버섯 등과 같은 알칼리성 식품으로 바꾸고 매일 음용하는 물을 알칼리성인 것으로 선택하는 것이 바람직하다.

제6단계는 물의 온도이다. 독일영양연구소의 봇슈만(M. Boschman)박사는 "0.5리터의 물을 마시는 것만으로도 확실히 날씬해 질 수 있다"고 과학적으로 증명한 인물이다. 그는 연구를 통해 온도의 중요성에 대해 언급하면서, 37℃의 온수보다 22℃의 물이 칼로리 소비를 강하게 일으킨다고 지적하였다. 낮은 온도의 물을 몸이 체온과 같은 온도에 까지 올리기 위하여 많은 양의 에너지가 필요하기 때문이라고 한다.

이상의 5가지 단계를 종합하여 실천해 보면 아마 1개월 정도 후에는 뚜렷한 변화를 느끼게 될 것이라고 후지타(藤田)박사는 말하고 있다. 그러나 이 방법의 적용에는 다음과 같은 주의가 필요하다. 신장에 질환이 있는 사람은 초경수를 사용하지 않도록 한다. 다음으로 한꺼번에 많은 양의 물을 마시면 '물중독'이라는 심각한 위험에 빠질 수 있음에 주의해야 한다. 끝으로 초경수는 취침 전에는 마시지 않도록 하고 이때는 몸에 부담이 없는 알칼리이온수를 마시도록 하는 것이 이상적이다.

봇슈만박사가 제안하고 있는 「음수(飮水) 다이어트」는 먼저, 공복감이 있을 때 한 잔의 물을 마시는 것부터 시작한다. 그렇게 되면 위액이 묽어지고 산성도가 낮아지게 되면서 뇌에는 배부름의 신호가 전해진다. 이로써 간식의 유혹을 없앨 수 있게 된다. 다음으로 물을 마신 후에는 칼로리의 소비량은 약 30%가 증가하는데, 이 효과는 10~40분후에 피크에 달한다. 이 때 또 다시 22℃의 물을 마심으로써 칼로리의 소비를 강하게 촉구한다. 칼로리 소비증가분 중 약40%가 냉수의 온도를 체온까지 끌어올리기 위해 사용되기 때문이다.

여성이라면 모를 리 없는 생화학용어에 '콜라겐(collagen)'이라는 단백질이 있다. 경단백질(硬蛋白質)인 이 '콜라겐'은 세포와 함께 결합되어 있는 섬유상의 결합조직으로서 '세포간물질(細胞間物質)의 골격'이라고도 말한다. 노화는 체내의 수분량이 줄어들고 있는 현상이다. 체내의 수분은 55%가 세포 안에 있고, 나머지 45%는 세포들 사이를 메우는 세포간물질(細胞間物質)에 있다. 이 골격의 내부에는 아미노산과 우론산(uronic酸)으로 이루어진 '히알루론산(hyaluronic acid)'이라고 하는 노화와 물에 중요한 역할을 하고 있는 '뮤코다당(mucopolysaccharide)'류가 있어 많은 물을 함유할 수 있는 능력을 가지고 있다. 탯줄에도 존재하고 있는 이 '히알루론산'은 1그램당 6리터나 되는 물을 함유할 수 있는데, 세균이나 독물침입을 막는 역할을 하며, 물을 많이 함유하고 있을 때의 살갗은 윤기 있고 팽팽한 표면을 유지하게 된다. '콜라겐' 조직에서 '히알루론산'이 줄어들면 피부가 함몰되거나 잔주름이 생기는 현상이 나타나게 되며, 물을 함유하지 않는 다른 '뮤코다당(多糖)'이 생기면서 그 공간에는 물 대신 지방(脂肪)을 쌓게 된다.

노화(老化)는 곧 몸의 산화(酸化)를 의미한다. 산화는 환원(還元)의 반대 의미로서, 바꾸어 말하면 환원은 곧 노화의 방지를 의미한다고 할 수 있다. 음식물이 부패하고, 철에 녹이 슬며, 질병과 피부의 기미, 주근깨 등이 생기는 이유가 바로 산화의 작용에 의한 것들이다. 몸속의 산소가 증가하면 산화가 되면서 세포의 노화를 가져오나 환원의 상태는 수소를 증가시켜 세포가 젊어지게 된다. 바로 이처럼 노화와 질병의 원인이 되는 산화상태를 만드는 것이 곧 '활성산소(活性酸素, active oxygen)'이다.

註 : '활성산소(活性酸素)' : 호기성 생물이 이용하는 산소분자가 산화과정에 이용되면서 여러 대사과정에서 생성되어, 조직을 공격하고 세포를 손상시키는 산화력이 강한 산소.

'활성산소'는 원래 몸속을 제어하는 기능을 가지고 백혈구 등이 몸속에 침입한 세균과 싸우는 무기였으나 환경변화 등 여러 요인에서 과잉상태로 되면 그 다음은 몸을 공격하게 된다. 활성산소의 강한 산화력이 생체막을 파괴하고 체내 단백질이나 지방질을 점점 산화시키기 시작하는데 이를 막기 위해 활성산소가 생체 분자로부터 전자를 빼앗아 산화를 일으키므로 이 생체분자가 전자를 빼앗기지 않으려면 생체분자에다 별도의 환원제인 수소를 바꾸어 공급함으로써 활성산소를 제거시킨다는 개념의 '전해환원정수기'라는 제품이 출시되고 있기도 하다. 활성산소는 산화환원전위(mV)로 나타내어지는데 수치가 높으면 산화를 일으키는 힘이 강하고 낮으면 환원을 일으키는 힘이 강하다.

4-4. 스포츠와 물

우리의 근육은 60%가 수분으로 되어 있다. 살을 뺄 때도 마찬가지이지만 근육을 키우는 운동 역시 많은 수분을 필요로 하므로 평소에 물을 많이 마시는 것이 좋다.

운동시합을 하고 있거나 연습을 하고 있는 동안, 또는 운동부에 속해 있으면서 하드 트레이닝을 하고 있을 때 많은 양의 땀을 흘리고 목이 말라온다. 도저히 못 참고 옆의 생수병을 집어 든다. 그 때 갑자기 코치나 감독, 때로는 무서운 선배의 불호령이 떨어진다. "그것도 참아내지 못하고 정신상태가 글러먹었어!!"라고. 당연히 스포츠, 특히 경기를 전제로 하는 경우 정신력이 결여되어서는 안 될 일이다. 그러나 이 말에는 무서운 착각의 생각이 들어 있다. 운동연습 중 뜨거운 뙤약볕아래서 격한 운동을 강도 높게 하면서도 물을 보급 받지 못해 몸을 망치는 젊은이가 적지 않다. 심할 경우 죽음에 까지 이르는 경우도 생긴다. 몸을 망칠 때까지도 정신력으로 버텨내지 못한 유능한 인재들도 수많게 있어왔다. "예전의 이러한 비과학적인 생각으로부터 벗어나 이제는 오히려 그것이 생명을 위협하는 행위이며 물의 보급이 스포츠 세계의 상식으로 되어 있다."고 하는 것이 스포츠 의학 전문가들의 공통적인 의견이다.

그렇다면 운동을 할 때는 물을 언제 마시는 게 좋을까? 물은 운동전이나 중, 후 모두 마시도록 권장한다. 운동시작 2시간 전에 작은 PET병 1개 정도인 약 500㎖을 마시고 15분정도 전에 다시 한 번 더 같은 정도의 양의 물을 마시도록 하는 것이 좋다. 운동 중에는 15~20 분마다 120~170㎖의 물을 마시는 것이 좋다. 수분이 부족한 상태에서 운동을 통해 땀을 흘려 수분이 부족하게 되면 혈액이 끈끈해져 혈전이 생기기 쉽기 때문이다. 갈증이란 체내의 수분의 양이 2% 가까이 부족하게 되면 나타나는 생리적인 신호이므로 수분부족 이전에 수분을 보충해 주도록 하는 것이 좋다.

그런데 여기서 주의해야 할 점이 있다. PET병에 들어있는 물이나 청량음료 또는 스포츠음료들은 뜨거운 뙤약볕 아래 오래 둘 경우 PET병에서 녹아 나오는 아세트알데히드의 우려도 있지만 물의 온도가 매우 높아지게 되는데 운동으로 높아진 몸 속 중앙부의 온도를 식혀 주지 못하게 되는 우려가 있다. 통계적으로 1 시간을 방치해 두면 병속의 물은 20℃를 넘어서게 된다. 따라서 운동으로 인한 몸속의 온도 상승을 억제하기 위해 섭취하는 수분은 15℃이하를 유지하는 것이 바람직하다. 각종 논문에서는 15℃가 가장 적합한 수온으로 보고되고 있다.

 운동을 통해 온 몸의 지방이 분해되면서 에너지원인 지방산으로 바뀌게 된다. 이 지방산이 간으로 가서 글리코겐으로 합성된 후 다시 심장으로 보내져 혈액을 타고 온몸을 돌면서 에너지로 사용이 되고 지방을 태워 없앤다. 그렇게 하여 이 지방은 최종적으로 근육에 도달하게 되는데 세포의 소기관의 하나로서 근육세포 내에 있는 미토콘드리아(mitochondria)가 이 지방산을 산소와 결합하고 산화하여 에너지를 얻게 된다. 바로 이 때 혈액 속에 있는 지방산을 에너지로 사용되도록 하는 것이 바로 물이다 .

 스포츠 등으로 육체의 움직임을 활발하게 하면 체온이 급격하게 상승한다. 체온의 상승은 수분의 증발을 촉진시키고 이로 인해 탈수현상을 초래한다. 탈수의 신호로 갈증을 호소하게 되는데 이 상태를 무시하고 참고 견딘다면 몸의 회복이 쉽지 않은 상태의 심한 탈수상태에 빠져들게 되어 결국 신체 장기의 모든 곳에 이 영향이 미치게 되어 비정상적인 상태의 몸으로 치유를 요하게 된다.

 운동과 탄산수의 관계에 있어 운동 후에 탄산을 함유하고 있는 물을 마신 경우는 탄산을 포함하지 않은 음료를 섭취한 경우보다 섭취후의 혈당치 상승이 확실히 빠르게 나타난다. 운동을 하면 인간의 몸에는 피로물질로서 잘 알려진 '유산(乳酸)' 외에 '수소이온'이 축적된다. 이 '수소이온'을 제거하는 작용을 하는 것이 '탄산가스'이다. 사람은 운동을 함으로써 몸속에 탄산가스를 만들 수 있고 운동 중에는 이 탄산가스로 수소이온을 중화함으로써 감소시킬 수 있으나, 운동량이 많아지면 만들어 내는 탄산가스보다는 발생하는 수소이온이 많아진다. 그래서 피로물질인 수소이온이 쌓여 몸이 산성화하게 된다. 몸속에서 만들어내는 탄산가스의 부족분을 외부로부터 들여오는 탄산을 마심으로써 수소이온을 중화하여 피로를 없앨 수 있는 것이다. 탈수를 촉진하기 때문에 운동 후 술을 마시는 것은 경기를 구경하는 사람들에게는 좋을지 모르나 경기자에게는 좋지 않다. 약간 비꼬듯한 비유로 바닷물을 마시는 것보다는 낫다고 이야기 한다.

한편 운동을 한 후에는 스포츠음료를 섭취하는 것이 좋다. 미국 대학스포츠의학회(ACSM, American College of Sports Medicine)는 한 시간 이상의 격렬한 운동을 하는 경우 시간당 30~60그램의 탄수화물을 섭취하도록 권장하고 있으며 이는 4~8% 정도의 탄수화물이 함유된 음료를 마심으로써 가능하다. 또한 수분을 보충할 때 리터당 0.5~0.7그램 정도의 염분을 함께 섭취할 것을 권장하고 있다. 전해질(주로 NaCl)을 포함하고 있는 다양한 수분 대체음료는 개인의 기호에 맞게 선택할 수 있으며, 저나트륨혈증(hyponatremia)의 발생 가능성을 줄여준다.

이러한 이유로 운동 후의 스포츠 음료의 필요성을 짐작할 수 있다. 칼륨, 염분, 염화 화합물(chloride)과 같은 전해질은 신체의 수분 균형을 유지하는데 매우 중요한 영양소로서 이런 전해물질은 대부분 땀을 통해 배출되기 때문에 무기 미네랄을 함유하고 있는 생수(먹는샘물)라든지 주스나 스포츠 음료와 같은 다양한 음료를 마셔서 보충해 주도록 한다. 또한 과일이나 야채를 많이 섭취하는 것도 전해질을 보충하는 매우 좋은 방법이다.

　스포츠음료의 성분에는 칼슘, 나트륨, 마그네슘 등의 미네랄 외 급격한 운동으로 근육 세포 내 당이 분해되어 쌓이는 유산(乳酸)의 분해를 촉진하는 '구연산'이나 에너지원인 당분이 포함되어 있다. 그리고 생리식염수(生理食鹽水)에 가까운 침투압으로 위장에 부담을 주지 않고 빠르게 수분을 흡수시킨다. 최근에는 각종 아미노산이나 비타민을 첨가한 제품을 판매하기도 한다. 이 스포츠드링크 500㎖ 들이 한 병에는 3그램짜리 각설탕 10개분의 당분이 들어 있다. 다만 여러 성분 때문에 덜 달게 느껴질 뿐이다. 그렇기 때문에 만약 물 대신으로 지나치게 많이 마신다면 당뇨병으로 연결될 가능성이 높다.

　바르게 음용하는 방법으로는 우선 운동 전에 마시고, 운동 중에는 많이 마실 경우 오히려 수분의 보급이 어려워져 이 때문에 혈액이 소화기관에 다량 돌아다님으로써 운동 능력이 저하되고 리바운드 현상이 생기기 쉽기 때문에 보통의 물을 마시도록 한다. 운동 시 수분 보급에 적당한 조성으로는 0.1~0.2%의 염분과 3~5%의 당분을 함유하고 있는 비율이 바람직하다.

　시중에 판매되는 스포츠 음료를 마실 때는 성분표시를 잘 관찰하도록 한다. 수분 보급에 적합한 0.1~0.2%의 염분이라 함은 표시되어 있는 나트륨의 양이 40~80밀리그램(100밀리그램중)에 해당한다. 시중에 판매되고 있는 제품에는 당분의 함량이 6%인 것이 많으므로 2배로 희석하면 마시기 좋다. 이때는 염분의 농도도 함께 묽어지므로 식염을 아주 약간량(약 0.5그램정도)첨가하는 것이 효과적이다.

그렇다면 직접 만들어서 마실 수는 없을까? 매우 간단하게 만들 수 있다. 먼저 물을 1리터 준비한다. 거기에다 설탕 30그램과 식염 1~2그램정도를 함께 섞어 혼합한다. 여기에 레몬이나 오렌지를 썰어 넣어도 좋고 설탕 대신 꿀을 첨가해도 좋다. 설탕이 잘 녹지 않는 경우에는 시럽 같은 것을 사용하도록 한다. 그리고 만든 이후는 변질되기 쉬우므로 되도록 속히 마시도록 하는 것이 좋다.

5. 맛있는 물 건강에 좋은 물

5-1. 맛있는 물

"어떤 물이 가장 맛있을까?'

이런 질문을 많이 받게 될 때, 질문자로부터 무성의하단 소릴 들을 수도 있겠으나 사실 답은 "모르겠다."이다. 한여름의 폭염 속에서 땀 흘려 운동을 마친 후에 마시는 물이야말로 무엇에도 비교할 수 없을 만큼 맛있을 것이라고 생각한다. 그러니까 이 때는 물의 종류를 구분하려 들 필요가 없다. 프랑스의 철학자인 알랭 르노 (Alain Renaut)가 "케이블카를 타고 산을 오른 사람은 등산가와 같은 태양을 볼 수 없다."고 한 것처럼 물의 맛은 그때그때의 상황에 크게 좌우되는 상대적인 것이다. 따라서 1차적으로

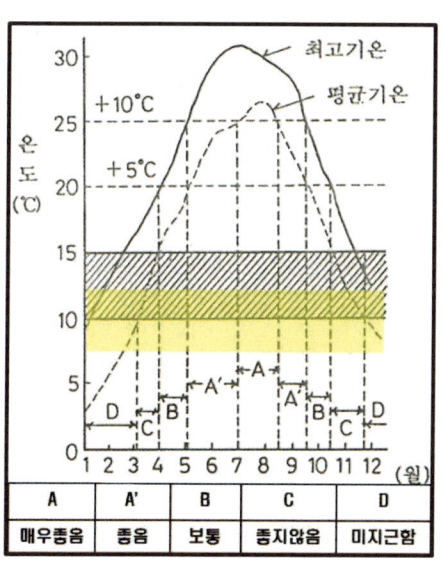

는 외부의 조건에 따라 상대적인 맛의 느낌을 가지게 된다. 먼저 물을 마시는 사람의 생리적인 상태에 따라 달라지는데 운동 후라든지 목에 갈증을 느낄 때는 만복감(滿腹感)을 느끼거나 아침에 일어난 직후보다 더 좋은 물맛을 느끼게 된다.

기상환경적인 조건에서는 물의 온도가 10~15℃인 경우 여름철에

는 맛있는 느낌을 느끼게 해주나 봄이나 가을에는 다소 맛이 떨어지고, 겨울에는 따뜻한 느낌으로 청량감이 없어진다. 높은 습도에서는 물맛이 떨어지며, 습도가 낮아지면 몸의 표면에 땀의 증발과 발산이 생기면서 수분부족에 의한 갈증감각이 생긴다. 따라서 5~7월에는 표에서 보는 것과 같이 기온 상으로는 매우 좋으나 높은 습도를 나타내는 계절로서 물맛이 떨어지게 되고, 10월은 기온 상 보통의 정도이나 건조한 습도로 인해 좋은 물맛을 나타낸다. 한편 습도가 낮아지면 몸 표면에서의 땀의 증발과 발산이 증가되어 갈증의 감각을 높인다. 따라서 이러한 계절적 특성, 기온 및 습도 등을 감안하여 시음행사를 한다면 성공할 확률은 더욱 높지 않을까?

지질적인 특성상 석회암지역이 많은 유럽이나 북아메리카, 아시아대륙 같은 곳에 비하여 화산암질의 산지가 많은 한국, 일본 같은 반도나 섬나라의 경우 칼슘, 마그네슘, 탄산수소이온 등의 함유량이 적은 반면, 규소나 나트륨이온이 꽤 많이 함유되는 특징을 가지고 있다.

세계 각지의 물맛이 다른 것은 이러한 물에 포함되어 있는 성분에 있어 미묘한 밸런스에 의한 것이나 근년에 들어서는 환경의 악화에 따른 물맛의 저하와 함께 건강음료로서의 맛의 평가 방향이 여러 가지로 달라지게 되었다.

한편 수원의 오염에 따른 남조류나 방산선균의 번식에 따라 생성되는 곰팡이나 흙냄새, 유기물이 물맛을 저하시킬 뿐 아니라 게다가 소독에 사용되는 다량의 염소가 더욱더 맛을 나쁘게 하고 있는 것이 지금의 수돗물의 실태라고 할 수 있다.

이처럼 용제화학성분으로 맛을 평가하는 외에 분자의 크기가 작은 물일 수록 맛있고 건강에 좋다고 보고되어 있다. 일반적인 물은 분자 클러스터(cluster)가 보통 12개 정도의 분자 집단으로 형성되지만 이 클러스터가 작으면 작을 수록 좋다고 하는 것이다.

 일반적으로 '맛있는 물'이란 불쾌한 맛이나 냄새가 나지 않으며 적당하게 미네랄을 함유한 물이라고 일반적으로 말할 수 있을 것이다. 물의 온도에 있어 일반적인 체험상 체온보다 20~25℃ 낮은 온도라면 맛있게 느껴진다. 이 온도는 대체로 10~17℃ 정도로 환산된다. 일반적으로 물이 맛있다고 하는 것은 마시는 물의 온도가 일단 차가운 데 있다. 사람이 느끼는 미각(味覺)은 혀에 있는 맛세포인 '미뢰(味蕾)'의 감각에 따르는데 그 정도의 온도가 되면 마비상태로 되어 어떤 물이라도 맛있게 느껴지는 것이다. 다시 말하면 단지 차가울 뿐인 것을 맛있는 것이라고 하고 있을 따름이다.

 물에 포함되어 있는 미네랄 성분에는 칼슘, 마그네슘, 나트륨, 칼륨, 철, 아연과 같은 양이온과 염소, 질산, 탄산, 황산과 같은 음이온이 있는데 이들이 어떠한 균형적인 조합으로 구성되는가가 물의 맛을 결정하는 매우 중요한 요소의 하나이다. 그것이 사실은 무수한 균형 즉 밸런스(balance) 요소가 있기 때문에 "맛있는 물의 미네랄밸런스(mineral balance)는 바로 이것이다."라고 특정해서 말할 순 없다. "물맛이 시원하다."고 하는 데는 유리탄산(遊離炭酸), 그리고 물에 녹아 있는 산소의 양이나 수온에 관계가 있다. 황산염이 많이 들어 있으면 물맛이 무겁게 느껴지고 염산염이 많으면 짠맛을 느끼게 된다. 마그네슘은 쓴 맛을, 그리고 철(鐵)이 많으면 떫은 맛을 가져온다. 한편 "물이 맛없다."고 느끼게 되는 것은 잔류염소와 같이 냄새 또는 향기에 관련되어 있다.

그러므로 물맛 없게 하는 성분으로는 마그네슘(Mg), 염소(Cl), 황산이온(SO_4^{--}) 같은 것이 있고 맛있게 하는 성분으로는 칼슘(Ca), 칼륨(K), 규산(SiO_2)이 있다. 그래서 규산을 함유하는 화강암층을 통과한 지하수나 칼슘, 칼륨, 규산의 성분을 함유하고 있는 점토층을 통과한 물이 대체로 맛있는 물로 분류되고 있다. 칼슘보다 마그네슘 함량이 적으면 물맛이 더욱 좋아지며 마그네슘보다 칼슘의 함량이 더 적으면 물맛은 더욱 쓴 맛을 지닌다.

일본 후생성이 오래 전부터 조사하여 보유하고 있는 '물의 효과'에 대한 여러 가지 결과자료를 통해 보면, 누군가가 맛있다고 느꼈던 수질의 범위'에 대하여 '경도는 0~163㎎/ℓ, 증발잔류물이 0~295㎎/ℓ, 그리고 pH는 6.3~9.2'로 통계되어 있다. 이토록 맛있는 물의 범위는 그 폭이 매우 넓게 나타나고 있다. 여기서 경도와 증발잔류물만 본다면 유럽의 먹는샘물(生水, mineral water)들은 낙제점이다. 세계적으로도 유명한 미네랄워터인 '에비앙(Evian)'이나 '페리에(Perrier)'만 보더라도 둘 다 300㎎/ℓ이상의 경도를 나타내고 있어 앞의 기준 범위를 엄청나게 초과하고 있는 것이다. 그렇지만 이 물들을 "맛없다."고 하는 사람은 거의 없을 것이다. 이처럼 맛있는 물의 성분 관계는 여러 가지 복잡스런 환경 요소와 함께 주관적인 판단을 포함시키게 되기도 한다. 일본의 유명 잡지인 'Quark'의 특별 기획호에서 유명한 물맛 전문가들이 참여한 관능(官能)테스트 결과의 내용을 보면 다음과 같다.

우선 테스트를 위해 준비된 물은 4가지 종류. 높은 경도의 미네랄워터 '에비앙', 일본 사이타마현 계곡의 용출지하수로 43㎎/ℓ의 매우 낮은 경도를 가진 미네랄워터인 '치치부겐류수이(秩父源流水)', 수돗물, 그리고 증류수의 4가지를 사용하여 커피, 녹차, 그리고 위스키에 각각의 물을 타서 그 맛을 음미하는 방식을 선택하였다.

그 결과 전문가들마다의 개인차가 나타나고 있는 것이 확인되었다. 커피의 경우 마시는 사람의 기호에 따라 차이가 있는 것으로 나타났다. 엷은 커피를 좋아하는 사람은 '에비앙'을 선택했으나 진한 커피를 선호하는 사람은 반대로 '에비앙'에 가장 낮은 점수를 매겼다. 왜 '에비앙'에 탄 커피는 엷은 맛을 내는 걸까? 이는 다량으로 함유되어 있는 칼슘이 산(酸)을 중화시켜 맛을 부드럽게 만들기 때문인 것으로 추론된다. 녹차를 타서 마신 물중에서는 미네랄워터 '치치부겐류수이(秩父源流水)'가 단연 톱을 차지했다. 한편 수돗물을 끓여 염소의 맛을 없앤 물은 거의 미네랄워터에 가까웠다는 후문.

산토리 위스키에 물을 타서 마시는 음용법인 소위 미즈와리(水割り)를 한 경우는 그 맛의 우열을 가리기에 매우 미묘하여 선택이 힘들었다고 하면서도 공통된 의견으로 색깔, 향, 맛에서 수돗물을 최저로 꼽았다. 이 테스트에 참여했던 전문가들은 모두 "물이 변하면 맛도 변한다."는 것을 확인하였다.

註 : '치치부겐류수어(秩父源流水)'는 일본 사이타마현에 있는 秩父山의 눈녹은 물이 석회암층을 통과한 용출수를 원수로 하고 있다.

차(茶)에 사용하는 물은 차의 향, 색, 맛과는 밀접한 관계가 있다. 특히 pH, 염소, 염분, 철, 망간, 곰팡이냄새 같은 것들이 영향을 크게 미치고 있다. 차는 떫은 맛을 내는 탄닌, 감칠 맛을 내는 구루타민산, 그리고 단맛을 내는 테아닌산 등으로 되어 있어 이들이 미네랄 성분과 결합하게 되면 침전해 버리게 된다. 그러나 물에 미네랄이 전혀 없으면 떫은 맛이 심하게 나타나므로 경도 50㎎/ℓ 정도의 물이 좋은 것으로 알려져 있다.

물의 경도가 높으면 '경수(硬水)', 낮으면 '연수(軟水)'로 불린다. 경도가 높을수록 일반적으로 쓴맛과 떫은 맛을 내게 되고 반대로 낮을수록 감칠맛과 담백함이 더해진다.

홍차는 종류에 따라 다르나 '다-지링(Darjeeling)'은 연수, '실론(Ceylon)차'는 경도 60㎎/ℓ 전후의 물이 좋고 '앗삼(Assam)'은 경수로 떫은 맛을 완화시키면 물의 색상도 진하게 되고 맛있는 '밀크티'가 된다.

註 : 'Darjeeling'은 히말라야고지에서 생산되며 붉은 색이 진하고 향이 깊으나 생산량이 적다. 'Ceylon차'는 'Uva(우바)'가 대표적으로 밝은 색을 내며 고원지대에서 생산되며 향이 강하다. 'Assam'은 정글지방에서 생산되는 부드럽고 달콤한 홍차로서 주로 'milk tea'로 마신다.

차를 경도 높은 물에 타게 되면 탄닌이 변화하여 갈색으로 되기 쉽고, 맛은 담백하게 되며, 향은 엷어져 버린다. 또 pH가 산성으로 기울면 색이 엷어지며 알칼리성이면 적흑색화하기 때문에 약산성인 것이 좋다. 커피의 물도 역시 연수를 사용하는데 커피에 있어서 일본에서는 '커피의 물'이라고 해서 커피 전용의 미네랄워터가 발매되고 있다. 이 물은 경도 35㎎/ℓ로 꽤 낮은 편이며 만약 경도가 높으면 미네랄분이 화합하는 킬레이트(chelate)반응이 일어나 카페인이나 탄닌의 성분이 추출되지 않고 커피의 색이 거무스름하게 되어버리기 때문이라고 한다. 커피를 진하게 볶는 경우 쓴 맛이 강하기 때문에 커피 원두를 볶는 방법에 따라서 물을 맞추어 사용하는 것도 좋다.

註 : 중심 금속원자가 리간드(배위자)라고 하는 큰 분자에 달라붙어 고리구조를 이루고 있는 착화합물 또는 배위화합물을 게나 가제의 집게발을 의미하는 킬레이트라고 하며 집게발처럼 물질을 집어서 옮기는 형태의 화학적 반응을 킬레이트 반응이라 한다.

음용수 속에는 칼슘, 마그네슘, 나트륨 등의 미네랄 성분이나, 유기물 및 산소나 탄산가스 등 각종의 물질이 녹아 있다. 인간은 이 성분들의 종합적인 구성을 물의 맛으로 느끼고 있는 것이다. 그럼에도 인간에게는 후각에 의하거나 습관적인 맛에 관계하는 요인이 작용하고 있기 때문에 이러한 복잡성에도 불구하고 그 맛을 평가함에 있어 이 책의 초두에 언급한 바 있는 NMR방법을 통한 '$_{17}O$ NMR 신호폭'의 측정에 의존한다는 것은 도저히 불가능한 일이다. 즉 이러한 방법으로 물의 맛을 정한다는 것은 아무런 의미도 없다.

맛있는 물이라 하는 것은 그 속에 함유되어 있는 미네랄 등의 성분에 관계있을 것이라고 생각할 수 있는 것처럼 이러한 맛있는 물의 평가법으로 여러 가지가 제안되어 있다. 그중 하나는 일본의 한 대학교수가 「맛있는 물」의 정도를 수치로 나타내는 방법을 제안한 것이다. 또한 지금의 후생노동성인 일본후생성에서는 전문가들로 구성하여 1985년 발족시킨 「맛있는 물 연구회」를 통해 많은 사람에게 여러 가지 성분이 들어 있는 마시게 하여 맛있는 성분의 수치를 계산한 결과를 내놓았다. 이 두 가지 경우에 대해 어떤 내용인지 좀 더 구체적으로 알아보기로 하자.

하시모토 쓰쓰무(橋本 獎)교수는 논문 '건강한 음료수와 맛있는 음료수의 수질평가와 그 응용에 관한 연구'(1989년)를 통해 다음과 같이 제시하고 있다.

맛있는 물의 지표 (OI) = (Ca+K+SiO$_2$) / (Mg+SO$_4$)
: 2 이상이면 맛있는 물

여기서 OI는 Oishii (おいしい, '맛있는' 뜻의 일본어 발음) Index의 이니셜을 나타낸 것이다. 따라서 앞서 언급한 것처럼 칼슘, 칼륨, 그리고 규산은 맛있게 하는 미네랄에 해당하고, 마그네슘, 염소, 황산이온 들은 맛없게 하는 미네랄로 대별된다.

재미있는 사실은 일본에서가 아니라 중국에서의 경우인데, 음용 광천수의 제품 품질 검사에 이 지표를 그대로 이용해 산출한 결과를 '구감지수(口感指數)'라는 검사항목명을 붙여 4의 값 이상을 '합격'으로 처리하여 통보해 주고 있다고 하는 것이다.

한편 일본 후생성에서는 전국의 수돗물을 조사하여 '맛있는 물'의 요건을 수치화하고 있다. 맛있게 하는 성분은 증발잔류물, 경도, 유리(遊離)탄산이고, 맛없게 하는 성분은 유기물, 냄새, 잔류염소 등이 해당된다. 수온도 그 영향을 크게 미치고 있는데, 8~12℃이 가장 적합한 것으로 되어있다. 그러나 이 온도는 보통 체온보다 25~28℃ 정도 낮은 온도로 체온에 비해 너무 낮은 온도차를 나타내고 있기 때문에 몸에 그다지 좋다고는 할 수 없을 것이다.

맛있는 물의 기준

수질항목	맛있는 물의 요건	설 명
증발잔류물	30~200mg/ℓ	물의 증발후 남는 것으로, 물에 떠있거나 용해되어 있던 미네랄이나 유기물의 함유량을 나타낸다. 양이 많으면 쓴맛과 떫은 맛이 나고, 적당한 양이면 순한 맛이 난다.
경 도	10~100mg/ℓ	미네랄중에서 양적으로 많은 칼슘과 마그네슘의 함량을 나타낸다. 적당히 존재하면 순한 맛이

		난다. 마그네슘이 많은 물은 쓴 맛을 낸다. 많이 함유된 경우 위장을 다치거나 설사를 유발한다.
유리탄산	3~30mg/ℓ	물에 녹아있는 탄산가스를 말하며, 많이 함유되면 사이다 같은 신선한 맛과 청량감을 준다. 많으면 혀와 위에 대한 자극이 강해지고, 소화액의 분비를 촉진시킨다. 토양 중의 유기물분해로 생긴 탄산가스가 물에 녹아 '유리탄산'화. 종속성유리탄산과 부식성유리탄산이 있는데 후자는 부식작용을 일으킨다.
과망간산칼륨 소비량	3mg/ℓ이하	물의 오염지표가 되는 물질로 탄소화합물인 유기물의 양을 나타낸다. 미생물이 유기물을 분해 정화할 수 있는 능력을 넘어선 양을 일컫는다.
냄새	3mg/ℓ이하	측정하려는 물을 냄새가 없는 물로 희석하여 냄새가 없게 되는 때의 희석배율을 나타낸다. 보통의 사람이 냄새를 느끼지 못할 정도의 기준이다.
잔류염소	0.4mg/ℓ이하	소독용으로 사용한 염소의 양으로서, 농도가 높으면 맛을 버린다. 물속에 암모니아가 있으면 소독효과를 잃게 되고 페놀류가 있으면 물맛과 냄새가 나빠진다.
수온	20℃이하	물의 맛에 크게 영향을 미친다. 여름에는 차게 하여 맛있게 마실 수 있다. 너무 높은 수온은 염소 등 성분의 냄새를 발산하고, 너무 낮은 수온은 미각의 마비로 맛을 느끼지 못하게 하나 적당한 낮은 온도는 구강의 점막을 자극하여 청량감을 준다.

※ '맛있는 물의 요건'항목은 일본후생성의 「맛있는 물 연구회」자료 인용.

 이 두 지표를 보면, OI값은 성분의 비율로 판정하고 있고 후자의 경우는 성분의 개개의 양으로 나타내고 있는데 아직은 이 둘을 병용하여 지표화하고 있지는 않고 있다.
 앞에서 제시한 OI값은 물속에 함유된 용존 성분의 비율을 나타낸 것이다. 예를 들어 OI값의 '분자/분모'가 '2/3'이든 '20/30'이든

'200/300'이라도 같은 값이라는 점에서 미네랄의 양이 조금밖에 함유되지 않은 경우라도 계산상의 OI 값은 높아질 수 있는 문제가 발생할 수 있다. 맛있는 물에는 적당한 양의 미네랄이 들어 있어야 하기 때문이다.

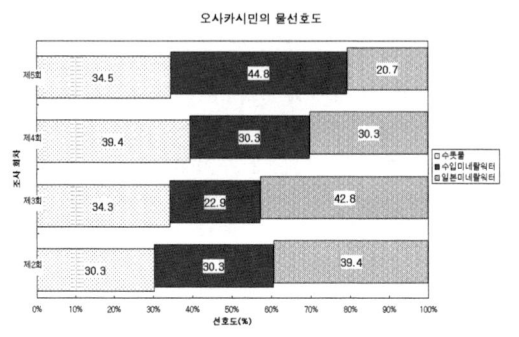

한편 일본 오사카(大阪)시에서는 정기적으로 시민들이 참여하여 모니터링하는 '맛있는 물 테스트' 행사를 개최하고 참가자들의 평가 결과를 지표로 하여, 의견 등을 참고로 함으로써 고객의 관점에 서서 앞으로의 물 생산에 반영시키고 있다. 그리고 이러한, '大阪市おいしい水指標(오사카시의 맛있는 물지표)'의 달성상황에 대하여 매년 시의 홈페이지와 홍보지를 통해 시민들에게 알리고 있다. 2008년 3월 제1회로 시작된 이 행사는 2009년 8월에 제5회째가 개최된 바 있으나 아직 수돗물에 대한 시민의 선호도는 크게 향상되지 않고 있는 것을 도표를 통해 알 수 있다. 제1회때는 수돗물의 선호도가 23.1%로 매우 낮았으며 상대적인 미네랄워터의 평가에 수입산과 일본산을 구분하지는 않았다. 일본에서는 맛있는 수돗물을 만들고 유지하기 위한 계획과 노력이 오사카뿐 아니라 치바현 등 각 지자체별로 최근 전국적으로 퍼져나가고 있는 실정이다.

■ 수돗물의 냄새
　취수된 원수를 안전한 수돗물로 정화시킬 때 우선 활성탄이나 강력한 산화작용이 있는 오존(ozone, O_3)으로 여과, 살균하여 미량 유기물, 암모니아성 질소 및 오탁 물질을 제거한다. 그리고는 염소를 써서 미량의 잡균이나 대장균 등을 살균, 소독하고, 철이나 망간, 암모니아성 질소 등을 산화, 제거한다.

- 염소가스(chlorine gas) 냄새
　수돗물 속에 남아 있는 잔류염소(殘留鹽素) 자체의 냄새이나 순수한 연소의 냄새는 '칼크' 냄새와는 달리 약하게 발산된다.
- 칼크(클로라민가스, chloramine gas) 냄새
　수도 원수에 유입되었던 암모니아성 질소가 염소와 반응하여 생성된 결합염소인 '트리클로라민(trichloramine, NCl_3)'이라는 물질이 잔류하여 일시적으로 강한 냄새를 낸다.
　수원인 하천이나 저수지, 호소의 오염이 증가할수록 염소의 사용량은 증가하게 될 것이다. 곰팡이 냄새, 비린내는 식물성 플랑크톤의 미생물로 인해 생기는 냄새이다. 이는 생활배수나 농업배수가 흘러들어 질소나 인으로 인해 수원으로서의 물이 부영양화하는 일이 생기게 되어 나타나게 된다.
- 곰팡이 냄새
　미생물인 남조류(藍藻類)나 방선균류(放線菌類)가 부영양화한 댐이나 호소에서 발생하며, 그 원인은 2-메틸이소보르네올(methyliosborneol)과 제오스민(geosmin)으로 물 1리터 속에 1억분의 2~3그램 정도의 극미량만 들어 있어도 불쾌한 느낌을 느끼게 된다.
- 비린내, 썩은 냄새
　비린내는 황금조류(黃金藻類)의 미생물이 만드는 '헵타디에날(heptadienal)'이라는 물질이 원인이다. 썩은 냄새는 저수지나 호소의 저부에서 발생하는 혐기성 발효에 의한 것으로써 황화수소나 암모니아 등의 냄새이다.

■ 염소의 살균작용과 표백작용
- 살갗
　염소가 많이 들어있는 물은 살갗에 주는 자극이 커서 부엌 일에 있어서 손이 트는 원인 중 하나가 된다. 그러므로 염소를 제거한 물로 씻는 것이 살갗을 위해 좋다.
- 머리카락
　매일 풀에서 수영하면 머리카락이 상하고 색이 엷어진다. 과산화수소수와 같은 강한 산화성을 가진 염소이므로 머리카락 표면의 단백질도

> 파괴되어 버리고 머리카락 세포의 수분도 사라져 퍼석퍼석한 상태로 된다.
>
> - **목욕**
>
> 목욕물에 적합한 40℃ 내외의 온도는 염소의 활동도 활발하여 염소 냄새도 강하게 풍기고 살갗에 자극도 크다. 차아염소산의 형태로 물 속에 녹아 있으면서 강한 살균 작용을 나타내고 있어 물 속에 있는 나의 연약한 피부 세포도 위협을 받게 된다. 또 '후민산'과 같은 유기질 산과 반응하게 되면 '트리할로메탄'이라는 발암성 유독 물질로 변하게 되는데 이 '트리할로메탄'은 증발 가능한 상태에서 5분 이상 끓여야만 제거된다. 따라서 사 실 새로 받은 물에 처음 들어 가는 것 보다는 딴 사람이 들어간 이후 뒤에 들어가는 것이 좋다. 먼젓번 사람이 낸 기름때나 땀이 염소와 반응하여 염소를 없애기 때문이다. 욕조는 그렇다 치더라도 샤워물은 염소가 우선적으로 제거되어야 한다.

5-2. 건강에 좋은 물

앞에서 설명한 하시모토 쓰쓰무(橋本 奬)교수의 논문 '건강한 음료수와 맛있는 음료수의 수질평가와 그 응용에 관한 연구'(1989년)에서 제시하고 있는 내용 속에는 건강에 좋은 물의 지표도 함께 제시되어 있다.

건강에 좋은 물의 지표 (KI) = Ca-0.87Na : 5.2 이상이면 건강에 좋은 물

여기서 **KI**는 **Kenko** (켄코, '健康'의 일본어 발음) **Index**의 이니셜을 나타낸 것이다.

일본의 아키타(秋田)현에서는 맛있는 물의 지표인 OI값과 경도를 이용하여 나름대로 수정한 새로운 공식을 제시하고 있다. 이 식에서는 건강에 좋은 지표로서의 KI값을 약간 고려하여 수식화 함으로써 '맛있는 물의 종합점수'를 다음과 같이 나타내고 있다.

물맛의 종합점수 = (OI값×a)×(맛있는 경도×b)+(KI값×c)

여기서, 맛있는 경도=55- | 경도-55 | (| 경도-55 | 는 절대값을 나타냄)

a, b, c는 가중치로서 비교시에는 대체로 1을 사용해도 무방하나, 건강을 추구하는 사람은 c를 크게 적용하는 것이 좋다.

이 식을 토대로 일본의 아키타현에서는 자체적으로 명수(名水) 26종류에 대하여 점수를 매겨 랭킹을 정하고 비교하였다. 그 결과에 의하면,

1위에 랭크된 물은 미네랄이 적당히 함유되어 있고, OI값도 충분하게 나타났다.

2위의 물은 미네랄은 적은 편이나 OI값이 가장 높았다.

3위의 물은 미네랄은 다소 적은 편이나 OI값은 충분한 것으로 나타났다.

한편 일본의 '명수백선(名水百選)'에 선정되어 있는 어떤 물은 6위로 랭크되어 있으나 나트륨이 많아 건강지표는 낮은 것으로 분류되었다.

이 모든 자료는 일단 우선적으로 음용수의 각 수질성분이 적합하여야 하는 전제하에서 검토되어야 하는 것으로 아직은 충분한 변별력을 가지지는 못하고 있는 것으로 보인다.

일본에서 뇌졸중(腦卒中)에 의한 사망률은 미네랄 밸런스(**mineral balance**)와 관계있는 것으로 조사되었다. 생활 음용지하수내 나트륨(**Na**), 칼륨, 마그네슘(**Mg**)의 함량보다 칼슘의 함량이 적은 지역에서 사망률이 높게 나타났다. 즉 일본의 토호쿠(東北)지방이 인구 1,110만명당 130~170명꼴의 최고 사망율을 나타내고 있다. 반대로 미네랄들의 밸런스가 잘 잡혀있는 지역의 사망률은 낮

게 나타났다. 우리의 청주에 해당하는 니혼슈(日本酒)의 원수로 유명한 지하수가 집중 분포되어 있는 효고(兵庫)현은 1,110만명당 80명이하의 최저 사망율을 보이고 있다. 한편 일본 내 장수촌 지역에 있는 하천수의 수질분석 결과 KI값이 대체로 높게 나타나는 특징을 보이고 있다.

 다음의 표는 국내 일부 '먹는샘물'에 대한 분석 검토한 결과이다. 이 표에서 그 분석 결과에 대한 개별적 검토는 생략하였으며 단순한 비교 참고가 가능할 것이다. 본 자료에는 북한의 신덕샘물도 포함시켰으며 하시모토 쓰쓰무(橋本 獎)교수가 제시한 OI와 KI를 계

제품명	수원지	무기물질함량(mg/ℓ) 상:최소, 하:최대				KI값	OI값	자료
		Ca	Na	K	Mg			
산수	경기 남양주	5.5 19.5	6 23	1.3 2.2	0.9 2.3	0.3 -0.5	7.6 9.4	L
건국샘물	경기 가평	11.71 12	4.8 5.04	1.5 1.91	1.92 2.7	7.5 7.6	6.9 5.2	L
미네마인	경기 연천	1 40.1	0.9 30.9	0.2 2.1	0.1 6.9	0.2 13.2	12.0 6.1	L
퓨리스	충남 연기	53.8 97.9	16.6 30.1	3 4	7.3 15.5	39.4 71.7	7.8 6.6	L
크리스탈	경기 가평	3.4 14.3	1.4 6.4	0.2 1.2	2.1 14.2	2.2 8.7	1.7 1.1	L
가야산	경남 합천	8.6 19.2	17.2 31.2	0.5 1.1	0.8 2.6	-6.4 -7.9	11.4 7.8	L
초정수	경기 포천	8.3 34.5	5.2 19.2	0.1 1.4	0.7 2.1	3.8 17.8	12.0 17.1	L
평창수	강원 평창	5.8 34.1	2.5 10.7	0.3 1.4	0.8 5.4	3.6 24.8	7.6 6.6	L
순수	경기 양주	6.1 24.8	3.9 12.5	0.1 1.4	0.4 2.8	2.7 13.9	15.5 9.4	L
스파클	충남 천안	8.5 42.4	1.8 11.4	1.2 2.7	4.1 10.1	6.9 32.5	2.4 4.5	L
찬샘이	경남 산청	7.1 13.1	2 3.6	1.1 2.1	1.3 2.5	5.4 10.0	6.3 6.1	L

산함에 있어 자료로써 확인할 수 없는 SiO_2와 SO_4의 값은 모두 0 (㎎/ℓ)로 처리하였다. 따라서 이 두 가지 값이 모두 확인된다면 좀 더 유효한 자료가 될 수 있을 것이다.

제품명	수원지	무기물질함량(㎎/ℓ) 상:최소, 하:최대				KI값	OI값	자료
		Ca	Na	K	Mg			
DMZ	경기 연천	5 19	1 6	0 2	1 5	4.1 13.8	5.0 4.2	L
웅달샘물	충북 청원	5 20	0 3	0 2	3 7	5.0 17.4	1.7 3.1	L
맑은샘물	충북 청원	15 49.6	2.1 9.2	0.8 2.4	1.7 5.7	13.2 41.6	9.3 9.1	H
삼다수	제주 제주	2.2 3.6	4 7.2	1.5 3.4	1 2.8	-1.3 -2.7	3.7 2.5	L
풀무원	충북 괴산	17.2 34.5	2.99 7.43	0.58 1.31	4.31 7.09	14.6 28.0	4.1 5.1	L
풀무원 워터라인	충북 괴산	25.2 49.5	2 12.4	0.89 1.56	4.99 9.94	23.5 38.7	5.2 5.1	H
퓨리스	충남 목천	10.9 11.7	4.8 8.1	0.6 1.5	0.2 1.9	6.7 4.7	57.5 6.9	H
제주생수	제주 서귀포	7.49	8.99	2.68	7.61	-0.3	1.3	L
금강산 샘물	강원 고성	1.1	1.9	0.3	0.3	-0.6	4.7	L
신덕샘물	평남 은천	0.7	0.6	0.2	0.2	0.2	6.5	L

최대값과 최소값의 범위차가 클수록 변별력은 많이 떨어지고 값의 오차가 매우 커질 수 있다. 앞의 표에서는 각 미네랄의 함량이 동시에 증가 또는 가소한다는 가정하에 최대값의 경우와 최소값의 경우에 대한 검토이므로 실제는 각 제품 자체가 갖는 고유한 값을

상호 비교하는 것이 바람직할 것이다.

註 : '자료'항목에서 'L'은 제품 라벨에 기재된 내용을, 그리고 'H'는 생산회사의 홈페이지에서 확인한 것으로 자료는 대체로 2010년~2011년 사이의 자료를 선정하였다. (신덕샘물은 1996년도 자료임)

중국에서 시판되고 있는 생수 중에는 2010년 말에 출시된 '화산옥수(火山玉水)' 브랜드는 중국땅에 우리나라의 자본과 기술을 바탕으로 백두산 천지로부터 북측 약 45킬로미터 떨어진 백두산 사면 끝자락에 화산성 지층인 현무암 깊은 곳으로부터의 용출수를 개발 최신 시설로 병입하여 생산하고 있다. (주)상선워터스와 농심, 그리고 군인공제회가 대주주로서 출자되어 있는 본 제품의 특징중 하나는

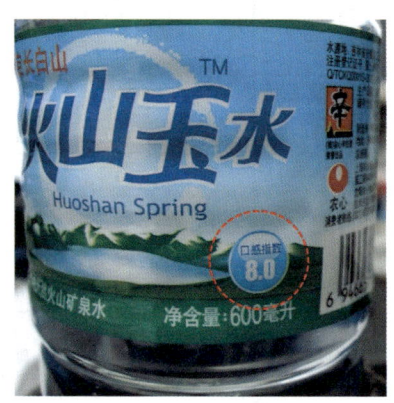

제품의 라벨에 맛있는 물의 지수인 OI를 앞에서 언급한 것처럼 '구감지수(口感指數)'라는 중국어로 표시해 놓고 있어 눈길을 끈다. 이 생수에 대한 OI 값은 8.0으로 표기되어 있다.

몸에 좋은 물이란 크게 세 가지의 큰 특성을 가진다.
하나는 기름을 녹인다는 것이고,
다른 두 가지는 효소활성도가 높다는 것과
표면장력이 낮으며 클러스터가 작다는 것이다.

 물의 클러스터의 크기와 이 '$_{17}O$ NMR 신호폭' 측정에 있어 아직은 과학적인 확실한 근거가 나와 있지는 않으나 일단 다소나마 클

러스터 추정에 이 방법을 응용한다고 하는 경우 일본 '생명의 물 연구소'의 마츠시타 카즈히로(松下和弘) 박사는 건강에 좋은 물로서의 미네랄 워터의 조건으로 다음의 세 가지를 들고 있다.

첫째, 물 분자의 클러스터에 관계된 '$_{17}O$ NMR 신호폭' 측정 결과 100Hz 이하일 것

둘째, 효소의 촉매능력 정도를 나타내는 효소활성(酵素活性)이 1.00 이상으로 높을 것

셋째, 기름을 녹일 수 있는 힘인 계면활성력(界面活性力)이 수돗물의 1.5배 이상일 것

한편 지방(脂肪)조직에 축적되어 있는 해로운 물질들은 녹여서 흘려보내야 하는데 이에 적합한 물질로는 '기름용해력이 큰 물'과 '식물섬유'뿐이다. 한국이나 일본에서의 요리에 우러내는 국요리가 많은 것은 경도(硬度)가 낮은 물이 식재료의 성분을 녹여 내기 때문이다. 체내 효소활동을 높이는 데는 식사가 중요하다. 음식을 씹을 때 나오는 침의 분해효소인 '효소아밀라제'가 아미노산으로 분해되고 위에서는 소화효소로서 소화되어 장관(腸管)에 영양으로 흡수됨으로써 새로운 체세포를 만들어 내어 운동의 에너지를 발생시킨다. 우리 몸속에는 3,000종에 달하는 효소가 존재한다. 음식분해-소화-영양공급이 주요 효소이나 노화와 발암물질인 활성산소를 제거하는 힘을 가진 효소인 SOD(Super Oxide Dismutase)도 있다. 효소활성은 이 SOD를 대상의 물에 녹여서 전자의 자기적 성질을 이용한 분석방법인 '전자스핀공명(ESR)법'을 통해 활성산소의 소거능력을 판단하기 위하여 '활성산소(活性酸素)의 소거(消去)활성(SOSA)'으로

나타내는데 몸에 좋은 물과 나쁜 물의 구분은 100%를 중심으로 그 이상의 값과 이하의 값으로 각각 구분한다.

註 : SOSA는 Superoxide Scavinging Activity의 약자.

경도가 낮은 연수(軟水) 쪽이 높은 효소활성을 나타내고 있으므로 우리나라의 먹는 샘물은 모두 높은 효소활성을 가지고 있는 것으로 기대된다. 아직은 정확히 밝혀내지는 못하고 있으나 일반적인 물은 포도송이가 뭉쳐있는 것처럼 적어도 5개 이상의 물 분자가 결합된 상태로 있으므로 이의 결합의 중복, 또는 단절이 몸에 좋은 물 여부를 결정짓는다.

한편 음식과 물의 관계에 있어 비타민 C (L-아스콜빈산, ascorbic acid)는 부족하면 괴혈병(壞血病)을 일으키는 수용성 비타민으로서, 활성산소를 제거하는 능력이 뛰어난 비타민이나, 유리염소(遊離鹽素)를 함유하고 있는 수돗물과 같은 산화력이 강한 물질과 접촉하게 되면 L-아스콜빈산(ascorbic acid)에서 산화형 비타민 C인 L-데히드로아스콜빈산(dehydroascorbic acid)으로 변화하는 한편, 염소는 무해한 염소이온으로 변한다. 당근이나 피망같은 녹황색 야채나 과일, 녹차, 쌀 등을 수돗물로 씻으면 화학적인 변화로 그 속의 비타민 C가 변화하여 효소활성을 떨어뜨리게 된다. 인체는 몸속에서 비타민 C를 만들 수 없으므로 성인인 경우 하루 50㎎ 정도는 과일과 같은 외부의 음식에서 섭취해야 한다.

인간이 호흡을 하게 되면 반드시 산소를 흡입하게 됨은 두 말할 필요조차 없다. 우리 몸의 에너지를 생산하기 위해 필요불가결한 이 산소는 타고 남은 2% 정도가 '활성산소(活性酸素)'로 잔류한다는데 문제가 있다. 이 활성산소는 몸속의 녹으로 산화되어 질병과 노화 현상을 일으킨다. 이 활성산소가 몸속에서 바이러스를 퇴치하는 역할도 크지만 양이 증가함에 따라 체내의 유익한 세포까지도 산화작용으로 손상을 입히고 만다. 이 활성수소와 결합하여 환원작용을 일으키면서 세포를 젊게 만드는 '활성수소(活性水素)'는 물로써 섭취하는 것이 무엇보다도 효과적이고 안전하다. 녹차 속의 '카테킨(catechin)'류가 대표적인 폴리페놀(polyphenol) 화합물은 신체 내에서 분해될 때 '활성수소'를 발생한다. 그러나 이 화합물의 분자가 크기 때문에 '활성산소'도 분해 단계에서 동시에 만들어 진다. 그렇지만 물속의 활성수소는 이러한 활성산소와 결합하여 활성산소를 제거함으로써 독소를 제거함과 동시에 물로 돌아감으로써 당뇨병과 같은 질병을 예방하거나 개선할 수 있다. 이탈리아의 파올로 카를로니(Paolo Carloni) 박사는 후천성면역결핍증(後天性免疫缺乏症, AIDS)도 활성수소로 개선할 수 있다는 연구 결과를 제시하고 있기도 하다.

 영국의 의사인 마가렛 클로포드(Margaret Clawford)는 영국내 64개 마을을 대상으로 조사함으로써 미네랄 성분이 적당히 함유된 물은 뇌졸중과 심장병으로 인한 사망율을 낮춘다는 것을 확인하였다. 우리의 인체는 혈액속의 칼슘분이 부족해지는 경우 부갑상선호르몬 성분의 작용을 통해 자신의 뼈를 녹여서 칼슘성분을 보급시킨다. 그러나 60세가 넘게 되면 이러한 작동이 둔해지면서 혈중의 칼슘이 적당한데도 멈추질 못해 과잉화하고 혈관 벽에 칼슘이 부착되어 동맥경화, 심근경색, 뇌졸중의 발병 우려가 높아진다.

프랑스는 세계에서 가장 빨리 물과 건강의 관계에 과학적 개념을 도입한 국가로 불린다. 프랑스의 의학아카데미는 지금으로부터 백수십년이나 전에 자국의 광천수(mineral water)를 이용하여 치료를 해 온 민간의 시설에 주목하여 이러한 물에 함유된 성분을 분석, 조사를 행하였다. 그래서 그 결과 확실히 치료효과가 있는 것이 과학적으로 증명된 물을 프랑스 정부가 '공익의 물'로 인정하였다. 그 1호가 '콘트렉스(contrex)'로서 1861년도의 일이다.

이를 동기로 하여, 프랑스에서는 여러 의학자, 과학자가 미네랄워터(mineral water)를 이용한 의료의 연구를 행해 왔다. 이 미네랄워터에 의한 의료를 프랑스에서는 「테르마리즘(thermalism)」이라 하여 확실한 의료행위로서 인정되어 있다. 테르마리즘에 의한 병 치료에 사회보험, 건강보험이 적용되는 것은 물론 큰 의과대학에서도 전공과목으로서 테르마리즘이 있을 정도이다.

프랑스에서는 미네랄워터의 의학적 효능을 12개 항목으로 나누어 각각의 의료시설에서 사용하고 있는 물이 어느 병에 대체 치료효과가 있는가를 의학적, 임상적으로 조사하여 인정하고 있다. 그 12개 항목이란 '소화기계 질환', '류머티즘', '신장•비뇨기', '구강성점막', '피부', '심인성 질환', '신경계', '정맥혈전', '심장•동맥', '소아병•발육부전', '호흡기계 질환', '부인병'으로서 어떤 것이든지 우리의 생활에 밀접하게 관련되어 있는 병들이다. 일본이나 한국에서는 약사법에 규제하고 있어 광고 문구에 사용하고 있지 않으나 프랑스에서는 예를 들어 '에비앙'은 소화기계 질환과 류마티즘에, '콘트렉스'는 신장과 비뇨기 질환에 그 의학적 효능이 있는 것으로 광고를 통해 확인할 수 있다.

프랑스 전체에는 약 2,000개소의 광천이 있는 것으로 알려져 있으나 이처럼 의료시설로서 인정되어 있는 테르마리즘 센터는 불과 104개소에 지나지 않는다. 특히 주목할 만한 대표적인 곳으로는 「아베뉴」 「콘트렉스」 「에비앙」 「뷔텔」 「닥스」 「빗시」 등이 있다. 아베뉴는 '훼이셜 스프레이(facial spray)', 즉 먹는 물보다도 얼굴용 미안수(美顔水)로서 유명하다. 프랑스에서도 단지 2개소 밖에 없다는 귀중한 피부질환 전문센터이고 아토피성 피부염의 치료에 높은 실적을 올리고 있는 것으로 알려져 있다. 이 센터에는 연간 1,500명의 환자가 찾고 있는데 그 중 약 30%가 아토피성 피부염으로 고민하는 14세 이하의 어린이라고 한다. 아토피성 피부염 환자의 증가는 선진국과 개발도상국이 갖는 심각한 사회문제로 되어 있다.

　프랑스의 대표적인 테르마리즘 센터에서 사용하는 미네랄워터의 12항목별 의학적 효능은 다음과 같다. (○는 치료효과가 있음을 의미)

의학적 효능	Vittel	Contrex	Evian	Avène	Bagnols	DAX	VICHY
소화기계 질환	○		○		○	○	○
류마티즘	○		○		○	○	○
신장, 비뇨기	○	○	○				
구강, 혀점막							
피부				○			
심인(心因)성 질환							
신경계 질환							

정맥혈전					○		
심장, 동맥							
소아병, 발육부전							
호흡기계 질환							
부인병						○	○

수치요법(水治療法, hydrotherapy)의 한 종류인 광천요법(鑛泉療法, balneotherapy)은 온수나 냉수 또는 마사지를 통해 피부로 흡수되는 특수미네랄인 규소, 황, 셀레늄 등이 풍부하게 움직이는 물을 통해 치유를 하는 것으로 관절염, 피부상태 및 섬유조직염을 포함한 광범위한 질병에 추천할 만한 요법이다. 이 치료법은 사용하기 전에 내과의사와 먼저 상의하여야 한다. 이는 심장병이나 임신 등과 같은 여러 신체 조건의 경우가 심각한 부작용을 일으킬 수 있기 때문이다. 광천요법의 효과에 대한 연구 결과는 중립적이거나 긍정적인 경향을 보이고 있는데, 이를 통해 효과가 없었다거나 심리적 약효의 '플라세보(placebo)'효과를 나타내기도 했고 긍정적인 효과를 보았다는 것이다. 그러나 아직은 현존의 연구로는 확고한 결론을 도출할 만큼 충분히 강하지는 않은 상황이다.

> ■ 혈액형에 따라 체질에 맞는 물을 선택한다
> 혈액형으로 성격을 판단하는 데는 찬반의 논쟁이 있지만, 사람의 성격은 혈액형으로 어느 정도 결정되는 것은 사실인 것 같다. 이는 혈액형에 따라 면역력이 생기는 정도가 다르기 때문이다. 면역력은 가장 강한 것이 O형, 다음이 B형, A형, AB형의 순으로 약해진다.
> • O형
>   매독이나 결핵에도 가장 강인한 면역력을 가지고 있으며 병에 잘 걸리지 않는 체질을 가지고 있고, 매사에 의욕적이다. 알칼리성의 연수

를 매일 마시면서 신진대사를 향상시켜 건강을 유지하는 것이 좋다.

- **B형**

  병에 잘 걸리지 않는 강한 면역력을 갖고 있으나, 폐염이나 결핵 및 식중독에 약한 편이다. O형과 마찬가지로 알칼리성의 연수를 매일 마시면서 신진대사를 향상시켜 건강을 유지하는 것이 좋다.

- **A형**

  면역력은 강하지 않으나 폐염이나 결핵 및 식중독균에 대한 항체를 가지고 있으므로 이 병들에는 잘 걸리지 않는다. 싸우기보다는 협조적인 성격으로 암이나 생활 습관병에 걸리기 쉽다. 그러므로 항산화력이 있는 알칼리성 물을 마셔서 암을 예방하고, 경도 높은 물을 매일 마심으로써 적극적으로 병에 대항할 수 있는 몸을 만드는 것이 중요하다.

- **AB형**

  면역력이 가장 약한 혈액형으로 스트레스나 피로를 쉬 느낀다. 이 AB형도 A형과 마찬가지로, 싸우기보다는 협조적인 성격으로 암이나 생활 습관병에 걸리기 쉽다. 그러므로 이 경우도 역시 항산화력이 있는 알칼리성 물을 마셔서 암을 예방하고, 경도 높은 물을 매일 마심으로써 적극적으로 병에 대항할 수 있는 몸을 만드는 것이 중요하다.

6. 수질성분과 미네랄

 일명 무기질(無機質)로 불리는 미네랄은 인간의 골격 및 두개골을 형성하는 재료로서, 적혈구 속의 철 성분이나 갑상선호르몬의 요오드처럼 단백질 및 지방의 결합을 통해 다양한 생리작용을 한다. 대부분 적정한 양과 밸런스를 유지하며 인체를 구성하고 있는데, 그림과 같이 4대 원소인 산소, 탄소, 수소 및 질소가 96%로 대부분을 차지하고, 칼슘 1.5%, 인 1.0%, 그리고 기타 필수 미량원소들이 1.5%를 차지하고 있다. 몸에 유해한 미네랄로는 비소(As), 수은(Hg), 카드뮴(Cd), 그리고 납(Pb) 등이 있다. 물에 용해되어 있는 미네랄은 음식을 통해 섭취하는 양보다 인체에 흡수되는 비율이 높다. 예를 들어 칼슘이 풍부한 멸치를 많이 먹음으로써 몸에 흡수되는 양보다 물에 녹아 있는 칼슘이 훨씬 높은 흡수율을 나타낸다. 인체에 필요한 양이 많은 미네랄을 '마크로 미네랄(macro mineral)'이라 하여 하루 100㎎ 이상 섭취해야 하는 칼슘, 마그네슘, 나트륨, 염소, 인 등이고, 양이 적은 미네랄을 '마이크로 미네랄(micro mineral)'이라 하여 철, 아연, 크롬, 코발트, 구리, 요오드, 망간, 몰리브덴, 셀렌, 불소 등이 포함된다.

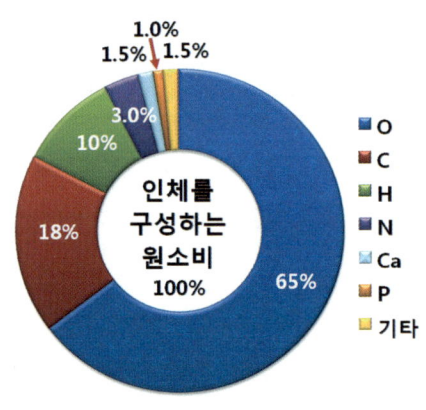

미국환경성(**EPA**)은 먹는물 오염항목을 80개 이상 설정해 놓고 세균이나 바이러스는 단 시간내 질병을 발생시키는 항목으로, 그리고 소독부산물이나 농약, 비소 등의 중금속 및 라돈 등의 화학물질은 만성적인 오염물질로 분류해 놓고 있다. 최근의 수질오염 사건으로는 2010년 9월 항가리에서 발생한 알루미늄 공장 슬러지저장 댐 붕괴사고로 인한 진흙상태의 산업폐기물로 된 독성 슬러지 유출 사건이 대표적이다. 이는 납, 카드뮴, 수은 등의 중금속을 함유한 700,000입방미터(㎥)의 강알칼리성 폐기물이 유출되어 동유럽의 젖줄인 다뉴브강으로 흘러 들어간 사건이다. 모든 상태의 물은 어느 정도 범위의 무기물질과 유기물질을 함유하고 있다. 무기물질은 바위나 흙으로부터 용출되고 유기물질은 식물의 분해, 조류(藻類, **algae**) 또는 저질(底質, **sediment**)에서 자라온 미생물로부터 용출된다.

인체구성원소와 1일 대사량 (성인 30~49세)

구성 원소	원소 기호	함량 (체중의 %)	체중60kg 당 중량	대사량 또는 소요량	주요분포
유기물 주요원소	O	65.0	39 kg	2,000g	물, 유기물, 산소, 탄산
	C	18.0	11	220	당질, 지질, 단백질, 탄산
	H	10.0	6	140	당질, 지질, 단백질, 물
	N	3.0	1.8	14	단백질, 핵산
주요 무기질(체액전해질 주요 원소)	Ca	1.5	900g	0.6g	골무기질, 세포외액
	P	1.0	600	0.7	핵산, 당질중간체, 골무기질
	S	0.25	150	2.0	단백질, 황산다당류
	K	0.2	120	2.0	세포내액
	Na	0.15	90	3~5	세포외액 (혈액 조직액)
	Cl	0.15	90	4~7	세포내외액
	Mg	0.05	90	0.3	세포내액, 골무기질
미량	Fe	0.0057%		10mg	혈색소, 시토크롬, 페리틴

무기질	Zn	0.0033	12mg	탄산탈수효소, SOD
	Cu	1.4x 10^{-4}	1.8~1.6mg	동효소, SOD
	I	4.3x 10^{-5}	150μg	티록신, T_3
	Mn	3.0x 10^{-5}	3.5~4.0mg	알키나제, SOD
	F	(골, 2.0x 10^{-4})	1.5~4.0mg	이 무기질
	Cr	8.6x 10^{-6}	30~25μg	(당이용계)
	Mo	7.0x 10^{-6}	30~25μg	크산틴옥시다아제
	Co	4.3x 10^{-6}	-	비타민 B_{12}
	Ni	1.4x 10^{-6}	-	우리아제
	Se	-	남45,여40μg	글루타치온퍼록시다제
	Si	(혈액, 3x 10^{-6})	-	골황산다당류
	V	1.4x 10^{-7}	-	(지질대사)

일본 후생성(제6차 개정)자료 성인 일본인에 대한 영양소요량 (2000년)
SOD: 활성산소제거에 중요
자료출처: 가가와 야스오, 노자와 요시노리 공저 『의화학(남산당 2002년)』

 마시는 물의 성분으로서의 수질은 질병성의 오염 또는 먹는샘물(생수)이나 음용수의 수질 기준으로 정해져 있는 성분과 미네랄로 분류되는 성분으로 구분하여 알아본다. 수질 기준 성분중 미네랄에 해당하는 성분은 미네랄 항목에 구분하여 포함시켰다.

6-1. 수질 성분

● 경도 (Hardness)

 물의 미네랄중 가장 중시되고 있는 칼슘과 마그네슘의 양이 수치화되어 나타내어진 것으로 물 1리터 속에 들어있는 칼슘이나 마그네슘의 양을 탄산칼슘의 양으로 환산한 합계값으로 나타낸 것을 경도라 하여 다음 계산으로 나타낸다.

$$경도 = (Ca \times 2.5 + Mg \times 4.1) \quad : 단위는 [mg/\ell]$$

경도의 국내 수질기준치는 300mg/ℓ. WHO(세계보건기구)에서 '비누와의 반응정도'를 나타내는 것으로 정의하고 있는 이 경도는 물 1ℓ에 녹아있는 칼슘과 마그네슘의 양을 위의 식에 따라 계산하여 수치로 나타낸 양이 120mg이상이면 경수(硬水), 그 아래면 연수(軟水)로 분류하고 있다.

WHO의 음료수 수질 가이드라인

연수(軟水)		경수(硬水)	
연수	중(中)정도의 연수	경수	매우 경수
0~60mg/ℓ	60~120mg/ℓ	120~180mg/ℓ	180mg/ℓ 이상

미네랄워터에 대한 경도 분류는 각국에 따라 기준을 정하는 방법이 달라 획일화되어 있지는 않다. 미네랄워터에 있어서 우리나라와 일본의 경우에는 일반적으로 경도 100mg/ℓ 미만을 연수, 경도 100~120mg/ℓ 을 중경수, 경도 300mg/ℓ 이상을 경수로 크게 분류하고 있다. 그러나 일본의 농림수산성에서는 '이화학사전'상의 정의를 인용하여 「농림물자의 규격화 및 품질표시의 적정화에 관한 법률」을 통해 경도 178mg/ℓ 미만을 연수, 경도 178~357mg/ℓ 미만을 중경수, 경도 357mg/ℓ 이상을 경수로 분류하기도 한다.

평탄한 지형의 석회암으로 되어 있는 유럽의 대륙은 경도가 높은 경수가 많이 분포한다. 대체로 마시기 쉬운 연수는 몸에 별로 부담을 주지 않는다. 반면에 경수는 체질개선과 같은 건강상의 조절작용을 한다. 양질의 경수를 일상으로 음용하고 있는 지역은 100세

이상의 고령자가 많은 지역으로 분포되고 있기도 하며 임상적으로 뇌경색과 심근경색을 사전에 예방하는 효과를 나타내기도 한다.

경도가 300㎎/ℓ이상인 물이 인체와 생활에 주는 효과로는 첫째, 운동 후의 미네랄 공급, 임산부에 대한 칼슘공급, 변비의 해소, 다이어트 효과 등이 있고, 연수 체질의 동양인에게 있어서는 설사의 가능성이 있다.

> ■ **미국의 경도와 독일의 경도**
>
> 경도를 나타내는 방법으로 미국식과 독일식의 두 방법이 있는데, 이 둘은 칼슘이 땅속에 포함되어 있는 형태에 따라 생각하는 방법과 단위가 달라진다. 하지만 일반적으로 미네랄워터의 측면에서는 미국 경도를 따른다.
>
> - **미국식**
>   칼슘이 땅속에 탄산칼슘($CaCO_3$)과 같은 탄산염으로서 존재하여 녹아 들어와 있다고 가정하고 물속에 포함된 2가의 금속인 칼슘이온은 얼마만큼 탄산칼슘에 유래하고 있는가 하는 측면에서 보는 것이다. 경도는 원래의 탄산칼슘의 농도로써 표시한다. 100㎎/ℓ 이상을 경수 그 미만을 연수라고 한다.
> - **독일식**
>   칼슘이 땅속에 산화칼슘(CaO)과 같은 산화물로서 존재하여 녹아들어 있다고 가정하고 물속에 포함된 2가의 금속인 칼슘이온은 얼마만큼 산화칼슘에 유래하고 있는가 하는 측면에서 보는 것이다. 독일경도라고 하면, 물 1㎥에 10g, 즉 10㎎/ℓ의 산화칼슘이 함유되어 있는 경우를 1°라고 하여 표시한다.
>   마그네슘은 $1.4MgO=1.0CaO$로 하여 CaO로 환산한다. 10° 이상을 경수, 그 미만을 연수라고 한다.

● **대장균군 (Coliform Bacteria)**

대장균 및 대장균과 극히 유사한 성질을 가진 균을 총칭한다. 대장균은 앞의 명칭에서 '-군(群)'이 붙는 것처럼 단일 세균이 아니고 세균들과 같이 집단을 이룬다. 즉 젖당을 분해하여 산과 가스를 발생하는 그람음성, 무포아성간균으로 호기성 또는 통성혐기성균을 말한다. 대장균군 시험이 중요시되는 것은 대장균은 항상 사람이나 동물의 장내에 무수히 존재하며 그 분포가 항상 오염원과 공존하고, 장내 병원성 세균보다 비교적 저항이 강하고 그 검출 방법이 용이하기 때문이다. 대장균군은 토양과 식물, 그리고 동물의 위장관(胃腸管)계에 생존하고 있다.

 대장균군은 폐수, 산림, 목초지, 양육장, 부패조, 하수처리장 등으로부터 지하수나 먹는물 수원으로 들어간다. 따라서 수중에서 대장균이 검출된다는 것은 사람이나 가축분뇨의 혼입이 있는 것으로 판단할 수 있으며, 그 음료수는 소화기계통의 병원체에 오염되어 있거나 또는 오염가능성이 있다는 것을 의미한다. 따라서 대장균군 시험은 수인성(水因性) 전염병에 의한 질병 및 유행을 미연에 방지하기 위하여 분변성(糞便性) 오염의 유무를 알아내기 위한 시험법이다.

 사람이나 동물의 배설물로 노출되는 분원성대장균군은 설사, 경련, 구역질, 두통 또는 기타 증상 등 단기간의 영향을 줄 수 있고, 면역체계가 약한 사람에게는 특별히 위험을 야기할 수 있다. 대장균들은 자연계에 널리 퍼져 있으며 어떤 종류는 무해한 것도 있다. 우리 몸속 위장 안에도 유익한 균이 존재한다. 그러므로 대장균이라고 하여 반드시 질병을 일으킨다고 볼 수는 없다. 타 지방으로부터 온 방문객이 특히 배탈이 잘 나는 것도 면역력이 없기 때문으로 설사나 위장염을 일으키는 것이다. 대장균군의 검사는 모든 세균 오염의 지표가 되므로 대장균군이 검출된다는 것은 다른 병원성 균의 존재를 의미한다. 다음과 같은 경우에는 먹는물의 세균 검사를 실시하는 것이 바람직하다.

- 우물을 새로 만들었거나 펌프를 설치한 때
- 옛 우물이나 파이프를 고쳤거나 교체한 때
- 가족이나 손님이 갑작스런 위장병을 일으킨 때
- 어린아이가 함께 살고 있을 때
- 새 집을 사거나 수질검사의 필요성을 느낄 때
- 물의 맛이나 색깔, 냄새가 이상할 때

● 불소 (Fluoride)

불소는 원래 자연계에 존재하여 차(茶) 종류에도 함유되어 있다. 따라서 중국인들이 얼룩무늬가 생긴 치아인 반상치(斑狀齒)를 많이 가지고 있는 것은 바로 차와 함께 물속에 함유되어 있는 불소의 높은 농도가 그 주 원인으로 특히 9세 이하의 아동들에게 반상치와 뼈질환을 일으키기 쉽다.

미국을 포함한 수십 개의 국가에서는 예로부터 충치예방의 목적으로 수돗물에 불소를 첨가해 오곤 했다. 그러나 농도 2mg/ℓ 이상을 장기 음용하는 경우에는 치아의 표면에 얼룩이 생기는 반상치, 농도 8mg/ℓ 이상에서는 뼈에 이상이 생기는 골경화증(骨硬化症)이 생기기도 한다. 1mg/ℓ 정도의 농도라면 아무런 문제가 없는 것으로 보고되고 있다. 실제로 1971년 일본 효고(兵庫)현에서는 상수도 수원인 롯고산(六甲山)계의 물에 수질기준을 상회하는 불소가 함유되는 바람에 반상치 문제가 자주 대두되었던 적이 있다. 하지만 실제로 음용수에 1mg/ℓ 내외로 함유될 수 있도록 완전하게 콘트롤할 수 있다면 불소는 첨가되는 것이 좋다고 하는 전문가들의 의견이 많다.

● 일반세균 (Total Colony Count)

　일반세균은 대장균, 효모, 사상균을 포함한 모든 세균을 뜻하며 보통 표준한천배지에서 집락을 형성할 수 있는 저온세균과 중온세균의 수로 나타낸다. 일반적으로 수생세균은 인체에서 무해무득하다. 그러나 수중에서 생존력이 강하고 다수 존재하는 까닭에 검출이 용이하다. 그러므로 응집여과 소독처리 과정의 처리효율에 대한 자료로 사용한다. 주오염원은 하수 오물, 인간 및 동물의 배설물 등이다. 일반세균 시험은 시료를 인산염 완충액 또는 펩톤 희석액으로 10단계로 희석하여, 평판용 배지 또는 트리프틱케이스, 포도당 엑기스, 한천배지에 접종하고 35±0.5℃에서 48±3시간 배양한 다음 세균의 집락수를 계산한다. 근간에는 '일반세균'이라는 단어를 우리나라 밖에는 쓰지 않는 이상한 용어로 되어 있다고 해서 명칭 변경을 요구하는 전문가들이 많다. 또한 세균에도 좋은 세균이 너무 많기 때문에 변별력이 떨어지고, 따라서 '병원성 미생물'이라든지 하는 다른 용어를 사용하는 것이 타당하다는 의견을 제시하기도 한다.

● 납(Lead)

　납은 중금속 중에서 비교적 다량으로 지각에 함유되어 있는 원소로서 주요 광물은 방연광(PbS), 백연광($PbCO_3$), 황산연광($PbSO_4$) 등이 있다. 납의 주요 오염원으로는 주변 지역에 납 광산이 있거나 인쇄, 유리 제조공장 등의 폐수오염 및 송수관 재료로서의 납관에서의 용출, 급배수관의 부식 등이다. 또한 음식물이나 식품첨가물, 의약품 혹은 공기 중에서 항상 미량의 납이 검출되는 등 일상생활에서 납과 접촉할 기회가 많다. 납에 오염되면 유아나 어린이에게는 신체적, 정신적인 발달장애가 나타나고, 어린이는 학습능력 및 주의력이 부진해 질 수 있으며, 어른에게는 신장에 문제가 생기거나 고혈압을 발생시킨다.

● **비소(As)**

비소는 예로부터 독극물질로 널리 알려져 조선시대에는 사약(死藥)의 원료로 사용되었고 제1차 세계대전 때에는 화학무기로도 사용되었다고 한다. 공기 중의 습기를 빨아들이는 특성을 가지고 있으며 냄새는 나지 않는다. 전지, 합금, 또는 반도체의 원료로 사용되고 불꽃의 착색제 및 도료의 안료로도 사용된다. 또한 유리의 기포제거제(消泡劑)나 탈색제, 가스의 유황제거제(脫硫劑) 및 목재의 방부제 원료 등에 사용된다. 이 비소는 자연적으로는 토양이나 암석의 침식에 의해 발생하기도 하고, 과수원에서 유출되거나 광산에서 배출되기도 한다. 전력공급, 하수도 등을 통해서도 배출될 수 있으며, 자동차, 비행기, 배 등의 배출가스를 통해 배출되기도 한다. 많은 양의 비소에 노출되는 경우 현기증, 두통, 호흡곤란이나 색소침착(色素沈着) (**註** : 생체 내에 색소가 병에 의해 나타나는 상태)등의 피부손상, 설사를 수반하는 위장장애 및 말초신경장애 등의 중독증상이 나타날 수 있다. 장기간 비소에 오염된 우물물을 마시고 말초신경질환, 피부암 및 말초 순환기 부전 등의 증상이 나타난 경우도 있는 것으로 보고되어 있다.

한편 인(P) 대신 비소(As)를 기반으로 성장하는 수퍼박테리아가 발견됨으로써 생명체에 대한 기존 상식을 전면적으로 뒤엎는 동시에 극한 상황에서도 생명체가 존재할 수 있는 것으로 지구 밖 외계에도 생명체가 존재할 가능성이 높아졌다는 것을 2010년 말 미국항공우주국(NASA)이 발표한 것은 비소와 관련된 매우 흥미있는 이야기가 아닐 수 없다.

● 암모니아성질소 (Ammonium Nitrogen)

암모니아성질소는 식물의 밀집지대나 니탄(泥炭)질지대에서 유기물과 함께 검출되기도 하며 암모니아성질소 비료의 용해에 의해 검출될 수 있다. 그 외에 직접 분뇨 오염 및 하수도, 분뇨처리시설의 폐수, 가축의 사육폐수 등도 암모니아성질소의 오염원이 된다. 암모니아성질소는 분뇨 또는 하수 등의 질소 화합물을 함유하는 오염물에 의하여 오염된 후 오랜 시간이 경과되지 않았다는 점과 산화분해 작용이 진행 중임을 의미한다. 암모니아성질소 자체는 무해하나 질산성질소로 변할 경우 유아의 몸 조직에 산소가 공급되지 못해 파랗게 질식해 가는 유아청색증(Methaemoglobinaemia)을 유발한다. 암모늄 화합물은 아질산염(亞窒酸鹽)으로 산화된후 질산염으로 다시 산화되고, 이것이 지하수나 지표수로 들어가게 된다.

● 질산성질소 (Nitrate Nitrogen)

질산성질소는 여러 가지 종류의 질소화합물이 산화되어 생긴 최종물질이므로 이것이 다량 존재하면 그 원인이 되는 암모니아성 질소, 아질산성질소, 유기질소화합물의 존재에 대해 위생상의 주의를 기울여야 한다. 질산성질소는 대부분이 동물성의 함질소유물(含窒素遺物)에서 유래되는 것이므로 수질오염이 그 원인인 것이 많으나 질소화합물이 완전 산화된 것이므로 안정화된 상태이다. 결국 질산성질소는 질소화합물이 완전히 산화된 최종 분해물이기 때문에 과거의 오염을 표시하는 항목이 될 수 있다.

6개월 미만의 유아는 허용 농도 50㎎/ℓ를 초과하여 오랫동안 섭취하는 경우 호흡부족 및 유아청색증을 유발한다. 만약 아질산염(NO_2)이 함께 존재하면 유아청색증의 발병율이 증가한다. 어른의 경우, 질산성 질소는 위 속에서 흡수되어 장내에서 아질산성질소로 환원되기 전에 소변으로 방출되어 인체와는 직접 대사하지 않지만 특히 신생아의 경우에는 위 속의 산이 감소하여 pH가 높아지게 되면 박테리아에 의해 환원되어 아질산성질소로 된다. 성인의 위산은 pH가 2~3이므로 환원이 일어나지 않으나 유아의 위산은 pH가 4 이상이므로 질산성질소의 환원작용이 일어나게 된다. 토양의 화학적 조건에 따라 유기질소화합물은 무기질소화합물로 산화된다. 2011년 3월 중국에서는 어린이가 우유를 마시고는 아질산염에 중독되어 3명이 숨지고 수십 명의 환자가 발생하는 사건이 발생하여 아질산염에 관련된 수질의 적정 여부가 논란이 되고 있다. 현재 우리의 음용수에는 법적으로 이에 대한 성분 제한이 되어 있지는 않다.

● **카드뮴 (Cadmium)**

카드뮴은 아연의 광석 중 특히 섬아연광과 맥아연광에 함유되어 산출되고, 아연과 같이 자연계에 널리 퍼져 있으나, 지표수나 지하수 중에는 드물게 함유되어 있다. 아연도금관이 부식하거나 자연적인 토양 및 암반의 침식, 또는 금속 제련소 폐수나 폐건전지, 페인

트로부터 유출된다. 안정한 알킬화합물이나 유기금속화합물을 형성하지 않는다. 간과 신장에 주로 축적되고 연속적인 경구(經口)섭취로 신진대사에 이상을 일으키는 중금속이다. 폐광석에 포함된 카드뮴이 농축되어 오염된 쌀의 지속적인 섭취로 인해 일본에서 1968년 공해병으로 인정한 이따이이따이병(イタイイタイ病)이 발생했던 사건은 유명하다.

● 붕소 (보론, Boron)

붕소는 반응성은 적으나 홑원소물질로는 별로 쓰이지 않고 고온에서는 산소나 질소와 화합물을 이루므로 금속의 제련시 탈가스제로 쓰이기도 하고 폐수내의 중금속 조절제로도 사용되며 열중성자를 잘 흡수하므로 원자로의 재료로 사용된다. 탄소와의 화합물인 보론카바이드는 매우 단단하고 강한 인공물질로서 연마재로 쓰이고 질화붕소는 절연체로 사용된다. 보론화합물들은 조류(藻類)나 잡초의 제거제, 살충제 및 비료로써 사용되고 있는데, 장기간 과다 섭취하는 경우 인체의 소화기관 등에 영향을 미치거나 피부의 붉은 반점, 중앙신경계 자극으로 인한 증상 등이 나타날 수 있다.

● 페놀 (Phenol)

페놀의 중요한 용도는 방부제, 소독제, 의약품, 농약, 합성섬유, 합성수지, 폭약, 염료 등 각종 제품의 제조 원료로서 이용되고 있다. 페놀에 의한 지하수의 오염은 분뇨성분이나 공장폐수 중의 유기물질, 화학물질의 유입에서 유래된다. 페놀은 국소 부식 이외에 단백질이나 세포원형질을 응고시켜 사멸시킨다. 또한 피부나 기타의 점막에서 흡수되어 중추신경계에 친화력을 갖고 자극을 주어서 마비증상을 일으킨다.

● 다이아지논 (Diazinon), 파라티온 (Parathion), 페니트로티온 (Phenitrothion)

다이아지논, 파라티온, 페니트로티온은 유기인계 살충제나 석유제품의 촉매로 사용되어지며 주요 노출경로는 농약이다. 수년에 걸쳐 인체에 유입될 경우 효소작용을 방해하여 아세틸콜린 (acetylcholine)을 축적시켜서 맹독성을 띠며, 신경 및 뇌신경계의 마비 증상을 보인다.

註 : 아세틸 콜린은 일단 신경 전달 물질중 한가지로 신경을 통해 흥분을 전달할 뿐민 아니라 자율신경계에서 교감 신경과 더불어 길항작용을 하게 된다.

● 카바릴 (Carbaryl)

카바릴은 농작물의 살충제로서 인체에 대하여 맹독성인 물질로 발암성이며, 신경 및 뇌신경계 마비증상이나 설사 및 위경련, 근육경련 등을 일으킨다.

● 1.1.1-트리클로로에탄 (Trichloroethane, 1.1.1-TCE)

1.1.1-트리클로로에탄은 다른 유기염소화합물 생산의 중간 생성물질로서 산업폐수로부터 발생된다. 주로 금속의 상온 세정이나 증기 세정에 쓰인다. 눈점막을 자극하고 고농도일 때는 마취효과를 보이기도 한다. 간 또는 신경계, 순환계에 문제를 일으킨다.

● 테트라클로로에틸렌 (Tetrachlorethylene, PCE)

테트라클로로에틸렌은 휘발성 물질로 무색의 액체인데, 반도체공장 및 전기기기 관련공장 등에서의 금속탈지 세정제, 드라이크리닝 용제, 염소화탄화수소류 생산공장, 프레온가스의 원료 등으로 쓰인다. 인체내에서 체계적으로 흡수되어 호흡 등으로 배설되며, 흡수되면 심장질환, 간장질환, 중추신경계 억제 등의 증상을 나타낸다. 동네 세탁소 유리창에 쓰여져 있는 '퍼크로세탁'이라는 말이 이를 뜻한다.

註 : 테트라클로로에틸렌(Tetrachloroethylene)은 퍼클로로에틸렌(Perchloroethylene) 과 같은 말이다.

● 트리클로로에틸렌 (Trichloroethylene, TCE)

트리클로로에틸렌은 휘발성 물질로 자연적으로는 생성되지 않으며, 주로 저장탱크에서 새어나오거나 증발로 배출된다. 반도체공장 및 전기기기 관련공장 등에서의 금속 세정제, 금속산업의 비윤활용매, 드라이크리닝 용제, 식품추출용매 등으로 쓰인다. 인체에는 위장관에 흡수되고 호흡, 땀으로 배설된다. 그러나 중추신경장해나 간장장해, 신장장해 등도 유발하고 간암에 걸릴 우려가 높아진다.

● 디클로로메탄 (Dichloromethane)

디클로로메탄은 무색의 휘발성 액체이며 흡입하면 유독성의 물질이다. 물에는 약간 녹으며, 알콜 및 에테르에 녹는다. 트리클로로에틸렌이나 테트라클로로에틸렌의 대체물로 쓰인다. 간에 문제를 일으키며 발암의 우려를 높인다.

● 벤젠 (Benzene)

코크생산의 부산물로 약간의 향기와 석유냄새를 가지는 휘발성 물질로, 25℃의 수온에서 수중증발 반감기는 37분이다. 주로 염료, 세척제, 합성세제, 차량 배기가스 등에 의해 노출된다. 휘발유 저장탱크 및 매립장에서 침출된다. 만성 중독시 빈혈, 백혈구 감소, 면역기능의 저하와 함께 발암의 위해도가 높아진다.

● 톨루엔 (Toluene)

톨루엔은 코크생산의 부산물로 신나 냄새를 보인다. 물에는 불용이나 알콜, 에테르에는 잘 녹는다. 염료, 향료, 의약품 등의 원료와 용제로 쓰인다. 인체에서 중추신경계의 기능을 저하시키거나 신장이나 간에 문제를 일으키며 기형을 유발한다.

● 크실렌 (Xylene)

크실렌은 무색의 액체로 물에 녹지 않으며, 염료, 가소제, 의약품 등의 원료와 용제로 쓰인다. 인체에 유입되면 신경계 손상을 가져오며 메스꺼움, 구토, 의식불명 등을 유발한다.

● 에틸벤젠 (Ethylbenzene)

에틸벤젠은 무색의 액체로 코크생산의 부산물이다. 약간의 향기와 석유냄새를 보인다. 주로 화학공장, 유기합성공장에서 배출되며 인체의 간과 신장에 문제를 일으키고 현기증과 호흡곤란을 유발시킨다.

● 1.1-디클로로에틸렌 (Dichloroethylene)

　1.1-디클로로에틸렌은 합성화학의 중간 휘발성 물질로 염화비니리덴수지의 원료로 쓰이고, 세척제, 접착제 등에 이용된 후 일반 환경에 배출된다. 간에 문제를 일으킨다.

● 사염화탄소 (Carbon tetrachloride)

　사염화탄소는 염화탄소류의 일종으로 휘발성 물질이며, 석유냄새를 낸다. 플루오르카본류의 원료와 기계세정제, 냉각제, 금속제련용제 등으로 쓰이며, 정밀기계와 전자부품공장에서 주로 배출된다. 간에 문제를 일으킨다.

● 1.4-다이옥산 (1.4-Dioxane)

　2011년도부터 새로 수질기준에 추가된 항목인 다이옥산은 용제, 세정제 등의 안정제로 사용되며, 폴리에틸렌계의 비이온성 계면활성제 또는 황산에스테르의 제조 과정에서 부생성물로 발생된다. 폐 장변성, 신장 및 간장의 괴사, 중추신경 장애 등을 유발하며, 인체에는 발암성이 있는 것으로 분류된다.

● 과망간산칼륨소비량 (Consumption of $KMnO_4$)

　과망간산칼륨소비량이란 물속에서 산화되기 쉬운 물질에 의하여 소비되는 과망간산칼륨의 양을 말하며 오염물질을 총체적으로 짐작할 수 있다. 배설물 등에 의한 오염에 따라 과망간산칼륨소비량이 증가하나, 유기성 질소, 아질산염, 황산염, 제1철염 등도 과망간산칼륨을 소비한다. 하수, 공장폐수, 분뇨 등의 오염에 의해 증가하며 오염되지 않은 물이라도 지질(地質)에 의해 소비되는 경우도 있다. 수돗물의 착색 또는 냄새, 맛에 영향을 주나 인체에 직접적인 영향은 없다.

● **냄새와 맛 (Odor and Taste)**

물의 냄새와 맛은 기호라는 관점에서 중요하나 위생상은 무해한 경우가 많다. 물의 불쾌한 냄새나 맛의 원인은 분해되는 유기물, 미생물, 휘발성 유기물(Chlorophenol, 공업폐수나 가스), 과잉의 염소 소독제, 과잉 포함된 미네랄 등을 들 수 있다. 이는 물탱크의 부적절한 위생관리 또는 탱크 페놀성 내벽의 염소소독 후 휘발성유기화합물의 생성, 음이온 교환수지에서 용출된 아민 등을 그 원인으로 지적할 수 있다.

물의 맛에 크게 영향을 줄 수 있는 인자로 미네랄의 함유량을 들 수 있다. 일반적으로 물에 녹아 있는 총 고체량이 많으면 물의 맛이 나빠진다. 이는 보통 음이온들과 관련이 있으며 특히 탄산소다(sodium carbonated)는 물맛에 가장 좋지 않는 영향을 준다. 그 다음이 염화물(chloride) 그리고 황산염(sulfate) 순으로 영향을 준다.

칼슘(calcium)과 염산마그네슘(magnesium chloride)도 독특한 미네랄 맛을 낸다. 구리는 수중에 1mg/ℓ이상의 농도로 쓴맛을 내고 아연은 5mg/ℓ의 농도로 불쾌한 맛을 낸다. 철과 망간도 물에서 부착물을 형성치 않으면 색이나 탁도를 보인다. 너무 미네랄이 없을 때에는 맹맹한 맛을 준다. 따라서 물에 적정 TDS양이 요구되는데 100~200ppm 정도가 추천된다.

최근 물에서 냄새를 유발하는 유기물로 황화합물들이 있는 것이 확인되었다. 이들은 주로 박테리아의 분해산물에서 발생이 되고 있다. 또한 다른 냄새 유발 유기물질로서는 제오스민(geosmin) 등을 들 수 있으며 클로로포름(chloroform)도 냄새와 맛에 크게 영향을 주는 휘발성 유기물이다. 염소는 0.8mg/ℓ일 때 냄새로써 감지된다.

그 동안 용존산소가 물의 맛에 크게 영향을 주는 것으로 알려져 왔다. 그러나 브루폴드(Brufold)와 팡본(Pangborn) 등의 연구에서 용존 산소량이 물의 맛에 크게 영향을 주지 않는 것으로 보고되어 졌다. 그 외에도 여러 실험을 통해 용존 산소는 물맛에 영향을 주지 않음이 발표되었다. 그러나 물에 산소가 많이 있을 때에는 물 속에 미네랄을 더 빨리 산화시키게 되고 그럼으로써 물의 맛을 개선할 수 있는 가능성은 있다. 냄새와 맛은 40~50℃로 가온할 때 휘산하는 냄새와 맛을 관능검사한다.

● 색도 (Color)

색도는 미생물과 플랑크톤의 번식, 철분, 망간, 유황분 및 염색폐수 등의 유입 등이 그 원인이 되며, 건물내 급수전의 물 속 색도는 주로 급수관 도장의 용출, 철, 망간, 아연 등 사용금속의 용출이 주원인이 된다. 철이나 망간의 콜로이드 형태가 물에서 색의 원인이 되기도 하지만 주로 천연유기물의 부패로부터 발생하는 복합유기물이 그 원인이다. 투가율법에 의한 측정원리와 방법을 보면 아담스-니컬슨(Adams-Nickerson)의 색도 공식을 근거로 하고 측정원리는 시각적으로 눈에 보이는 색상에 관계없이 단순 색도차 또는 단일 색도차를 계산하게 된다.

● 음이온계면활성제 (ABS)

　음이온계면활성제는 주로 세제로 사용하는 합성세제의 활성성분에 기인되는 것으로서 수중에 유입되면 발포하여 수포면에 피막을 형성하므로 물 속의 산소공급이 차단되며 수질 자체의 자정능력이 저하되어 수질의 오염원이 된다. 음이온계면활성분의 분석방법은 음이온 계면활성제와 메틸렌 블루와 반응시켜 생성된 복합체를 크로로포름으로 추출하여 클로로포름층의 흡광도를 650mm에서 측정하는 방법이다. 인체에 직접적인 영향을 미친다고 보고되어 있지는 않으나, 자연 중에 분해가 늦어 거품 중에 오물 및 병원성 세균을 함유함으로써 질병 전파의 역할을 하고 피부장애를 경험할 수 있다.

● 수소이온농도 (Hydrogen Concentration : pH)

　물 속에 전해되어 있는 수소이온의 상대적인 농도의 역수를 상용대수로 나타낸 지수를 pH라 한다. 지하수의 pH는 용해된 CO_2와 탄산염과 중탄산염의 용해된 양에 의해 지배된다. 물에 용해된 CO_2는 탄산을 형성시켜 pH값을 떨어뜨려 산성의 물을 만들고 중탄산칼슘이나 Mg과 같은 알칼리염은 pH값을 크게하여 알칼리성 물을 만든다. CO_2-중탄산염 관계는 지하수의 pH를 지배하는 가장 중요한 요인이며 압력이나 온도의 변화가 일어나면 불안정하게 된다. pH값 7은 중성, 7미만은 산성, 7보다 크면 알칼리성이다. 산성인 물은 수도관의 부식을 초래한다.

● 염소이온 (Chloride Ion)

물 속에 이온화된 염소이온은 주로 자연적인 요인에 기인하나 동물성 유기화합의 최종생산물이기도 한다. 자연수(自然水)의 대부분이 염소이온을 함유하고 있지만, 이것은 토질의 경향에 기인하는 것이 많으며, 특히 해안지대에는 해수의 영향에 기인하는 경우가 많다. 그러나 하수, 공장폐수, 분뇨 등의 혼입에 의하여 염소이온이 이중 함유하는 경우가 많으므로 하수, 공장폐수, 분뇨 등의 오염의 지표가 되며, 염소 이온의 함량이 자주 변하는 물은 오염의 우려가 있다. 염소이온의 농도가 높으면 낮은 알칼리도의 물에서 금속을 부식시킨다. 해로운 점에 대한 직접적인 연관성은 아직 확인되지 않고 있다. 양이 많을 시 짠 맛을 내나 높은 농도라 하더라도 건강에 해가 되지는 않는다.

● 탁도 (Turbidity)

탁도는 물 속의 부유물질과 관련, 가정 및 산업용수의 수질오염을 나타내는 지표이다. 수돗물에서의 높은 탁도는 정수처리후의 오염부식 또는 공급과정에서의 문제를 나타내고 있고 소독작용으로부터 박테리아의 성장 미생물을 보호하는 역할을 하고 있어 소독의 장애요인이 되면서 소독용 염소의 요구량을 높인다.

● 알루미늄 (Aluminium)

알루미늄은 지각성분의 구성물질로서 지구상에 다량으로 분포하기 때문에 자연수(自然水)인 하천수, 지하수 등에서 흔히 발견되는 화합물이다. 건축자재, 의약품(지혈제, 방부제 등), 산업폐기물, 광물과 토양의 침출, 공장폐수, 광산폐수의 혼입에 의해 검출되기도 한다. 알루미늄의 양이 0.1mg/ℓ이상일 때 위장관을 자극하고, 호흡기 흡입시 허파와 임파선에 축적된다. 과다 섭취할 경우 노인성 치매 등 신경성 질병을 유발할 수 있다.

한편, 지속적인 관측과 감시가 필요한 물의 오염항목, 특히 지하수의 수질성분으로는 다음과 같은 것이 있다.

● 노로바이러스 (Norovirus infection)

바이러스 감염자의 대변이나 구토물을 통해 오염된 식품이나 음료수에 의해 입을 통해 몸속으로 들어오면 쉽게 감염이 된다.
60℃의 온도에서 30분 동안 가열하여도 감염성이 유지되며 일반 수돗물 정도의 염소농도에서도 활성상태에 있을 정도로 강한 저항성을 지니고 있다. 전염성이 매우 높으므로 군부대나 캠프 등 집단거주의 상황에서는 비세균성의 위장염이 발생하는 경우 일단 의심해 봐야 할 질병이다. 위와 장의 염증을 유발하며, 특히 어린이나 노인 등 면역력이 약한 환자의 경우 구토와 설사로 인한 심한 탈수증상이 나타나 사망하는 경우도 있다.

● 브롬산염 (Bromate)

브롬산염은 브롬이온이 함유되어 있는 원수를 오존 처리하는 경우 주로 생성되는데, 오존의 농도, pH, 알칼리도에 따라 생성정도는 다르나 발암성의 위해도는 증가한다. 국내 먹는샘물의 브롬산염 수질기준 설정 이전인 지난 2009년 6월 환경부에 의해 1차 조사되었던 먹는샘물의 제조, 수입업체의 제품 중 WHO의 권고기준인 0.01㎎/ℓ을 초과한 7개 업체의 명단을 발표한 바 있다. 이 업체들은 이후 오존처리를 중단하거나 오존처리 공정을 개선하여 생산하고 있다.

● 우라늄 (Uranium)

우라늄에 대하여는 국내에서 위험성의 정도와 그 기준이 아직 명확하게 명시되지 않은 상태에서 현행의 먹는물 기준의 수질항목에 들어있지 않다는 것이다. 우라늄은 암석이나 토양을 포함한 환경적 측면에서 전반적으로 분포하고 있으면서, 방사성보다는 신장에 대한 화학적인 독성이 치명적인 것으로 알려져 있다. 따라서 이에 대한 먹는물의 수질기준으로서 미국의 기준치인 30㎍/ℓ나 세계보건기구(WHO)의 권고기준치인 15㎍/ℓ을 원용하는 것이 보통이다. 환경부는 우라늄을 "자연적으로 함유된 방사성물질이라고 해도 오랜 기간 음용을 하게 되면 국민 건강상 위해가 우려된다."고 한 바 있다. 국립환경과학원의 조사에 따르면, 2009년 4개월간 조사한 전국 11개 술, 음료제조업체의 지하수에서 방사능 함유량을 조사한 결과, 5개 업체에서 방사성물질인 우라늄이 검출되었고 그 중 일부는 미국과 WHO의 기준을 초과한 것으로 나타났다.

● 라돈 (Radon)

자연적인 암석 및 토양에서 유래하는 라돈은 공기중에 방출되어 흡입되면 폐암의 위해도가 증가한다. 대체로 온천수나 지하수의 경우 수돗물이나 하천보다 높은 농도로 나타난다. WHO에서 환경과 방사선의 건강을 담당하는 마이크 레파홀리(Mike Repacholi)박사는, 라돈 1㎥당 100베크렐(Becquerels)을 초과하면 전혀 라돈에 노출되지 않은 경우에 비해 75세까지의 비흡연자라면 최대 1000분의 1, 흡연자라면 그의 25배, 나병(癩病)에 걸릴 확률이 높아진다고 경고하고 있다. 관정을 통해 지하수를 사용하는 개인적인 시스템에서 라돈의 농도가 높아질 우려가 있다. 지하수는 우라늄이나 라돈을 함유한 광석에 접촉할 가능성이 매우 높기 때문이다.

註 : 방사능의 단위인 베크렐(Becquerels)은 퀴리부처와 동시대 학자인 프랑스 물리학자 알렉산로르 베크렐(Alexandre Edmond Becquerels) (1820-1891)의 이름을 따 온 것으로 1베크렐은 1초간에 1개의 방사성 핵종이 붕괴하는 것을 일컫는다. 1큐리(Ci) = 3.7×1010베크렐(Bq)

● **MTBE (Methyl Tertiary Butyl Ether)**

MTBE는 자동차의 연료첨가제로 사용되고 있으며 물에 잘 녹는다. 산소를 포함하고 있어서 가솔린의 옥탄가를 향상시키는 납 대신 첨가되었으나, 수질오염을 야기시키는 문제로 인해 1999년 미국 정부의 발표에 따라 2002년 말부터는 첨가할 수 없게 되었다. 지하 유류 저장탱크의 누출시 오염된다. 인체 및 동물에 신경독성을 나타내며 생식 및 발생독성 등을 나타낸다.

● **조류 (藻類, Algae) 독소**

녹청조류(綠靑藻類, Cyanobacteria)는 호수, 저수지 또는 유속이 낮은 강에서 성장하게 되는데 커가면서 독소를 생성한다. 조류에 의한 독성은 조류의 과량성장에 의한다. 매우 짧은 시간에 빠르게 성장하고, 특히 인산염이 포함되어 있는 영양분이 존재할 때 급성장하게 된다. 인산염은 사람이 사용하는 세제의 방출 등에 의하여 농도가 높아진다.

● **기타**

물의 수소이온농도(pH)는 중요한 수질의 지표인데 바위나 토양 중의 광물질을 용출시키는 인자이고, 용존산소(DO)의 농도는 물이 호기성인지 혐기성인지를 알려준다. 이같은 요소들을 알아봄으로써 유화수소(H_2S)가 존재하는지, 또는 용존하는 철분과 망간 성분이 있는지를 암시하게 된다. 기타 유해 무기성분들로는 Ba(바륨), Mo(몰리브덴), Co(코발트), Cr(크롬), Ni(니켈), Sb(안티몬) 등이 있다.

■ 독일 연방위해성평가협회(BfR)와 미네랄워터에 함유된 우라늄 이야기

독일의 연방위해성평가협회(BfR)는 그동안 유아(幼兒)용 조유(調乳)를 마련하는데 적합하다고 주장된 미네랄워터에 함유된 우라늄의 수준에 특별히 관련된 건강적 위해 가능성을 평가해 왔다. 이 협회는 천연미네랄워터, 샘물, 식탁의 먹는물(병입수)에 관한 규정으로 넣고자 해왔던 우라늄 기준을 제안하였다. 이 제안에 관련하여 보다 구체적으로 알아보기 위하여 질문과 답변의 형식을 빌어 정리하였다.

• **먹는물과 미네랄워터에는 왜 우라늄이 함유되나?**
우라늄이란 성분은 암석, 광물, 물 및 토양에 따라 다양하게 생성된다. 우리 인간생활의 환경적 요소에 의해서도 나타나게 된다. 인산광물 비료 같은 것이 그 예이다. 우라늄이 이 지구상 여러 곳에서 나타나기 때문에 물이나 미네랄워터 같은 음식물에도 어느 정도의 우라늄의 자취가 나타날 수 있는 것이다. 토양의 지역적인 조건에 따라서 물에 함유된 우라늄 량은 서로 다른 농도를 나타낸다.

• **먹는물과 미네랄워터에 들어있는 우라늄은 인체에 위해한가?**
우라늄은 방사성의 중금속이다. 음식물에서는 아주 낮은 농도로 나타난다. 먹는 물과 미네랄워터의 소비면에서 보면 잠재적 위해성으로 나타나는 경우 방사성이란 그다지 중요하지 않다. 그러나 오랜 기간 섭

취시 신장에 독성을 갖는 우라늄이 고농도로 쌓이게 된다면 성분의 화학적 특성상 위해성이 발생된다.

- **먹는물과 미네랄워터의 우라늄에 대해 법적으로 묶어둘 수 있는 기준은 있는지?**

지금까지는 먹는물에 대한 규제가 독일 내 뿐 아니라 유럽의 기준으로도 법으로 묶여있지 않았다. 생산자들이 미네랄워터, 샘물, 그리고 병입수가 유아용 조유(調乳)를 마련하는데 적합하다고 주장할 때는 리터당 2μg(마이크로그램) 이상은 우라늄이 함유되지 않았을 수 있다. 2006년 BfR이 유아용 조유(調乳)에 대하여 의도적으로 평가하고 이 기준치를 제시하였다. 그동안 이 기준은 국가의 미네랄워터, 샘물 및 병입수 기준으로 간주되어 왔다.

BfR은 그 평가를 WHO(세계보건기구)의 '국제 먹는물수질 가이드라인'에 기초하였다. 거기에서는 우라늄의 가이드라인 값이 15μg/ℓ로 나타나 있다. 이 값은 어떤 특별히 유의해야 할 대상의 소비자에 대한 부분은 고려하지 않았다. 그래서 국가들은 제각기 이 조건을 토양이나 식음습관으로 유력한 조건으로 적용하고 있다.

독일에서는 연방환경국(UBA)이 먹는물 수질을 평가하여 가이드라인 값을 우라늄 농도 10μg/ℓ로 인정하도록 권유하고 있다.

- **BfR은 왜 2005년부터 유아용 조유(調乳)를 위한 미네랄워터의 우라늄에 대한 권장 기준을 고치는가?**

"유아용 조유(調乳)를 마련하는데 적합하다"고 주장되어 온 미네랄워터, 샘물 및 병입수는 특별한 요구를 받아들여야 한다. 예를 들어, 리터당 최대 2μg까지만 함유할 수 있다. BfR은 이 기준값에 대한 의견을 2006년 1월 16일 제시하면서 2005년 이래 제시된 내용을 수정하였다. 발암성 영향과 같이, 이 중금속의 방사능 영향 등과 관련한 공개질의를 통해, 이 협회는 당시 0.2μg/ℓ의 우라늄 농도기준을 제시한 바 있다. 그 이후 미네랄워터에 있어서의 우라늄 농도에 따른 방사능 영향은 잠재적인 건강 위해에 대하여는 중요하지 않다는 것을 명백히 하였다. 그리하여 수정 기준을 마련함에 있어서 다만 우라늄의 화학적 영향만을 고려하였다.

- **유아용 조유(調乳) 제품에 적합하다고 주장되는 미네랄워터 속의 우라늄 농도에 있어 어떤 방식으로 안된 기준치를 설정하였는가?**

> BfR은 WHO가 우라늄에 대하여 세워 놓았던 TDI(Tolerable Daily Intake, 1일 허용섭취량)값에 그 근거를 두고 있다. TDI는 사람이 일생을 통하여 상당한 건강의 리스크 없이 매일 섭취할 수 있는 물질의 양을 나타낸다. 우라늄에 있어 TDI는 몸무게 1kg에 대하여 하루 0.6μg이다. TDI는 평생을 두고 하루 섭취하는 개념임을 염두에 두어야 한다.
> 유아의 경우, 자신의 자그마한 몸무게에 비하여 비교적 큰 양의 물을 섭취하게 된다. 여기서의 기준은 몸무게 6.5kg인 생후 3달된 남자 유아를 기준으로 하여, 대체로 670그램의 물을 매일 유아용 조유(調乳)를 통해 섭취한다.
>
> - **왜 유아의 조유(調乳)에 대해 광고를 하고 있는 미네랄워터보다 먹는물에 더 높은 우라늄농도가 나타나는지?**
>
> 음용수는 특별한 광고를 거치지 않고도 일상에서 쉽게 소비되는 식품이고, 이에 대한 우라늄 농도 연구결과 대체로 1리터당 2μg이하인 것으로 나타났다. 따라서 이는 또한 연방환경국의 국가먹는물가이드라인 값인 10μg/ℓ보다 낮은 값이며, WHO의 먹는물 수질에 대한 국제가이드라인 값인 15μg/ℓ보다 낮다.
> 2006년 BfR은 이러한 음용의 물에 대한 우라늄기준이 최대 2μg/ℓ이 되어야 하는 것으로 추천하였다.

6-2. 미네랄

이제는 건강과 물을 논할 때 미네랄에 대한 언급이 빠질 수 없게 되었다. 기능성 물을 파는 측에서는 모두가 좋은 미네랄을 많이 함유하고 있는 좋은 물로서 자사 제품을 광고하고 있다. 칼슘이나 마그네슘과 같은 몸에 반드시 필요한 미네랄은 체내에서 생성되지 않는 까닭에 식품 등을 통해서만 섭취해야 하는데 대체로 섭취량이 부족하다. 그래서 이에 대한 보충을 물로써 해야 하게 된다는 것이 업체들의 주장이다. 이에 대해서는 이 무기 미네랄의 몸속 흡수성 문제를 가지고 의료계 내에서도 설이 구구한 것이 현실이다.

자연 상태에서 많이 존재하고 있는 미네랄로는 칼슘이 가장 많고 인(P), 칼륨(K), 황(S), 나트륨(Na), 염소(Cl) 및 마그네슘(Mg)의 순으로 분포되어 있다. 인체에서의 미네랄은 흡수된 후 다른 물질과 결합하여 몸의 성분을 이루기도 하고 이온 상태로 체액의 밸런스를 유지하기도 한다. 미네랄은 몸을 구성하는 원소 중 인체의 96%를 차지하는 산소, 탄소, 수소, 질소를 제외한 나머지 4%로서 생명활동에 대단히 중요한 영향을 미치는 원소를 말한다. 대부분 작은창자에서 흡수되나 아연의 일부는 위에서, 나트륨의 일부는 큰창자에서 흡수된다. 칼슘은 작은창자에서 비타민D나 유당(乳糖), 단백질과 함께라면 흡수율이 증가한다. 흡수된 이후에는 간으로 보내져서 혈액을 통해 각 조직으로 보내지는데, 매일 일정량이 소변이나 땀에 포함되어 배설된다.

필수미네랄의 종류에 대해서는 다양하게 그룹화하여 분류하고 있다. 필수 미네랄을 16종으로 분류하는 경우에는 나트륨, 황, 그리고 염소대신 바나듐과 게르마늄이 추가된다.

註 : 16종의 필수미네랄은 Ca, Mg, K, Zn, P, Fe, Mn, Cu, Mo, Se, Cr, Li, Co, V, Ge, I 를 말한다.

물에 함유되어 있는 각종 미네랄 성분별로 인체의 필수 구성 7원소와 기타 필수미량원소 등으로 구분하여 각각 그 특성을 살펴보기로 한다.

1) 필수구성 7원소

● **칼슘 (Ca)** : 치아와 뼈를 만드는 한편 신경계, 근육계를 움직이는 미네랄.

체중의 1.5%를 차지하고 있으며, 이 중 99%는 뼈와 치아로 그 외는 근육이나 신경, 체액 속에 녹아있는 상태로 분포하고 있다. 보통 성인 남성인 경우 하루 약 700㎎~1g 정도가 필요하다. 인(P)과 함께 골격을 형성하고 있으며, 염통과 근육을 수축시키고, 혈액을 알칼리성으로 만들며 응고작용에 관여하고 근육신경의 흥분을 억제시키며 자극에 대한 신경의 감수성을 진정한다. 또한 '트립신' 등 효소의 활성화를 촉진 및 조정한다.

註.: 트립신(Trypsin)은 췌장액에서 분비되는 단백질 분해효소로 단백질의 소화에 있어서 펩신(Pepsin)과 함께 가장 중요한 효소이다

뼈의 성분은 인산칼슘 등의 미네랄 70%와 콜라겐 등의 유기질 30%로 구성되어 있다.

골격은 칼슘의 저장고이나 결핍시에는 골조울증(骨粗鬱症)을 발생시킨다. 동시에 충분한 성장을 저해하고 뼈나 치아가 약해진다. 비타민 D가 부족하면 칼슘의 작용이 나빠져 결핍증을 일으키기 쉬워 신경과민으로 된다. 칼슘의 함량이 많은 물은 요로결석을 유발할 가능성이 있으나 적당한 량의 마그네슘을 함유하고 있을 때는 생기지 않는다. 따라서 미네랄의 함유 밸런스가 중요하다. 특히 고령자라든지 우유나 생선을 싫어하는 사람들에게는 경도가 높은 물이 유익하나 그 외는 그다지 권장할 만하지 않다. 칼슘을 다량 섭취한 경우 구리나 아연의 체내 흡수에 방해를 일으키는 상호작용이 있다.

● 마그네슘 (Mg) : 각종 효소작용을 활성화시키고 단백질을 합성하며, 신경계에도 꼭 필요한 미네랄로서 산소의 보조인자인 금속이온으로 에너지대사에 관여한다. 효소작용의 활성화는 결

석의 발생을 막는다.

체중의 0.14%를 차지하고 있어 60kg중량의 사람인 경우 약 80그램 정도가 되는 셈이다. 칼슘(Ca)과 함께 치아와 뼈를 형성하고 있으며 칼슘이나 칼륨(K)의 정상적 대사에 도움을 주고 있다. 보통 성인 남성인 경우 하루 약 200㎎~400㎎ 정도가 필요하다. 칼슘을 뼈로부터 추출하는데 관여하며, 효소를 활성화시키고 자극을 통해 근육의 흥분성을 높이며 신경의 흥분성을 낮추는 등 움직임을 조정한다. 마그네슘은 장을 자극함으로써 변비를 개선하고 피로를 방지하는 효과가 있다. 칼슘과 마그네슘은 균형 있게 섭취하는 것이 중요한데,

칼슘 : 마그네슘 = 2 : 1

정도가 적합한 밸런스이다.

마그네슘이 결핍될 때는 혈관이 확장하여 과도하게 충혈되고 심계항진(心悸亢進)을 일으킨다. 또한 신경이 흥분하기 쉬워진다. 황산이온(SO_4^{--})과 함께 존재하거나 또는 경수에서의 마그네슘은 대장(大腸)에서 수분의 흡수를 더디게 하므로 설사를 일으키기 쉽다.

註 : 심계항진(心悸亢進)은 심장의 박동이 빠르고 세지는 것을 말하며, 흥분, 과로, 심장병 등으로 인해 발생하는 증상이다.

● **나트륨 (Na) : 조직사이를 구성하는 액체 내 침투압을 유지하게 하는 미네랄**

체내의 함량은 마그네슘과 비슷하며, 그중 1/3은 골격에, 그리고 나머지는 이온화하여 세포액내에 함유된다. 근육과 신경의 흥분성을 약하게 하고 신경의 자극 및 전달에 관여하며, 혈장(血漿)과 같은 세포 외액의 삼투압과 알칼리성 유지에 주요 역할을 하고 있다.

세포 내외액의 농도를 유지하기 위한 양측 액의 이온교환수송기구인 나트륨펌프는 생체펄프신호로 전기적 변화를 일으키며, 세포 외액에 많이 들어 있는 나트륨과 세포 내액에 녹아들어 있는 칼륨의 산-알칼리 밸런스를 유지하며 체액의 침투압을 조정한다. 이 때 나트륨이온의 농도가 평상시보다 높은 경우, 이러한 농도 밸런스를 취하려고 하는 변화가 뇌의 시상하부(視床下部)에 전해지면 뇌는 원상태로 돌리기 위하여 "물을 보급하라"는 지령을 내리고 목은 마른 상태로 있게 된다. 권장량은 따로 없으나 보통 성인인 경우 하루 최소한 500㎎, 그리고 유아인 경우 하루 최소한 120㎎ 정도가 필요하다.

나트륨의 과잉 시는 고혈압 증세를 일으키나 장기간에 걸쳐 결핍되는 경우에는 위산이 감소하게 된다. 또한 결핍 시는 식욕이 감퇴하고 근력이 떨어져 권태, 정신적인 불안감이 생긴다.

● **칼륨 (K)** : 주로 세포 내액 속에 분포하여 나트륨과 함께 중요한 물질교환에너지의 발생에도 관여하는 미네랄로서 리보좀(ribosome)에서 단백질을 합성한다.

그리고 혈당이 글리코겐으로 전환되어 저장되거나 단백질이 저장될 때 칼륨과 함께 저장된다. 세포내에 녹아들어 산-염기의 밸런스를 유지하며 이 두 이온을 교환함으로써 신경 자극을 통해 이를 전달하고 심장의 기능과 근육의 수축과 이완을 조절한다. 나트륨펌프로 나트륨과 함께 세포 내액의 삼투압을 일정하게 조절한다. 따라서 나트륨이 고혈압의 원인인 경우 칼륨은 그 나트륨을 세포 밖으로 내쫓아 배설시키는 천적과도 같은 역할을 한다. 그러므로 고

혈압의 원인이 되고 있는 짠 음식을 많이 먹게 되는 경우에는 칼륨을 많이 함유하고 있는 식품을 섭취하는 것도 바람직하다. 따라서 나트륨에 비해 칼륨의 함유 비율이 높은, 즉 '칼륨 대 나트륨 식이섭취비율'이 높은 식품인 사과(90:1), 바나나(440:1), 당근(75:1), 오렌지(260:1), 감자(110:1) 같은 식품이 권장할 만하다.

칼륨의 섭취량이 부족해지면 '저칼륨혈증(低K血症)'의 증세로 나타나 근육의 탈력(脫力)과 빈맥(頻脈), 그리고 심확장(心擴張) 등을 유발한다. 또한 결핍 시 작은창자가 마비되어 장폐색증(腸閉塞症)을 가져올 수 있으며 지각능력이 둔화되어 반사력이 저하된다.

註 : 장폐색증은 장관(腸管)의 일부가 막혀 통과 장애 증상을 나타내는 질환이다

식약청에서 정하고 있는 성인의 1일 충분 섭취량은 4.7그램이다. 체내에서의 허용함유량은 3.6~5.0m㏖/ℓ로서 그 범위가 좁으며 체내 존재량이 정상치의 3배정도 이상이 되면 심장이 정지할 수 있다. 칼슘과 함께 섭취함으로써 혈압을 낮춘다.

● 인 (P) : 뼈를 만들뿐 아니라, 몸 속에 널리 분포하여 에너지의 발생과 몸의 대사(代謝)를 받쳐주는 미네랄로서 DNA, RNA의 주성분이다.

註 : DNA (Deoxyribonucleic acid, 유전형질을 전달하는 복잡한 유기화학적 분자구조의 핵산) RNA (Ribonucleic acid, 세포 내 단백질 합성에 관여하는 고분자량의 복합 화합물)

칼슘과 함께 뼈나 치아 등의 경(硬)조직을 만들며 혈액속의 인산염은 산이나 알칼리를 중화시키면서 산-알칼리의 평형을 유지시킨

다. 핵산의 성분으로서 작용을 하면서 세포막과 세포질을 구성하고 있으며 ATP의 주성분으로 유전자의 에너지를 공급한다. 채식(菜食)이나 현미(玄米)식에서 생기는 휘틱(phytic)산은 인의 흡수를 방해한다. 뇌, 신경, 세포막의 기능을 유지시키며 결핍 시에는 치아가 약하게 되고, 골절을 일으키기 쉽다. 인은 편식하지 않는 한 부족하지 않으며 최근에는 식품첨가물로서 과잉섭취가 우려되기도 하는데 이 경우 칼슘부족의 현상을 조장하게 된다.

註 : ATP는 아데노신삼인산(adenosine triphosphate)이라고도 하며 끝의 두 인산이 고에너지 결합을 하고 있는 고에너지 인산 화합물이다.

● 황 (S) : 유황아미노산으로서 중요한 역할을 하는 미네랄

인(P)와 함께 세포막과 세포질을 구성한다. 해독작용을 하며 효소를 활발하게 하여 다당류를 합성하는데 도움을 준다. 건강한 머리카락, 피부 및 손톱을 위해서는 필요불가결하다. 비타민 B군과 함께 작동하여 인체의 기본적인 대사에 도움을 준다.

황은 세포 자체의 구성 성분이면서도 세포들을 서로 결합시켜 활성화시킨다. 결핍되면 피로하거나 근위축(筋萎縮)이 발생한다. 온천요법에서의 황은 피부에 아미노산인 시스테인(cysteine)과 시스테인의 대사물질과 주로 반응하며, 항염증 작용, 각질분해, 항소양작용 및 항균작용과 항진균작용을 한다.

● 염소 (Cl) : 위액의 염산생성을 일으키는 미네랄이며 염화나트륨(NaCl)으로써 체액의 침투압과 수분밸런스를 유지한다.

위산의 주성분으로서 간장의 활동을 도와 몸속의 노폐물을 자연스럽게 제거한다. 위액내의 염산을 합성한다.

$$CO_2 + H_2O + NaCl \rightarrow HCl + NaHCO_3$$

한편 위액의 수소이온농도는 공복 시 pH=1, 소량의 음식물을 섭취한 경우 pH=2~3, 다량의 음식을 섭취한 경우 pH=3~6을 유지한다. 염소가 결핍되면 설사나 많은 양의 땀을 흘리게 되고 혈액 속 염화물의 양이 부족한 저염소혈증(低鹽素血症)을 나타내게 된다.

2) 기타 필수미량원소

● **철 (Fe)**

피의 색소를 구성하며 물을 착색시키기도 한다.

헤모글로빈(hemoglobin)이나 미오글로빈(myoglobin)으로 체내 조직에 효소를 보급하는 미네랄로서 헤모글로빈은 전신세포에 산소나 철 효소의 운반, 미오글로빈은 근육색소 에너지를 생성하고 혈중 효소 흡수를 적극적으로 돕는다. 그리하여 각 세포의 철분은 효소를 활성화시켜 그 이용성을 높여준다. 철분이 결핍되면, 헤모글로빈의 감소로 빈혈이 생기게 되고 피로하기 쉬우며 건망증이 생기고 유아에 있어서 발육이 더디게 된다. 빈혈예방에는 철과 구리 성분이 함께 필요하다. 철에는 몸에 필요한 만큼만 흡수하는 특성이 있으며, 이 철의 흡수에는 비타민C 등 환원성 물질이 필요하다. 질병이나 스트레스에 대한 저항력을 강화시켜 준다.

● **요오드 (I)**

갑상선호르몬의 구성 성분으로서 몸의 대사를 지지하는 미네랄이다.

성인에게 하루 0.1㎎ 정도 필요하다. 성장기의 발육을 촉진하며,

성인에게는 당(糖)을 시작으로 열량요소의 연소를 좋게 함으로써 신진대사를 활발하게 한다.

결핍 시 갑상선종(甲狀腺腫)을 일으키고 몸을 심히 비대하게 한다. 쉬 피로해지며 신진대사가 둔해져서 발육을 멈춘다. 어린 아이에 있어서 성장장해로 인해 소인증(小人症)과 지능장해가 발생하기도 하는 것으로 보고되어 있다.

● 망간 (Mn)

뼈나 몸의 기능을 바르게 유지시키는 미네랄로 물을 착색 시키기도 한다.

뼈와 간장(肝臟) 효소의 작용을 활성화하며, 특히 뼈의 생성을 촉진한다. 따라서 결핍 시에는 뼈가 충분히 발육할 수 없게 된다.

● 실리카 (Si)

탄력이 필요한 심장의 대동맥 벽의 조직을 구성하는데 필요한 성분

코라겐, 다당류 등과 관계하여 만드는 탄력성이 큰 섬유조직을 통해 신축성을 높임으로써 동맥경화를 막는 역할을 한다.

● 동 (Cu)

철의 작용을 돕는 미네랄

혈청 내 효소(ceruloplasmin)의 구성 성분이다. 각종 효소를 활성화시키며 지방대사에 관여하여 세포에 산소를 운반하는 역할을 한다.

 골수(骨髓)에서 헤모글로빈을 만들 때 철의 이용을 도우며 장관(腸管)에서의 철의 흡수를 돕는다. 과잉 시에는 아연의 흡수를 방해하고, 결핍 시에는 헤모글로빈의 합성이 지연되며 조혈장애중추신경과 심장혈관에 이상이 생기게 되고 빈혈이 생긴다.

 구리효소의 작용은 털의 색깔을 좌우한다. 인체 내에 미량 존재하며 60kg의 성인에 있어 70mg 정도이고 하루섭취량은 2.5mg이다. 여성에 있어서 초유(初乳)에 많은 구리성분이 함유되어 있다.

 동맥경화와 당뇨병을 예방할 수 있다.

● **코발트 (Co) ;**
  비타민 B12의 성분이 되는 미네랄.

 성인에 있어 하루섭취량은 100~150㎍이다. 골수(骨髓)의 조혈(造血)기능에 필수불가결한 적혈구, 백혈구, 혈색소의 생성에 관계하고 있다.

 결핍 시에는 빈혈이 생긴다.

● **아연 (Zn)**
  Mg과 함께 가장 많은 효소의 작용에 관여

 성장 및 건강유지에 필요불가결한 미네랄로서 카드뮴과 납의 독성을 경감시킨다.

인체에는 약 2그램 정도의 미량으로 존재하고 있으나 그 작용은 실로 다양하다. 생식선(生殖腺) 호르몬 활성과 성장촉진, 피부와 골격의 발육과 유지, 뇌기능의 활성화, 발모방지, 유해금속의 배출

및 독성약화, 알코올에 의한 간경변 개선, 콜레스테롤이 원인인 동맥경화의 개선 등에 기여한다. 전립선의 정상기능화를 도모하며 탄수화물, 에너지, 비타민A 대사에 관여한다. 인슐린 분자를 구성하고 핵산 형성과 단백질합성에 필요한 호르몬 분비 등 300여 종류의 효소를 활성화한다. '미각(味覺)'을 정상으로 유지하며, 활성산소를 억제한다.

결핍 시에는 발육의 불순, 난산(難産), 성기능 감퇴, 생식선발육부전, 전립선비대, 미각 능력저하, 동맥경화, 피부염이 발생하며, 당뇨병 환자에 있어서는 결핍증세가 많다.

하루 10~15그램 정도의 섭취를 목표로 하는 것이 좋으나 음식물의 함유량이 적은데다가 조리를 하는 중에 없어져 버리기도 하고 몸의 섭취율도 낮은 편이어서, 가능하다면 아연이 풍부한 물을 정기적으로 음용하는 것이 좋다.

● **몰리브덴 (Mo)**

탄수화물과 지방대사에 필요한 미네랄.

당질대사(糖質代謝)의 윤활성을 높인다. 산화과정에서 반드시 필요한 성분이면서 납중독을 예방 한다. 성인에게 있어 하루 섭취량은 아직 확정되어 있지 않다. 잘 알려져 있지는 않으나 미국에서는 몰리브덴 부족으로 인한 어린이의 빈혈증세가 보고되고 있다.

● **크롬 (Cr)**

당과 지방의 대사에 필요한 미네랄.

효소활동과 호르몬활동에 없어서는 안되며, 인슐린과 함께 작용을 한다.

60kg의 성인에 있어 하루섭취량은 50~200㎍이다. 몸 속에 당이 적절히 동화되도록 하는 소위 당내성요소물질(糖耐性要素物質)이다. 콜레스테롤 대사에 도움을 주고 심장 단백질을 합성한다. 부족하게 되면 당뇨병, 고혈압, 동맥경화, 심장병 등을 일으키기 쉽다.

● 셀레늄 (Se)
'구루타치온 퍼록시다아제(glutathione peroxidase)'효소의 보인자

'셀렌'이라고도 칭하며 비타민E와 협력하여 나쁜 산화를 막는 미네랄로서 자연 속에 존재하고 있다.

註 : 구루타치온퍼록시다제는 활성산소중 특히 과산화수소에 대항하는 스카빈저(scavenger), 즉 항산화물질이다.

인체의 발육에 필요불가결한 미네랄의 하나로서 항산화제, 항염증제 그리고 자외선 A와 B에 대한 보호제로서의 작용을 하며 몸 속 비타민E의 효과를 500배 이상 더 높인다. 갱년기장해의 치료에 도움을 주며 조직(組織)을 젊고 유연하게 하는데 도움을 준다.

항염증이나 면역기구를 촉진시키며 병에 대한 저항력을 증진시킨다. 암의 억제력을 가지고 있으며 대부분 금속화합물로서 산출되고, 셀레늄화합물은 유해하여 그대로 섭취할 수는 없다.

몸을 산화시키는 활성산소를 제거하는 작용도 하고 있으며 부족 시에는 간장장해(肝臟障害), 근무력(筋無力), 조로(早老) 현상이 나타나기 쉽고 장기적으로 많은 양이 부족하게 되면 소화, 배설기관에 암의 발생을 초래할 수 있다. 그러나 지나치게 많은 양을 섭취

하게 되면 피부가 거칠어지고 간경변(肝硬變), 빈혈, 탈모 등의 만성적 중독 현상이 나타난다. DNA합성과 세포의 성장을 억제한다. 급격히 많은 양을 섭취하는 경우 복통이나 호흡기장애를 일으키는 경우도 있다. 60kg 체중의 성인의 체내에는 40~200㎎ 존재하며 하루의 섭취량은 2.5㎎정도이다.

● 바나듐 (V)
바나듐은 식물과 동물의 생체에 나노그램 단위로 존재하는 것으로 알려진 미량원소

주로 장, 간, 척수, 뼈 및 폐 등에 집적되어 있으나 그 생리작용에 대하여는 아직 불명확하다. 최근에는 여러 활성효소의 중심적 미네랄로 바나듐이 발견되고 있어 이 금속원소가 생물에 있어 무언가 중요한 작용을 할 가능성이 강하게 대두되고 있는 상태이다. 바나듐이 요오드처럼 갑상선장애에 관련이 있는 것으로 연구되고 있는데 그보다도 당질 및 지방질의 대사에 관여하며 생식기능을 향상시키고 혈당치를 정상화시키는 미네랄로서 인슐린 호르몬의 유사작용을 통해 당뇨병의 예방 및 치료효과를 갖는다고 보고되어 있다. 결핍 시에는 콜레스테롤의 수치가 상승하여 심혈관 및 심장질환을 일으킬 수 있다. 이와 같은 미네랄들이 인체에 필수적인 미량원소이긴 하지만 과잉 섭취는 오히려 몸을 해칠 수 있으므로 주의해야 한다.

7. 기능수

 천연의 물에 반하여 인공적으로 사람 손으로 만든 물로 건강을 높인다고 하는 소위 '기능수'가 다양한 이름으로 개발, 시판 또는 연구되고 있다. 사실 이 '기능수'란 단어는 과학적인 용어도 아니고 특별히 정의되지도 않고 있다. 여기서는 이러한 소위 기능수들에 대하여 현재까지 알려지거나 입증된 사항을 중심으로 알아보았다. 참고로 일본의 경우 후생노동성(厚生勞動性)이 인정한 '기능수'로는 현재 '알칼리이온수'가 유일하다.

註 : 일본 후생성(당시)은 1965년 「알칼리이온수」의 효능에 대해 「만성설사, 소화불량, 위장 내 이상발효, 제산(除酸), 위산과다」에 유효하다고 인정하였다.

7-1. 알칼리이온수

 1980년대 이후 상업적으로 등장하기 시작한 알칼리이온수는 특히 일본에서 붐을 타고 "당뇨나 아토피성 피부염 등이 치료된다."고 하는 메이커들의 과대광고가 사회적인 이슈화하기도 하였다.

 물을 전기 분해함으로써 얻어지는 알칼리성의 물인 알칼리이온수는 전해수(電解水)의 하나에 속한다. 수소이온농도(pH)=7인 순수한 물에 칼슘화합물을 첨가시키고 전극을 넣어 전압을 걸면 음극에 수소가 발생하면서 알칼리성의 물이 만들어진다. 물을 전기분해하면, (+)전기를 띠고 있는 칼슘이온과 마그네슘이온은 (-)전극으로 끌려감과 동시에 이 (-)극에는 환원반응이 생겨 수산이온(OH^-)과 수소분자(H_2)가 생긴다. 이 (-)극에 몰려있는 물이 바로 '알칼리이온수'로서 약알칼리성을 띤다.

반대로 (+)극 쪽에는 염소이온과 탄산수소이온이 모여 약산성의 산성수가 만들어 진다. 대체로 '알칼리이온수정수기(整水器)'는 먼저 활성탄(活性炭)을 이용한 정수기(淨水器)의 개념으로 우선 수돗물을 정화한 후, 젖산칼슘과 같은 칼슘제를 첨가하여 전기분해하는 구조로 되어 있다.

아직 우리나라에서 이에 대한 뚜렷한 검증효과나 많은 연구 결과의 견해가 충분히 나와 있지는 않으나 일본의 '알칼리이온정수기협의회'의 웹사이트에 나와 있는 자료를 소개하면 다음과 같다.

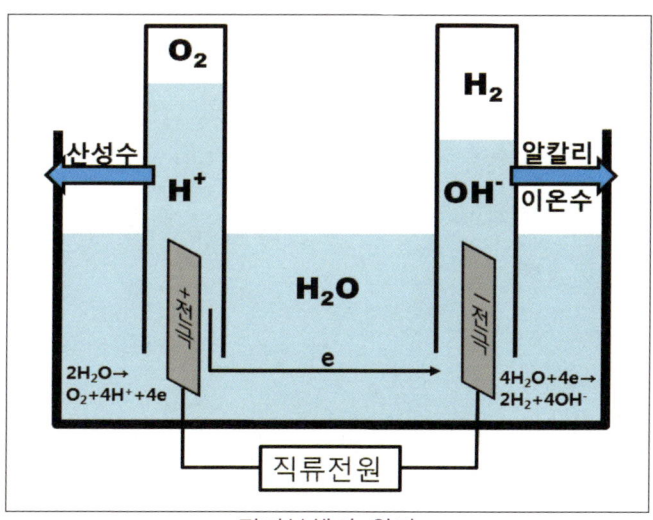

전기분해의 원리

1) 기능성

- 지방이 몸 안에 쌓이지 않게 한다. : 혈중 지방 대사를 높임으로써 지방의 침착(沈着)을 억제한다.
- 고혈압을 억제한다. : 혈압상승을 약화시킨다.
- 노화를 예방한다. : 일본 사이타마대학에서의 조사에 의하면 장기 음용 시 노화를 예방할 수 있는 것으로 나타났다.

2) 적용법
   - **청장년의 경우**
     ① pH 8~9에서 시작하여 물 컵을 통해 천천히 적응시킨다.
     ② 체중의 2% 정도를 섭취한다.
     ③ 식사직전과 입욕직후에 컵2잔 분량이면 미용효과가 있다.
     ④ 산성수를 화장수 대신 스프레이한다.
     ⑤ 한꺼번에 많이 마시지 말고 횟수를 늘리도록 한다.

   - **중년이상의 경우**
     ① pH 8~9에서 시작하여 물컵을 통해 천천히 적응시킨다.
     ② 위산과다, 위궤양 경험자에게 효과적.
     ③ 저혈압, 당뇨에는 느긋하게 매일 습관화시킨다.
     ④ 골조울증 예방에 기대효과 크다.
     ⑤ 뇌경색과 심근경색을 예방한다 : 취침전과 기상직후에 컵1잔씩

3) 적용증
   - 아토피성 피부염 : 체중의 5%가 하루 섭취의 최대량.
   - 처음부터 강알칼리수를 마시면 구토를 하기도 한다.
   - 설사를 하는 경우에는 물을 많이 마시되, 배변 후에 음용하도록 한다.
   - 아토피성 피부질환이 있는 사람은 수소이온농도(pH) 2.7 정도의 산성수를 해당 부위에 스프레이로 뿌리는 것이 좋다. 산성수의 주된 작용은 살균작용이다. 아토피성 피부질환의 원인중 하나가 피부의 세균, 특히 포도상구균이 이를 악화시킨다. 이

포도상구균을 살균하는 것이 산성수이다.
  - 조급증, 스트레스에는 칼슘이 많이 함유된 물이거나 칼슘의 양을 증량하여 천천히 음용한다.
  - 위산이 부족한 경우에는 되도록 마시지 않는 것이 좋다.
  - 위궤양인 경우에는 물을 만성적으로 음용함으로써 위점막의 염증을 저지하거나 억제하도록 한다.

 또 다른 객관적인 보고에 의하면, "알칼리이온수는 약한 탄산수정도인 것으로 위산을 조절하기 위해서는 약을 복용하는 편이 낫다. 또 칼슘 성분의 보급이라는 의미로 고려한다면 수돗물의 2배 정도밖에 되지 않는다. 또한 양극(anode)에 생기는 산성수도 살균력이 기대되는 것으로 생각되지 않는다."고 하고 있기도 하다. 2000년 일본 동경에서 열린 '제7회 기능수 심포지엄'에서 발표된 교토대학원 의학연구팀의 '알칼리이온수의 뼈 형성과 유지에 있어서의 영향' 제하의 논문에서, 쥐를 통한 실험을 통해 '수돗물', '젖산(乳酸)칼슘수', 그리고 '알칼리이온수'를 자유 섭취시키고 19일 및 25일째 측정한 결과로부터 '알칼리이온수'가 존재하고 있는 상태에서는 장관(腸管)에서의 칼슘흡수율, 신장에서의 배설조절, 부갑상선(副甲狀腺) 기능조절과 같은 뼈 대사 작용에 있어서 변화를 가져올 가능성은 추정되나, 혈중 칼슘의 농도에 큰 변화는 나타나지 않았다"고 하고 있다.
 현재 일본의 '후생노동성'에서 약사(藥事)인가되어 있는 효능인 만성설사, 소화불량, 위장 내 이상발효, 제산(制酸), 위산과다 등의 증상개선에 유효한 정도인 것을 2008년 우리나라 식품의약품안전청에서도 인정을 하였다. 그러나 이에 대해서도 pH 9.5의 알칼리이온수를 매일 500~1,000㎖ 음용하여야 이와 같은 위장의 증상에 평온히 작용하는 것으로 보고 있다.

한국에서는 이 '알칼리이온수'를 생성하는 '알칼리이온수기'를 '의료기기 품목 및 품목별 등급에 관한 규정'을 고시하여 물을 전기분해하여 수소이온농도(pH) 8.5를 초과하는 알칼리수를 생성하는 기구인 2등급 의료기기로 인정하고 있다. 여기서 **pH**는 최고 10을 초과하지는 않도록 하고 있다. 또한 한국식품의약품안정청은 기능성화장품이나 질병치료의 목적이 아닌 건강기능식품과 일반화장품의 중간 영역에 속하는 기능성제품으로 판단하고 있으며 사용 시에는 다음의 사항에 주의하도록 권고하고 있다.

○ 의약품을 알칼리이온수와 병행하여 음용하지 말 것
○ 처음 음용 시에는 의사와 상담하고, pH 중성에 가까운 범위로 소량부터 음용할 것
○ 음용해서 신체에 이상을 느끼거나 계속 음용하여도 위장증상에 개선이 보이지 않는 경우에는 음용을 중지하고 의사와 상담할 것
○ 의사의 치료를 받고 있는 자, 특히 신장에 장애가 있는 자 또는 신체에 이상이 있는 자는 음용 전에 의사와 상담할 것
○ 신부전, 칼륨배설 장애 등의 신장 질환자는 음용하지 말 것
○ 알칼리이온수 음용 시에는 사용시작시와 그 후 1개월에 1회 이상 유리 전극식 pH계 또는 비색법에 따라 pH치를 확인하여 음용 범위임을 확인한 후에 음용하도록 할 것
○ 초기에 유입되는 알칼리이온수는 한번 버려주고 생성 후 빨리 사용할 것

○ 필터의 종류, 원산지, 제조자, 교환시기 등을 기재할 것

  그리고 또 다른 조사에 의하면 무더운 여름철 갈증해소의 목적으로 많은 양의 알카리 이온수를 섭취하는 것은 바람직하지 않은 것으로 알려졌다.

  한편 '알칼리이온수'에 함유되어 있는 칼슘의 양은 우유의 몇 분의 일 정도로 하루 필요한 양을 채우려면 20리터 이상 마셔야 할 필요가 있다. 또한 제산력(制酸力)도 꽤 약한 편이어서 위산과다의 개선을 위해서는 하루 10~20리터 정도를 마셔야 하는 것으로 전문가들은 이야기하고 있다. 이 물은 공기 중에서 매우 불안한 상태에 놓여 있게 되므로 용기에 넣은 후에는 가능한 한 즉시 음용하도록 하는 것이 좋다. 보관이 필요한 경우 보관 용기의 재질을 고려하여 변질되지 않도록 하는 것이 중요한데 일반 생수통인 폴리프로필렌 용기는 뚜껑을 닫아도 4일 후에는 수돗물의 기준으로 돌아오기 쉽다는 사실을 감안하여야 한다. 그러나 아직도 이 물의 효능에 관한 작용 메커니즘이 확실하게 규명되지는 않고 있다.

7-2. 해양심층수(海洋深層水)

  심층해수가 붐을 일으키고 있다. 심층해수란 해양학에서는 해수의 온도변화가 없는 1,000미터 이상의 심층의 바닷물을 말하고 있는데, 일본의 '해양심층수이용연구회'에 의하면, 태양의 빛이 전달되지 않는 수심 200미터보다 깊은 층의 물을 해양심층수(深層水)로 정의하고 있다. 연중 안정된 저온 상태에서 장기간 숙성된 심층수에는 광합성을 하는 해조류나 식물성 플랑크톤이 존재하지 않기 때

문에 해양 생물의 생육에 필수적인 질소나 인과 같은 무기염류나 미네랄과 같은 영양분(營養分)이 풍부하며 현탁물(懸濁物)이 적고 생활배수 등에 의한 육상으로부터의 환경오염이 거의 없기 때문에 유해 화학물질이나 대장균에 의한 오염이 없는 맑은 물이다.

그렇지만 그냥 그대로 마실 수는 없고, 탈염장치를 통해 해수에서 주요 용존(溶存)염분인 '염화나트륨'을 제거한 후 담수(淡水)나 지하수를 넣어 조정한다. 물론 이때 칼슘염과 마그네슘염도 함께 처리된다. 또, 탈염 및 탈수로 심층수를 농축한 액에 지하수나 일반 먹는샘물을 혼합한다. 시판되는 '해양심층수'는 보통 심층수를 음용수로 20배 이상 희석시킨 것이다. 다른 미네랄워터와 비교하면 평균적으로 나트륨과 마그네슘은 약 3~5배 정도 함유되어 있으나, 칼슘은 오히려 0.3배 정도로 적다.

해양심층수의 저온성 · 청정성 · 부영양성 · 숙성성 · 안정성 등의 자원적 특성은 다양한 산업분야에 활용할 수 있다. 이미 미국, 일본 등 이 분야에서 앞서 가고 있는 국가에서는 해양심층수 사업이 산업화 단계에 놓여 있으며 우리나라도 동해 심층수를 활용한 시범사업이 계속 진행되고 있다. 해양심층수 개발은 심층수를 활용해 인체에 유익한 기능성 식수, 식품의약품 등을 개발함으로써 국민의 삶의 질을 높이고 지역경제 활성화는 물론 통일에 대비한 접경지역 개발이라는 긍정적인 효과가 기대되고 있다.

7-3. 기타 기능수

1) 파이(π) 워터

이는 일본의 전 나고야대학 농학부 교수였던 야마시타 쇼지(山下

昭治)박사를 중심으로 하는 연구 그룹이 제창한 'π 워터이론'을 근거로 제조를 한 것이지만, 제창한 본인조차도 "π 워터를 인공적으로 만들려고 해도 그 효과가 나타날 수 있는 제조 기술은 아직 없다."고 하고 있다.

이 원리는 '생명을 받치고 있는 상태라 함은, 2가 및 3가의 철염에 의해 유도된 상태로서, 바른 정보를 가진 미량의 철염을 체내에 넣으면 원래 가지고 있어야 하는 건강한 몸으로 된다(철염의 이러한 체내에서의 활성상태를 물의 「π화 상태」로 부르고 있다)'고 하는 것이다. 그에 의하면 이 π 워터는 '$_{17}O$ NMR 반값폭'을 측정한 결과 50Hz이하의 매우 낮은 값을 나타내고 있어 물의 클러스터가 매우 작아 이 물로 식물을 성장시키면 꺾은 꽃도 보통의 물에서보다 더 오래 생장한다. 산화를 막으며 욕탕의 물도 빨리 끓고 건강에도 좋은 것으로 관련 기업 측에서는 이야기하고 있다. 이 이론이 옳은지 아닌지는 둘째로 치더라도 문제는 소위 이 물을 얻기 위해서 고가의 π 워터제조기가 판매되고 있다는 점이다. 일본의 국민생활센터는 π 워터가 수돗물과 다를 바 없다'고 하는 테스트 결과를 내놓기도 하였다.

2) 자화수(磁化水)

물을 자석이 형성하는 자장 속을 통과시켜 자화 처리함으로써 제조하는 물로서 실제로 건강에 좋은지에 대해서는 아직 과학적 데이터가 없다. 물의 클러스터가 작은 것으로 알려져 있으며 따라서 물의 용해 능력이나 침투능력이 높다. 보일러용수의 물때나 녹을 방지할 수 있다고 한다.

3) 파동수(波動水)

병원 등에서 신체를 조영하여 이상 유무를 찾아내기 위한 장치로 MRA(Magnetic Resonance Analyser)라고 하는 것이 있다. 이 장치에 따르면
"물질은 소위 고유의 파동을 갖고 있어 그 파동과 공명하는 주파수를 찾을 수 있어서 예를 들면 그에 따라 어떤 질병도 찾아낼 수가 있다."고 한다. 이 장치는 병의 진단을 위한 것이나 몸에 좋은 파장의 물도 만들어 몸의 면역력을 높일 수 있다는 것이다. 그 원리는 'MRA로 물이 갖고 있는 생물학적인 특질을 측정할 수 있고, 거기다 그 MRA가 물질이 가진 고유의 공명파동정보를 물에 프린트해 넣음으로써 건강에 좋은 공명자장수를 만들 수 있다'고 하는 것이다. 그러나 이러한 이야기를 액면 그대로 믿기는 어렵다. 다만 일반인에게 파동수는 그냥 보통의 물이라고 단정 지을 수 있는 근거를 제시하지는 못하고 있는 상황이다. 한편 이 물은 잔류염소(殘留鹽素)를 분해하여 제거할 수 있다고 하기도 한다.

4) 토르마린수

전기석(토르마린)이라고 하는 광석은 가열하거나 마찰을 하면 정전기가 발생하는 특성을 가지고 있다. 이 돌을 사용하여 처리한 물은 다음과 같은 특성을 갖는다고 설명하고 있다.
"전기석은 정전기를 일으키는 성질을 가지고 있어 전기석과 물을 함께 두면 방전에 의해 물 분자는 수소이온(H^+)과 수산화이온(OH^-)으로 분리된다. 이 수소이온은 전기석의 (-)전극에서 방출되는 전자와 결합하고 중화하여 수소가스로서 공기 중에 방출된다.

수산화이온은 주변 물분자(H_2O)와 결합하여 하이드록실 이온(hydroxyl ion, $H_3O_2^-$)이라 불리는 계면활성물질로 변한다. 이 하이드록실 이온은 환원작용을 가지고 있다."

그러나 전기석 등으로 수소가스를 발생시킬 수 없으며 하이드록실 이온의 존재를 증명할 화학자도 없다는 것이 전문가들의 의견이다.

5) 바나듐수

미량 미네랄인 바나듐을 함유하고 있는 천연수로 바나듐이 고지혈증에 효과가 있고 혈당량을 낮춘다고 전해지고 있다. 실제로는 혈당량 감소가 기대될 정도이나 과학적인 확인은 아직 이른 상태이다. 또한 바나듐은 다시마로부터 섭취하는 것이 훨씬 많은 양을 취할 수 있다. 일본에서 시판되고 있는 바나듐 미네랄워터의 바나듐의 양은 1리터당 60~140 마이크로그램(μg)정도로 다시마 100그램에 들어있는 600 마이크로그램(μg)에 비하면 아주 적은 양이다.

註 : 1 마이크로그램(μg)은 1 그램(g)의 백만분의 1, 1 밀리그램(mg)의 1,000분의 1 이다

한국에서는 제주도지방개발공사가 역삼투 기술을 응용해 바나듐성분을 고농도로 농축시킬 수 있는 기술을 이용하여 '바나듐 삼다수' 출시를 준비 중이라고 한다. 이 기술은 바나듐성분을 고농도로 향상시킬 수 있는 기술로서 역삼투 및 나노막 기술을 적용해 지하수 중에 미량 함유되어 있는 기능성미네랄 성분인 바나듐성분과 실리카성분의 농도를 원하는 대로 조절함으로써 기존의 50ppb 정도의 함유량을 100~140ppb까지 끌어 올릴 수 있다는 것이다.

註 : 1 ppb는 10억분의 1로서 1ppm(백만분의 1)의 1,000분의 1에 해당한다. ppb는 parts per billion, ppm은 parts per million의 약자

일본에서 소량 수입 판매되고 있는 바나듐수의 가격은 1만원~1만 5000원선에 판매되고 있다.

6) 전해수(電解水)
엷은 식염수를 전기분해하여 얻어지는 전해수는 차아염소산을 함유하기 때문에 살균작용이 있다. 과일, 야채 등의 살균에 이용되며, 식품첨가물의 살균제로서 사용이 허가되어 있는 차아염소산과 동일하게 사용할 수 있다.

8. 물과 설비

8-1. 정수기

 이제는 가정집이나 요식업소 등 일반 업소, 그리고 사무실에는 대부분 폴리카보네이트로 만들어진 생수 말통(대체로 18.9리터, '퓨리스' 등은 12.5리터 들이)을 냉온수 디스펜서(**dispenser**)위에 뒤집어 엎어 올려 놓은 먹는샘물이나 수돗물을 필터로 불리는 각종 여과장치를 통해 받아 먹는 정수기 장치가 간편한 음용수로 자리잡고 있다. 환경부가 법령으로 고시하고 있는 정수기의 기능에 관련하여 '여과, 흡착, 이온교환, 살균기능 등을 하나 또는 두 개 이상 결합하여 물을 정수하는 것'으로 정의하고 있다.

 수돗물의 불신이 원인이 되고, 사먹는 물의 비용부담을 동시 해결하기 위한 측면에서 이용되고 있는 정수장치는 이제 냉장고 안에 장치되어 시판되고 있기도 하다. 이러한 정수기의 종류를 설치 형태나 여과 방법에 따라 크게 나누면 폿트형 수도꼭지 직결형, 거치형, 싱크대 수납형으로 나눌 수 있다.

- 폿트형 : 휴대하기 편한 형태로, 플라스틱 용기에 활성탄과 이온교환수지를 결합한 심플한 타입이다. 여과되는 유량은 적으나 콤팩트한 구조와 형태로 정수능력이 높다. 가격이 저렴한 반면 요리 등 대용량의 사용에는 부적합하다.

- 수도꼭지 직결형 : 수도꼭지 끝에 간단히 부착하여 바로 사용할 수 있는 특징을 가지고 있으며, 보통 중공사막 필터와 활성탄을

함께 사용함으로써 세균과 같은 미세 물질도 제거할 수 있으며 가격도 저렴하다. 다만 용량이 적어 카트리지의 수명이 짧은 것이 흠이다.

- **거치형** : 수도꼭지와 정수기를 호스로 접속한 구조로서 원수와 정수에 대한 절환 조작이 필요하다. 여과 재료로는 활성탄이 많이 쓰이고 있어 정수 능력이 높고, 장시간 사용이 가능하다. 가격은 높은 편으로 설치공간이 필요하다.

- **수납형** : 부엌 싱크대 아래속에 조립식으로 배수관을 연결한 구조이다. 여과 유량이나 능력이 크기 때문에 필터 카트리지를 오랫동안 유지할 수 있다. 가격이 높고, 배관 등 기본적인 설비공사가 필요하다.

일본의 '국민생활센터'와 '소비생활센터'가 행한 물에 대한 정수기 성능 테스트 결과를 토대로 작성한 정수기의 여과재료별 제거 성능은 다음과 같다.

	활성탄	활성탄 +중공사막	활성탄 +세라믹스	활성탄 +역삼투막
잔류염소 및 칼크냄새	○	○	○	○
곰팡이 냄새	○ (초기만)	○ (초기만)	○ (초기만)	○
녹, 탁도	△	○	△	○
트리할로메탄	○ (초기만)	○ (초기만)	○ (초기만)	○
세균	○	○	○	○
유기물 전반	×	×	×	△
미네랄의 잔존성	○	○	○	×
	○:적합,　△:보통,　×:부적합			

註 : 트리할로메탄(THM)은 메탄을 구성하고 있는 4개의 수소원자중 3개가 할로겐원자인 철(F), 염소(Cl), 브롬(Br), 또는 요오드(I)로 치환한 화합물의 총칭으로, 발암성이 보고되어 있고 클로로포름($CHCl_3$)이 대표적으로 물속의 유기물과 소독용 염소가 반응하여 생긴다.

수돗물에 있어 칼크 냄새의 원인인 염소는 어떤 정수기라도 제거 가능하다. 곰팡이 냄새는 조류(藻類)가 원인으로서 미생물에 의해 발생하므로 극미량이라도 남아있게 되면 불쾌감을 느끼게 된다. 아파트의 저수탱크라든지 배수관이 낡아서 녹이 슬게 되는 경우에는 철(Fe)과 납(Pb)의 제거가 가능한 마이크로 필터(microfilter)라는 중공사막을 여과제로 사용한다.

註 : 중공사막(中空絲膜, Hollow fiber)방식은 머리카락 굵기의 1/10,000 정도 크기로 작은 구멍이 무수하게 나 있는 필터 형태이다. 심장질환자의 혈액투석에 쓰였던 본 재료는 역삼투압 방식과 달리 중금속은 완벽하게 걸러내진 못하지만 박테리아 등을 제거하면서 미네랄 성분은 살아있게 하는 특징이 있다.

발암성 물질의 불안 해소를 위해서는 원인 물질인 트리할로메탄(THM)이나 농약 등을 확실하게 제거할 수 있는 활성탄과 중공사막을 여과재로 하는 대형 정수기를 선택하는 것이 좋다. 정수기의 기본 성능은 활성탄에 있기 때문에 같은 소재의 여과재인 경우 활성탄의 용량이 큰 쪽을 선택하는 것도 바람직하다.

특히 중요한 점은 카트리지의 교환 시기를 지켜야만 잡균의 번식이나 필터의 막힘이 생기지 않는다는 점이다. 또 정수기 본체를 청결하게 함으로써 세균의 번식이나 곰팡이로부터의 오염을 미리 막는 것도 매우 중요하다.

정수기의 필터재로 이온교환수지를 사용하는 경우, 경도를 낮추기 위해서는 양이온 수지를 사용하고, 질산성질소, 불소, 염소이온 및 황산이온을 제거하기 위해서는 음이온 수지를 사용하게 되는데, 식수로는 사용할 수 있으나 통과해 나오는 유량이 적은 것이 단점이다.

 사실 수돗물을 공급하는데 있어서 소독과 정수처리는 필요불가결한 과정이다. 비록 수원지에서는 병원균이 없다 하더라도, 이 수돗물이 가정의 수도꼭지까지 보내지기에는 지하에 매설된 수도관을 포함하여 여러 시설을 통과하지 않으면 안되는 까닭에 수도꼭지에 도달할 때까지 소독효과가 유지되지 않으면 안되는 것이다. 그래서 수돗물은 살균력이 강하고, 인체에 무해하며, 잔류효과도 높아야 하는 소독제로서 염소소독을 하게 된다. 그런데 이 염소에서 나는 칼크 냄새는 수돗물에 대한 일반적인 마이너스 이미지를 형성하는 큰 요인이 되고 있다.

 염소는 세균류, 특히 소화기계병원균에 대한 신속하고도 지속적인 살균효과를 내기 때문에 이의 사용이 관련법상 의무화되어 수돗물의 미생물학적인 안전성을 보증하는 소독제로서 수인성감염증에 대한 대책으로 큰 역할을 하고 있는 반면, 칼크 냄새를 내게 됨으로 인해 물의 맛을 떨어뜨리기 때문이다. 그러므로 언젠가는 염소를 대체할 수 있는 소독제나 사용량을 최소량으로 줄일 수 있는 처리방법에 대한 연구가 필요하다.

8-2. 소독 및 물탱크

 배수관이나 저수조가 낡거나 해서 오염되면 수도관 안벽에 부착되어 있는 녹이나 곰팡이 때문에 칼크 냄새와 곰팡이 냄새가 나게 된다. 염소소독이 주원인인 칼크 냄새는 잔류염소가 많을 때 나게 되는 것으로 수원의 오염이 심했었다는 반증이기도 하다.

적어도 1950년대 이전부터, 아니 훨씬 이전일 것으로 판단되는데 마실 물의 소독용으로 염소(chlorine, Cl_2)를 사용해 왔고 아직도 그 상수도 특유의 효율성 때문에 아직도 사용되고 있다. 인체의 피부와 점막에 장애를 가져올 수 있는 이 화학물질이 소독제로서 널리 쓰이게 된 데는 쉽게 만들 수 있으며 가격도 저렴하다는 것 뿐 아니라 물에 존재하는 병원균을 살균하는 효과의 크기와 그 지속성이 큰 것이 그 근본 이유이다. 먹는 물을 처리할 수 있는 시설이 없거나 소규모의 먹는 물을 처리하는 경우에는 정제(錠劑)로 된 염소를 사용하기도 한다. 그러나 이 염소소독을 통해 나타나게 되는 소독부산물은 인체의 건강을 해치는 성분을 형성하는 경우가 많은데, 이를 방지하기 위하여 염소대신에 클로라민(Chloramine), 클로라인 디클로라이드(Chlorine dichloride) 등을 사용하기도 한다.

註 : Chloramine(NH_2Cl) 차아염소산나트륨과 암모니아의 반응으로 생성되는 톡 쏘는듯한 냄새의 불안정한 무색 액체

염소소독한 물을 정수기에 통과시키면 칼크 냄새와 곰팡이 냄새를 잡을 수 있는 정도에 지나지 않는다. 소독부산물 중에 인체에 해가 되고 있는 성분은 THM(Trihalomethane), 할로겐아세틱산 (Halogen acetic acids, HAA), 브롬산염(Bromate), 아염소산염 (Chlorite) 등이 있다. 특히 트리할로메탄(THM)과 같은 발암성 물질은 염소가 휴민질(Humic Substances)과 같은 유기질의 오염물질과 반응하여 생성될 수 있다는 것이 큰 문제이다.

註 : 휴민질(Humic Substances) 식물 등이 미생물에 의해 분해될 때의 최종 분해 생성물로서 난분해성 고분자화합물이다. 휴민산(Humic Acid)과 풀브산 (Fulvic Acid)이 있는 부식질로서 이중 풀브산은 급속여과에 의한 일반적인 정수처리로는 제거되지 않고 유해한 트리할로메탄(클로로포름, 브로모디클로로메탄, 디브로모클로로메탄, 브로모포름 등의 총칭)이나 알데히드류를 생성하는 경우가 있다.

9. 미래의 물

물의 수요는 1950년~1990년 사이에 3 배나 증가했고 앞으로 30년 이내에 현재보다 1.5배 이상 증가할 것으로 보인다. 또한 미국 '포춘(fortune)'지에 의하면, 세계 물 시장 규모가 2007년 3,650억 달러에서 2015년에는 1만5,000억 달러(2,000조원)로, 물 산업이 석유산업을 추월 한다고 한다.

우리는 이미 지구적인 문제 뿐 아니라 좁은 땅덩어리의 우리 국토 내에서 일어날 수 있는 걱정스런 미래의 현실에 직면하고 있다. 한정된 수자원과 국토, 지구온난화에 따른 기상 이변, 인구

국제인구행동연구소 (PAI:Population Action Int'l)	2025년까지 24억명에서 34억명의 사람들이 물 기근 또는 물 부족국가에 살게 될 전망.
세계기상기구 (WMO)	2025년에는 6억5천3백만명~9억4백만명이 그리고 2050년에는 24억3천 만명이 물 부족을 겪을 전망.
국제원자력연구소 (IAEA) 2002년 3월	2025년 약 27억명이 담수 부족에 직면. 현재도 약 11억명은 식수에 안전하지 않고, 25억명은 비위생적인 환경. 500 만명 이상은 수인성 질병으로 사망 : 이는 전쟁 사망자의 10배에 달함.
UN 세계수자원개발 보고서 2003년 3월	지구상 1인당 물공급량은 향후 20년이내 1/3로 줄어들 전망. 2050년까지 20억명(48개국)~70억명(60개국)이 물부족 직면. 2050년까지 인구는 93억명으로 증가. 오염 담수면적은 현 관개수자원 면적의 9배 증가 예상.

증가 조장의 정책 및 고령화 현상, 이농(離農)현상 및 농촌의 도시화, 레저문화의 발달, 기초 산물 수입대상 국가의 발전에 따른

비용부담 등등 모든 현실적 움직임은 물의 위기로 연결될 것임이 불 보듯 하다. 국제적인 기관들도 한 목소리로 미래의 물에 대해 비관적인 전망을 하고 있다.

 일본 산케이신문(産經新聞)이 "「일본의 지하수맥이 타겟이 되고 있을 지도 모른다」는 말 들은 적 있는가. 임야청(林野廳)이 조사를 시작했었지만 그 실체는 불투명. 물이 풍부한 일본에 있어서 걱정스러울 일은 아니나 일본의 물을 끌어올려 대형선박을 통해 해외로 대량 수출하는 것이 비즈니스로 되는 시대이다"고 어느 상사(商社) 간부의 말을 인용한 기사를 언젠가 낸 적이 있다. 사실 일본에서는 중국의 부유층을 대상으로 미네랄워터를 판매하는 비즈니스를 일부 기업이 진행하고 있다. 여기에 중국계 기업이 참여한다고 해서 이상할 것은 없다고 느끼고 있다. 앞서 말한 임야청(林野廳)의 조사도 결국은 그 실태를 파악할 수 없었다. 중국계 기업이 토지를 브로커를 통해 매수시키고 있다보니 기업의 본체는 모습을 나타내지 않고 있는 것이다. 보이지 않는 상대가 지금의 「일본의 물」을 노리고 있다는 것이다.

 이 글을 접하면서 혹시 우리 한국은? 하고 걱정스런 맘이 드는 것도 사실이다. 땅덩어리도 그리 크지 않은데다 자원도 한정되어 있고 중국에 인접되어 있기 때문이다. 이제 우리가 걱정해야 할 것은 단순한 외형적 토지뿐만이 아니다. 지하수 등 수자원을 포함한 그 아래쪽의 자원과 그 권리에도 신경을 써야 할 때가 오고 있을 지도 모른다. 지하수의 특징이라는 것이 내 땅의 면적에 한정되는 소유가 아니라 우리가 육안으로 볼 수 없는 지하 심부의 유동성 자원이라서 필요와 방법에 따라서는 타인 소유의

땅에 근원한 수자원을 모두 내 것으로 만들 수도 있는 특수한 미래 자원인 것이다.

알칼리이온수와 같은 기능수 보다도 적극적으로 암세포를 억제하는 물이 있는 것으로 알려져 있다. 이름하여 '초경수(超輕水)' 또는 '수퍼라이트워터(super light water)'로 불리는 '중수소감소수(重水素減少水, Deuterium-depleted water, DDW)'이다. 지구상 어떤 물이든지 중수소(重水素, Deuterium)가 포함되어 있다.

이 중 수소는 암세포의 증식에 필요한 성분으로서 이 환경에서는 암세포가 분열을 반복하면서 계속 증식한다. 그러나 암세포에서 중수소를 제거하면 암세포는 분열이 정지되고 결국 영양결핍으로 죽고 만다. 인간의 몸속에서는 매일 암세포가 생겨나고 있지만 모든 사람이 암에 걸리는 것은 아니다. 일반적으로 대지의 고도(高度)가 높을수록 물속 함유량은 낮아진다. 일반적으로 대부분의 물은 150ppm의 중수소가 함유되어 있지만 고도 2,000~3,000미터에 해당하는 지역인 '비르카밤바'나 '코카서스' 등의 장수촌지역의 물은 140ppm정도로서 암의 발생율이 대단히 낮게 나타나고 있다.

헝가리의 숌야이(Gábor Somlyai)박사는 이에 착안하여 결장(結腸) 암세포를 사용하여 중수소의 농도를 낮춤으로써 암세포의 성장이 둔해진다는 것을 알아냈다. 1993년 쥐에 대한 실험으로 시작하여 고양이, 개 등, 암이 있는 동물에게 중수소 농도가 낮은 물을 마시게 하면 암의 진행을 지연시키면서 생존기간을 연장시키는 효과가 현저하게 높아진다는 것도 알아냈다. 그리하여 소위 '수퍼라이트 워터'가 개발된 것이다. 헝가리에서는 1998년 본격적인 판매가 시작되어 암환자가 줄어들었고, 독일이나 오스트리아, 루마니아 등지에서도 발매되었다. 그 결과 이 나라들에서도 확실히 암환자가 감소하였다고 전해진다.

 그러나 아직 각 국가로부터 정식 인정은 받지 않은 상태에서 계속 예의 주시하고 있는 가운데, 제1회 '국제중수소감소에 관한 심포지엄'이 2010년 5월 헝가리의 부타페스트에서 열렸다. 이 자리에는 헝가리, 루마니아, 미국, 러시아와 이란 등 5개국의 핵심과학자들이 참석하여 중수소감소 분야에 있어 발전적 연구와 임상에의 적용을 통해 항암연구, 종양(腫瘍)치료, 당뇨병연구와 노화방지에 있어 현재와 미래의 역할에 관한 토론이 있었다. 사하라 사막의 지하수에는 중수소가 180ppm함유되어 있고, 남극의 빙하에는 90ppm의 농도를 나타내는 곳도 있다. 현재 유럽지역에서 시판되고 있는 '중수소감소수', 즉 '수퍼라이트워터'의 개략 가격은 125ppm 농도의 제품 1.5ℓ들이 24병에 약 310유로(46만원 정도), 105ppm 농도의 제품이 2ℓ들이 24병에 약 450유로(67만원 정도), 85ppm 농도의 제품이 2ℓ들이 24병에 약 530유로(약 79만원) 정도로 팔리고 있다.

 한편 특별히 불가사의한 물도 있다. '나노버블 워터(nano bubble water)'가 그 주인공. 이것은 최신의 기술력으로 산소를 대단히 작은 기포로 만들어 녹여 넣은 물이다. 이 물을 개발한 것은 일본 REO연구소의 치바 카네오(千葉 金夫)씨와 산업기술총합연구소의 타카하시 마사요시(高橋 正好)씨로, 여기에 동경의과치과대학의 마노 요시히로(眞野 喜洋)교수는 나노버블 워터가 가지는 생물활성의 연구를 하고 있다. '나노버블 워터'는 담수와 해수 구분 없이 물고기가 살 수 있는 불가사의한 물이나 왜 이 현상이 가능한지는 아직 규명되지 않고 있다. 그렇지만 빈사상태의 물고기도 이 물에서는 금방 회생된다는 것은 이미 밝혀진 바 있는 사실이다. 이 '나노버블 워터'는 인간에 있어 발생하는 여러 질병을 치유할 수 있을 것이라는 기대로 특별한 주목을 받고 있다.

참 고 문 헌

Craun, G.F., Waterborne Disease in the United States. 1986. CRC Press, Inc. Boca Raton, FL.

National Groundwater Association. 601 Dempsey Road, Westerville, Ohio. 614-898-7791. http://www.h2O-ngwa.org

Juranek, D. Giardiasis. Division of Parasite Diseases, Centers for Disease Control and Prevention, Atlanta GA.

Guidelines for Drinking Water Quality. 2nd edition, Volume 2. 1996. WHO, Austria.

John DeZyane, P.E. Handbook of Drinking Water Quality. 1990. Van Nostrand Reinhold, NY.

Drinking Water and Health.1977. National Academy of Sciences, Washington D.C., 1977.

Bacteria and Drinking Water Supplied by Private Wells, Frequently Asked Questions, National Groundwater Association. http://www.h2O-ngwa.org

Juranek, D.D. Cryptosporidiosis: Sources of Infection and Guidleines for Prevention. Clinical Infectious Diseases, Centers for Disease Control and Prevention, http://www.cdc.gov

EPA, OGWDW, Protecting Private Drinking Water Supplies, September 3, 1997. http://www.epa.gov

Chorus I and Bartram J (eds) 1999. Toxic Cyanobacteria in Water: A Guide to their Public Health Consequences, Monitoring and Management. World Health Organization, London and New York, Pionke HB, Sharma ML, Hirschberg K-J, 990

Impact of irrigated horticulture on nitrate concentrations in groundwater, Agriculture, Ecosystems and Environment, Sumner M, McLaughlin M, 1996

Adverse impacts of agriculture on soil, water and food quality, Naidu R et al.

Contaminants and the Soil Environment in the Australasia – Pacific Region, Kluwer Academic Publishers, Weil RR, Weismiller RA, Turner RS, 1990

Nitrate contamination of groundwater under irrigated coastal plain soils, Journal of Environmental Quality, 2006

Protecting Groundwater for Health: Managing the Quality of Drinking-water. Sources. World Health Organization, Geneva

Protecting Surface Waters for Health: Managing the Quality of Drinkingwater. Sources, World Health Organization, Geneva

Ewan McLeish, Keeping Water Clean, Wayland, England 1997

Michael and Jame Pelusey, A water Report, Water Quality. MACMILLIAN Library, 2006

Thomas T. Perls 외1, Living to 100, Basic Books, 1999

F. Batmanghelidj, Your body's many cries for WATER, Global Health Solutions, Inc., Nov., 2008

Gābor Somlyai, Defecting Cancer!, 1st books, oct. 2002

Klaus Oberbeil, 강혜경역, 물-건강하고 아름답게 사는 법, 한스미디어, 2004

Anna Selby, 佐藤志緒역, 水を活かす, 産調出版株式會社, 2007. 6

盛岡 通외 3인, 水のなんでも小辭典, 講談社, 1994

友田宜孝, 釀造及淸凉飮料水, 共立社, 1939

早川 光, ミネラルウォ-タ-ガイドブック, 新潮社, 1995

佐藤 加代子, ミネラルウォーター活用ガイド, 實業之日本社, 1995

日高 良實, ミネラルウォーターパーフェクトガイド, 東京書籍, 2002

講談社 Quark 編輯部, からだによい水わるい水, 講談社, 1994

久保田 昌治, 新しい水の基礎知識, オーム社, 1994

地下水政策研究會, わが國の地下水, 大成出版社, 1994

小島 貞男, おいしい水の探究, 日本放送出版協會, 1991

地下水を守る會, やさしい地下水の話, 北斗出版, 1993

米窪 健, おいしい水と名水, 土と基礎, Vol.41 No.1, 1993

東海 明宏, お酒と水, 土と基礎, Vol.41 No.1, 1993

別冊宝島編輯部, 水で血液サラサラ, 株式會社宝島社, 2008

藤田紘一郎, 万病を防ぐ水の飲み方選び方, 講談社, 2009

杉山美次, 水の雜學がよくわかる本, 秀和システム, 2007

川瀨義矩, 水の役割と機能化, (株)工業調査會, 2007. 12

川畑愛義, 水博士の身體によい水,安全な水, 講談社, 1998. 9

송재철, 식품재료학, 교문사, 1994

김민주, 커피경제학(일상을 지배하는 작은 경제이야기), 지훈출판사, 2008

이규재 외 2인, 알칼리 환원수 이야기, 넥서스, 2007

http://www2.health.ne.jp

http://www.suntory.co.jp

주기환, 혈액과 물과 공기 : 생명은 피안에 있다, 배문사, 2007. 9. 10

리푸씽(李夏興), 김중일 역, 물은 약인가, 독인가, 눈과 마음, 2007

앨런바닉・칼슨 웨이드, 송철복 역, 물과 건강, 도서출판 장락, 1994

川畑 愛義, 水を飲む健康法, 講談社, 1978.

アクア研究會, みんなで考える飲み水のはなし, 技報堂出版, 1999. 6

林 俊郎, 水と健康, 日本評論社, 2004. 2

환경부, 지하수의 수질보전 등에 관한 업무처리지침, 2010. 6

德島新聞, 2005년 12월 26일자

別冊宝島編輯部, 水で血液サラサラ, 宝島社, 2008. 5

水野もも, 水♥美肌, 大和出版, 2005. 8

김준철, 와인인사이클로피디아, 세종서적, 2006. 7

야마모토 후미오 외 편저, 홍성인 역, 대변 소변이 알려주는 우리 몸의 비밀, 미래의 창, 2002

크리스티안 뒤센 외, 고승희 외 역, 시루스박사(2), 비룡소, 1999. 10

물과 미래(제12회 세계 물의 날 관련 자료), 건설교통부 · 수자원공사, 2004

저자 소개

김형석 (약학박사)

    1959년 서울대학교 약학대학 졸업
    1971년 경희대학교 의과대학 예방의학교실 전임강사
    1972년 서울대학교 약학박사
    1978년 미국 미시간대학교 보건대학원 연구교수
    1991년 경희대학교부설 지구환경연구소 소장
    1995년 환경부 상수도과 자문위원
    2001년 경희대학교 의과대학 정년퇴임

임승태 (기술사)

    1975년 서울대학교 문리과대학 졸업
    1999년 (사)아태환경NGO한국본부 이사
    2001년 부경대학교 산업대학원 졸업
    2002년 (사)대한지구물리학회 이사
    2002년 한국수자원공사연수원 외래강사
    2005년 서울특별시 상수도사업본부 자문위원
    2005년 건설교통부 전략환경평가위원
    현 (사)한국맑은물보전협의회 이사
    현 (사)한국지하수토양환경학회 이사
    현 (사)한국지하수수질보전협회 수석부회장
    현 중앙환경분쟁조정위원회 수질전문가
    현 지질및지반기술사협의회 이사